Susanna Søberg

WINTERSCHWIMMEN

Susanna Søberg

WINTER SCHWIMMEN

Wieso uns kaltes Wasser gesünder und glücklicher macht

Aus dem Dänischen von
Holger Wolandt

Mit 57 Farb- und Schwarz-Weiß-Abbildungen
und 7 Grafiken

PIPER

Mehr über unsere Autorinnen, Autoren und Bücher:
www.piper.de

ISBN 978-3-492-06328-9
Die Originalausgabe erschien 2019 unter dem Titel
Hop i havet bei GRØNNINGEN 1, Kopenhagen

Vermittelt durch die Sebes & Bisseling Literary Agency Scandinavia
Für die deutsche Ausgabe:

Satz: Nadine Clemens, München
Gesetzt aus der Minion
Litho: Lorenz & Zeller, Inning am Ammersee
Druck und Bindung: Pustet, Regensburg
Printed in Germany

INHALT

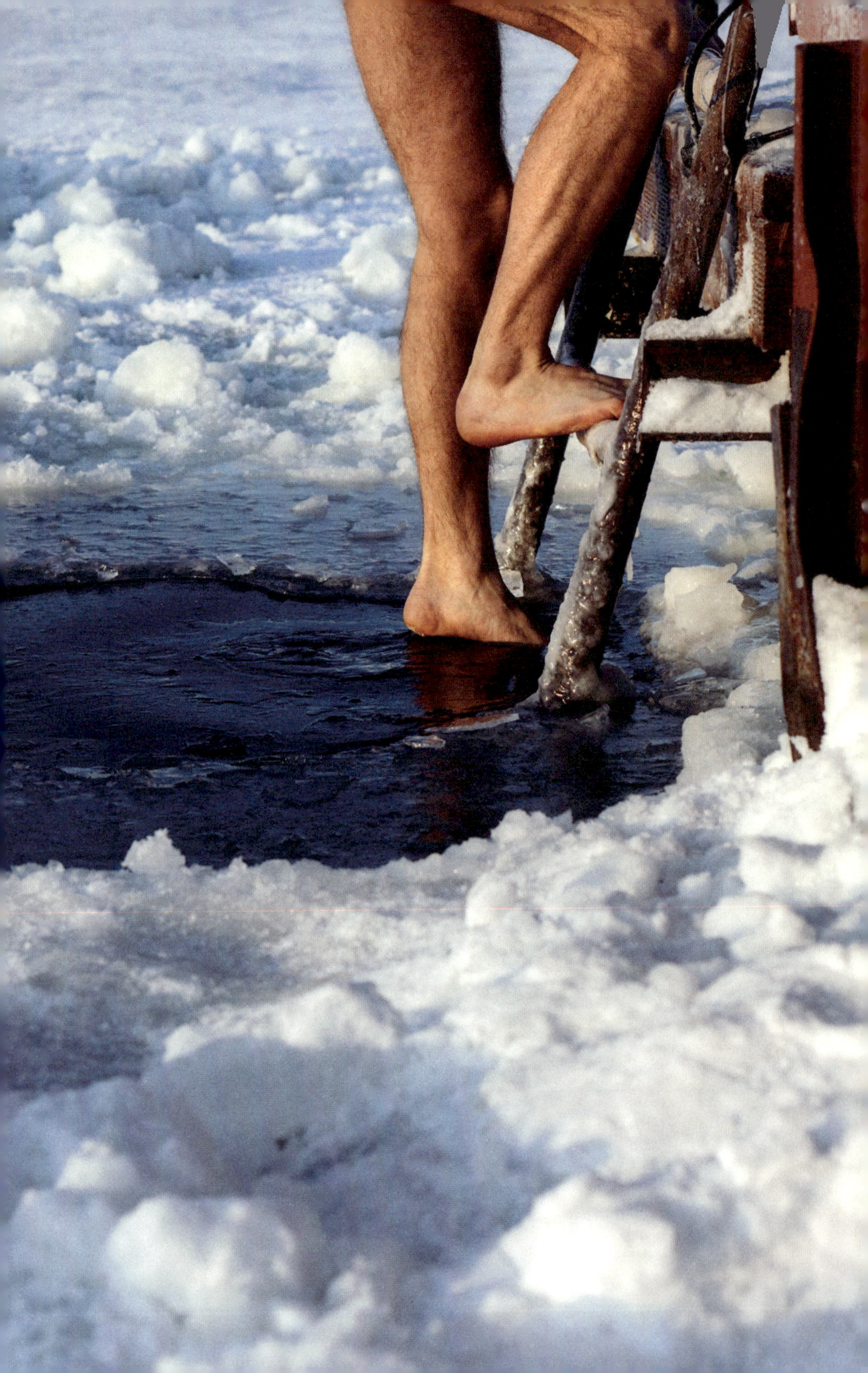

EINLEITUNG

»Das Leben ist zu spannend, um nur an der Seite zu stehen.«

Susanna Søberg

Disneys Superheldin aus dem Blockbuster *Die Eiskönigin* ist nicht nur in einer Hinsicht cool. Zu Elsas Fähigkeit, Schlösser aus Eis zu bauen und den Sommer in Winter zu verwandeln, kommt noch der Umstand, dass sie die Kälte mehr als alle anderen liebt. Diese Freude an der Kälte verbindet Winterschwimmer*innen in Dänemark mit Gleichgesinnten auf der ganzen Welt. Die Gewöhnung an die Kälte ist weder übernatürlich noch Magie, jeder und jede kann es schaffen, mit einem strahlenden Lächeln in eisigem Wasser und in Eislöchern zu schwimmen und damit Körper und Seele zu beglücken. In diesem Buch erfährst du, wie es gemacht wird.

Ich selbst fand kaltes Wasser früher nur schwer erträglich. Seit ich Winterschwimmerin bin, macht mir die Kälte viel weniger zu schaffen. Wenn sogar eine Mimose wie ich das Winterschwimmen erlernen kann, dann können das alle. Es ist nur eine Frage der Einstellung.

Vor einigen Jahren zu Winterbeginn, vor meiner Zeit als Winterschwimmerin, unternahm ich mit meinem Mann einen Morgenspaziergang an der dänischen Küste. Da sahen wir auf einmal einige

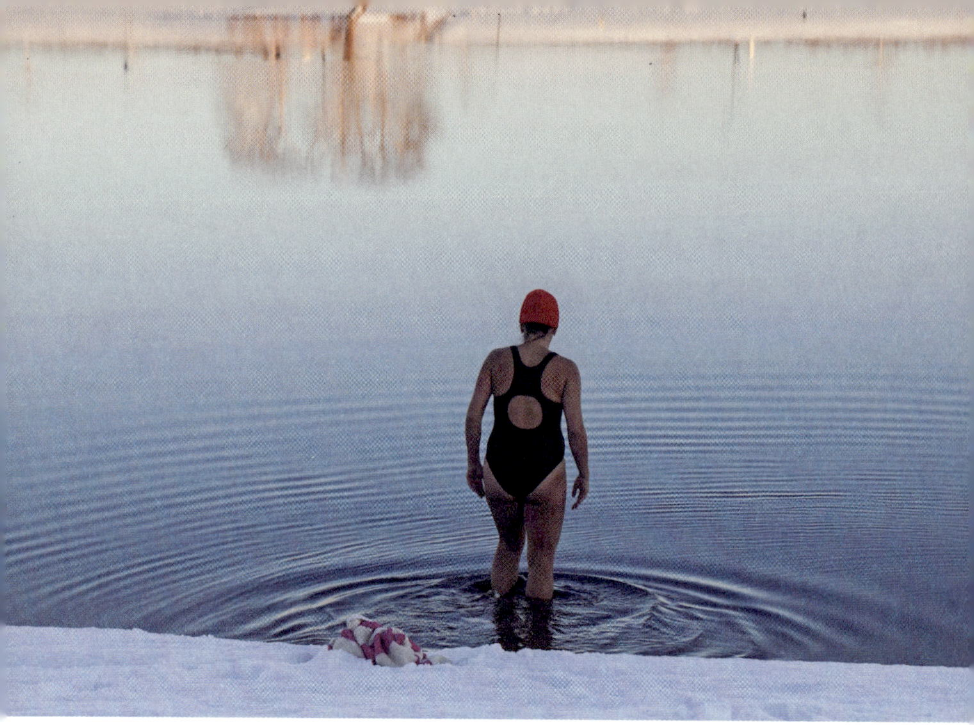

Menschen, die in Bademänteln auf das Wasser zugingen. Die Sonne vermochte kaum die grauweißen Wolken zu durchbrechen, und Nebel lag wie eine große weiße Decke auf dem blauschwarzen Meer. Frost hing in der Luft und biss uns in die Wangen. »Schau mal, Winterschwimmer«, sagte ich. Die Männer und Frauen betraten einen Steg und legten ihre Bademäntel ab. Sie waren nackt. Am Ende des Stegs drehten sie sich um und kletterten, ohne zu zögern, Stufe um Stufe die Leiter hinunter. Das Wasser muss eisig gewesen sein. »Plumps«, mehr war nicht zu hören, als die Badenden elegant ins kalte Wasser glitten. Sie hatten die Situation voll im Griff, so viel war sicher. Sie schwammen eine Runde und kletterten dann wieder auf den Steg, lächelten und lachten zusammen. Wow, was für eine Energie!

Inzwischen haben auch mein Mann und ich das Winterschwimmen für uns entdeckt, und manchmal begleiten uns sogar die Kinder. Diese Unternehmungen machen gerade im Familienverband ungemein viel Spaß. Anschließend sprühen wir vor Energie, wie frisch aufgeladene Akkus.

»Moment mal«, wenden manche skeptisch ein. »Wieso sollte man mitten im Winter schwimmen wollen? Dann ist es doch irrsinnig kalt!« Die Antwort auf diese Frage findet sich in den physiologischen, psychologischen und sozialen Aspekten des Winterschwimmens.

Mich als Wissenschaftlerin freut es, dass ein allgemeines Interesse an den physiologischen Vorgängen im menschlichen Körper besteht und eine Neugier darauf, was gesund ist. Dieses Buch greift viele dieser Themen auf. All jene mit gesunder Skepsis erfahren hier, warum sich so unglaublich viele für das Winterschwimmen begeistern. Und vielleicht regt das Buch ja weitere Menschen dazu an, es selbst einmal auszuprobieren.

Wir alle kennen Phasen, in denen wir viel um die Ohren haben. Meiner Erfahrung nach fühlt sich die Kälte in guten Zeiten gut an – und in schlechten noch viel besser. Nichts, keine Arzneimittel, kein Work-out, holt dich so erfolgreich aus dem Kopf raus und in deinen Körper zurück wie die Kälte. In diesem Buch verrate ich dir, warum das so ist.

Viele Leute fragen sich, wie sie trotz einer gewissen Besorgnis und möglicherweise auch dem Glauben, dass Winterschwimmen nur für die ganz Tapferen sei, in Gang kommen sollen. Manche meinen, Winterschwimmen sei »extrem« und setze sehr viel Kraft voraus. Aber man muss weder aus einem bestimmten Holz geschnitzt sein, wie Elsa, noch besonders sportlich. Für den Anfang rate ich immer, ganz bedächtig zu beginnen, allen Mut zusammenzunehmen und sich schrittweise an die Kälte zu gewöhnen (das ist die sogenannte Habituation). Das Winterschwimmen ist eine gesellige Aktivität, es macht glücklich, es entschleunigt und eröffnet neue Möglichkeiten, sich auch in anderen Bereichen weiterzuentwickeln.

Dieses Buch ist ein Leitfaden für Neulinge, kann jedoch auch erfahrene Winterschwimmer*innen inspirieren. Die meisten Menschen bringen alle nötigen Voraussetzungen für das Winterschwimmen mit, und es ist erlernbar. Es gibt allerdings auch Ausnahmen: Das Winterbaden eignet sich nicht für Personen mit unbehandelten Herz-Kreislauf-Beschwerden und/oder Schmerzen in der Brust (Angina Pectoris), schweren Herzrhythmusstörungen und unbehandeltem Bluthochdruck. Wenn du einer dieser Gruppen angehörst oder dir nicht sicher bist, dann solltest du ärztlichen Rat einholen.

In diesem Buch stütze ich mich auf wissenschaftliche Publikationen und auf Daten von Gesundheitsorganisationen wie der World Health Organization (WHO). Ich untersuche sowohl die sofortigen als auch die langfristigen Wirkungen kalten Wassers auf den menschlichen Körper, die in diesem Buch jedoch nicht erschöpfend behandelt werden können, da noch nicht genügend wissenschaftliche Studien vorliegen. Unter anderem wäre es interessant zu erfahren, ob das Winterschwimmen das Leben verlängert oder ob es mit Risiken behaftet ist. Das sind wichtige Gesundheitsfragen, die es noch zu beantworten gilt.

Neben meinen persönlichen Erfahrungen mit dem Winterschwimmen habe ich auch eine Doktorarbeit an der gesundheitswissenschaftlichen Fakultät der Universität Kopenhagen über braunes Fettgewebe im Zusammenhang mit Winterschwimmen ver-

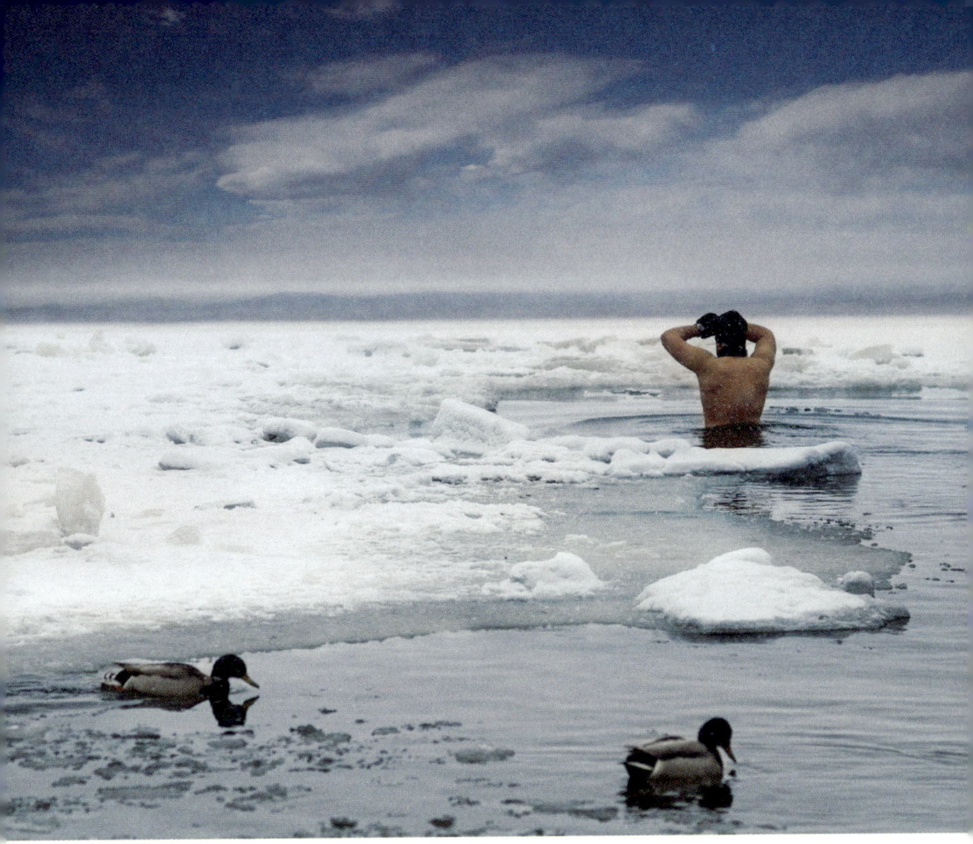

fasst. Für mich als Wissenschaftlerin ist es ein enormes Privileg, die glücklichsten Menschen der Welt studieren zu dürfen!

Meine eigene Forschung wird in diesem Buch in Form einer Studie aufgeführt, an der 180 Personen über 18 Jahre teilgenommen haben, die selbst nie winterschwimmen waren. Dazu kommen die klinischen Studien meiner Doktorarbeit. Die Experimente bestanden aus kontrollierten Temperaturtests im Labor und einer randomisierten kontrollierten Studie, bei der unerfahrene Winterschwimmer*innen von einem Badesteg in Kopenhagen aus in diese Aktivität eingeführt wurden. Der Wille und die Hingabe der Proband*innen waren beeindruckend und zeigten auf, dass man sich das Winterbaden durchaus selbst beibringen kann. Der Körper bringt Erstaunliches zustande, wenn der Kopf nur will. Dieses Buch gewährt einen Einblick in die frühen Stadien wissenschaftlicher Arbeit. Die Ergebnisse meiner Forschung wurden bislang noch nicht veröffentlicht. Daher stützt sich das vorliegende Material auf bereits zugängliche Forschung und meine eigenen Erfahrungen mit den oben erwähnten Studien.

Ist Winterschwimmen denn nun gesund? Das ist eine gute Frage, der ich teilweise in meiner Forschung über das Winterbaden, aber spezifischer in Bezug auf braunes Fettgewebe nachgehe. Das braune Fettgewebe ist ein spannendes Organ, insbesondere für Menschen, die Winterschwimmen praktizieren, im Kalten schlafen oder sich auf andere Art der Kälte aussetzen. Überraschenderweise ist es der breiten Öffentlichkeit fast unbekannt. Das braune Fettgewebe fördert unsere Gesundheit. Es wird von der Kälte aktiviert und erzeugt Wärme, wobei Kalorien verbrannt werden. Durch Stimulation des braunen Fettgewebes lassen sich daher krankhaftes Übergewicht und Diabetes Typ 2 behandeln.

Man nennt sie auch »die Winterschwimmer*innen, die nicht frieren«, und viele kennen das Phänomen, dass Frischluftfans nur selten unter Kälte zu leiden scheinen. Das ist teilweise auf das braune Fettgewebe zurückzuführen. Vielleicht besitzt ja Elsa, die sich so wunderbar an die Kälte angepasst hat, sehr viel braunes Fettgewebe. Und wer möchte nicht wie Elsa sein? Nirgends kommen wir Elsas Superkräften so nah wie beim Winterschwimmen.

Natürlich ist Winterschwimmen keine neue Erfindung. Seit Menschengedenken stürzen sich die Leute ins kalte Nass, und aus verschiedenen Gründen erlebt dieser Sport gerade wieder eine Renaissance.

Zunächst möchte ich dich auf eine Reise ins vierte Jahrhundert vor Christus einladen. Damals wurden die ersten Anekdoten über kaltes Wasser und Gesundheit erzählt. Danach werden wir uns zusammen mit dem berühmten schottischen Arzt James Currie einschiffen …

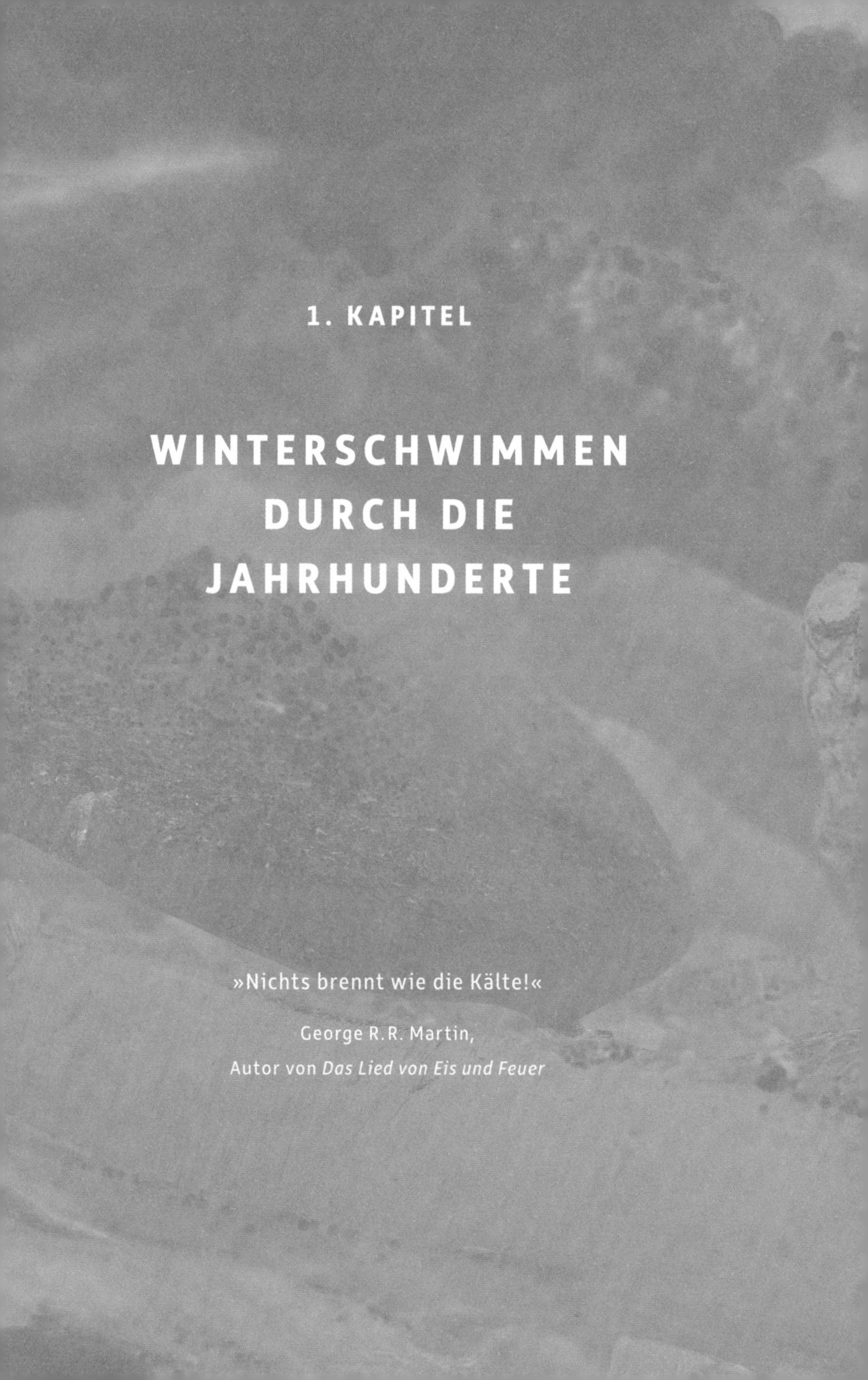

1. KAPITEL

WINTERSCHWIMMEN DURCH DIE JAHRHUNDERTE

»Nichts brennt wie die Kälte!«

George R.R. Martin,
Autor von *Das Lied von Eis und Feuer*

VOL. LXXV.—No. 1929
Week Ending February 21, 1914
PRICE TEN CENTS

"What Fools these Mortals be!"

Puck

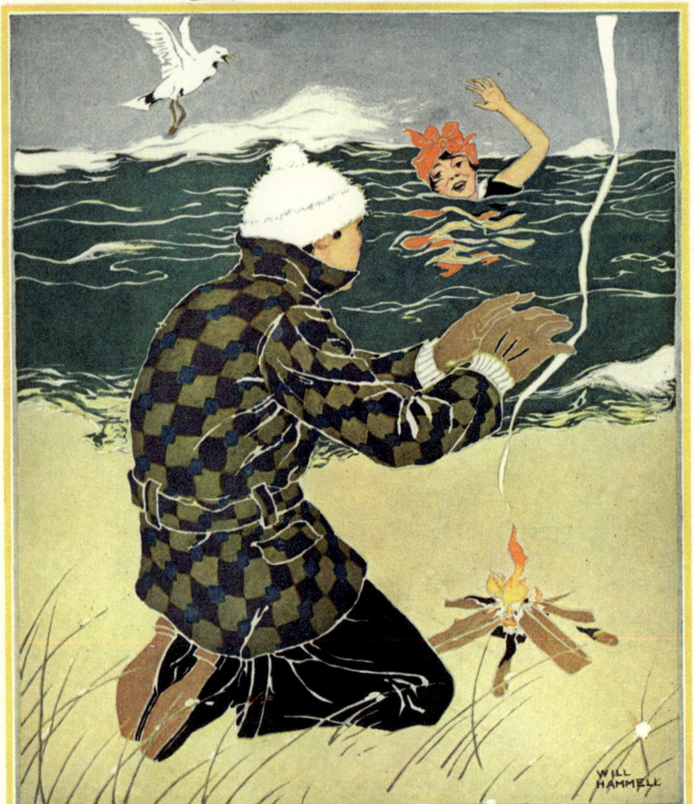

A MID-WINTER MARTYR.

THE CHAP WHOSE FIANCÉE IS AN ALL-YEAR BATHING-GIRL.

1

Über die Jahrhunderte hinweg ist kaltes Wasser mit seinen wohltuenden, aber auch schädlichen Eigenschaften sowohl Freund als auch Feind der Menschheit gewesen. Sich für die Wirkung kalten Wassers zu interessieren, ist also nichts Neues.

Laut Hippokrates, der im 5. Jahrhundert vor Christus lebte, ließ sich durch Wassertherapie Gewalttätigkeit vermindern, und der dritte amerikanische Präsident Thomas Jefferson, der von 1743 bis 1826 lebte, schwor auf die gesundheitsfördernde Wirkung der kalten Fußbäder, die er sechzig Jahre lang jeden Morgen nahm.

Größtenteils stützte sich der Glaube an den heilsamen Effekt kalten Wassers jedoch auf anekdotische Belege. Man nahm an, dass kaltes Wasser bestimmte physiologische Reaktionen hervorrufen und das biochemische Umfeld in unserem Körper positiv beeinflussen könne. Bereits vor Herannahen der modernen Wissenschaft gab es die Auffassung, dass sich akute physiologische Veränderungen einstellten, wenn der Körper kaltem Wasser ausgesetzt würde, und dass eine Wiederholung des Vorgangs eine physiologische Anpassung herbeiführte, die verschiedenste gesundheitsfördernde Auswirkungen mit sich brächte.

Der Einzug der Wissenschaft

Beeinflusst von der griechischen Mythologie lernten die Menschen im Mittelalter nicht schwimmen und waren daher nicht fähig, den Styx zu überqueren und ins Reich der Toten zu gelangen. Stattdessen musste die Familie bezahlen, damit dem Toten das Überqueren des Styx gewährt wurde. Im Jahr 1538 veröffentlichte der Schweizer Humanist und Lehrer für alte Sprachen Nikolaus Wynmann in Augsburg das erste Buch über das Schwimmen: *Der Schwimmer oder Die Kunst des Schwimmens.* Darin spricht er sich dafür aus, schwimmen zu lernen und so die Zahl der Todesfälle durch Ertrinken zu verringern. Dieser Standpunkt nahm die pragmatischere Einstellung moderner Wissenschaft zum Aufenthalt im Wasser voraus.

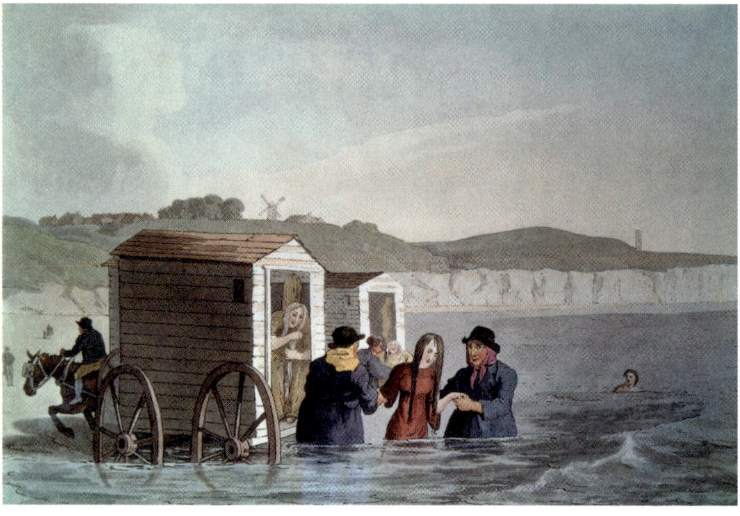

Das Gemälde »The Costume of Yorkshire« (1814) von George Walker.

Im Dezember 1790 wurde der schottische Arzt James Currie Zeuge, wie ein amerikanischer Segler kenterte und kein einziges Crewmitglied gerettet werden konnte. Die gesamte Besatzung starb an Unterkühlung, da die Temperatur des Wassers 5 °C betrug. Dieses Erlebnis veranlasste Currie dazu, die ersten wissenschaftlichen Experimente zu den Auswirkungen kalten Wassers auf den menschlichen Organismus durchzuführen. Er kam als Erster zu dem Schluss, dass kaltes Wasser das zentrale Nervensystem stimuliert. Weiterhin untersuchte er, ob sich durch Kälte Fieber heilen ließ. Im Jahr 1777 befand er sich an Bord eines Schiffes vor Jamaika und bekam Fieber. Er beschrieb sein Erlebnis folgendermaßen:

> *Am 9. September um drei Uhr nachmittags, nachdem ich die notwendigen Anweisungen erteilt hatte, entledigte ich mich aller meiner Kleider und hüllte mich in einen Umhang, bis ich mich auf Deck begab und dann auch diesen ablegte. Dann ließ ich mich mit drei Eimern kalten Salzwassers übergießen. Das war ein richtiger Schock, brachte aber auch sofortige Erleichterung. Die Kopfschmerzen und die anderen Qualen ließen direkt nach, gefolgt von leicht glühender Haut und Diaphorese [leichte Schweißabsonderung]. Gegen Abend drohten die Fiebersymptome jedoch zurückzukehren, und ich musste noch einmal auf dieselbe Methode zurückgreifen, die dieselbe gute Wirkung hatte. Jetzt aß ich wieder mit Appetit und konnte zum ersten Mal wieder eine Nacht gut schlafen.*
>
> *James Currie, 1797*

Später wurde diese Methode verworfen und ausdrücklich für kontraindiziert erklärt. Neben seinen Fieberexperimenten führte Currie sein Leben lang Temperaturversuche durch und dokumentierte viele

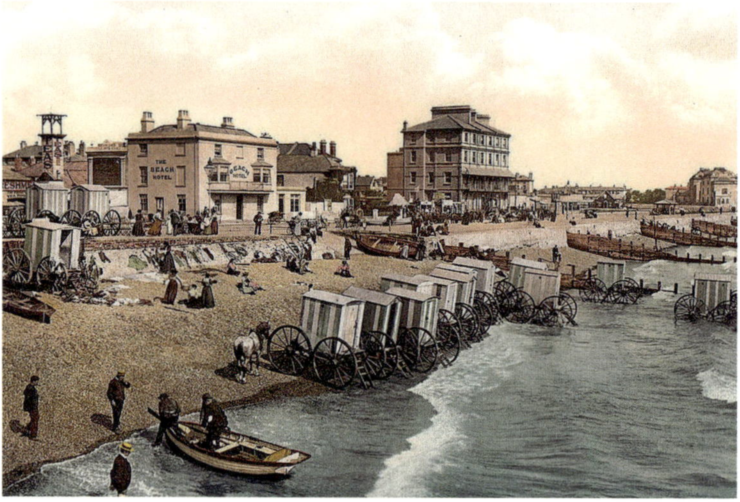

Badekarren an der Küste von Bognor Regis, England, um 1890.

andere Wirkungen des kalten Wassers, die wir heute positiv beurteilen.

Freiwasserschwimmen damals und heute

Bereits 1750 gaben die Regierungen mehrerer nordeuropäischer Küstennationen Empfehlungen in Bezug auf das Baden in und das Trinken von Meerwasser zur Behandlung verschiedener Krankheiten ab. (Heute wissen wir, dass die Einnahme von Meerwasser wegen des hohen Salzgehaltes zu Erbrechen führen kann, weil das Salzwasser im Magen einen osmotischen Effekt erzeugt. Diese Kur wird also nicht sonderlich angenehm gewesen sein, und man kann nur hoffen, dass die Empfehlungen recht rasch zurückgenommen wurden.) Der Winter galt als die beste Jahreszeit zum Schwimmen.

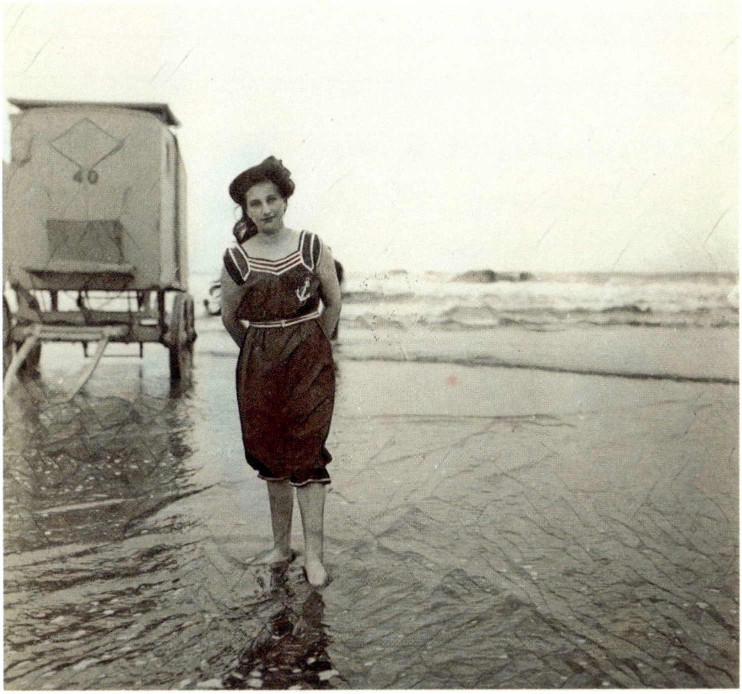

Vor einer Badekarre in der Nordsee um 1900.

Die Begeisterung für das Meerbaden erreichte im späten 18. Jahrhundert mit der Erfindung des Badeanzugs und der Badekarre ihren Höhepunkt. Letztere ermöglichte es insbesondere Frauen, die Kleider zu wechseln und sich dann direkt ins Wasser zu begeben. Die kleinen hölzernen Konstruktionen besaßen Räder, ein Dach und Türen an beiden Enden. Später wurden sie von unbeweglichen Badehütten am Strand abgelöst, die sich heutzutage oft durch ihre hellen, schönen Farben auszeichnen. Sie werden immer noch als Umkleidekabinen von Menschen jeglichen Geschlechts genutzt.

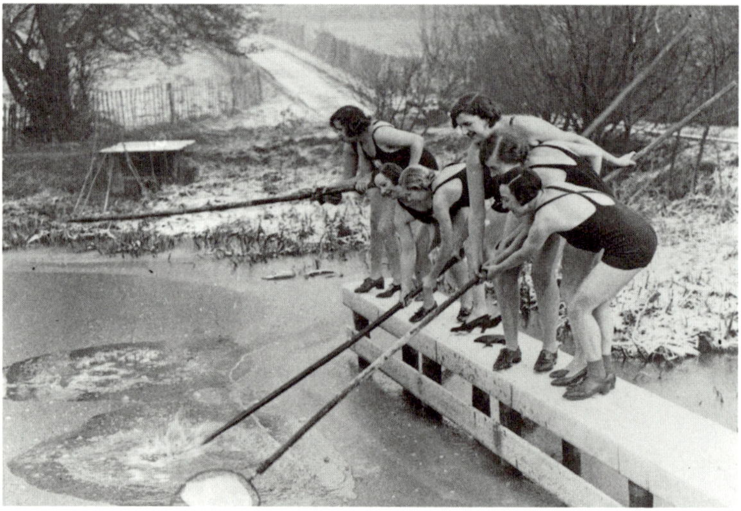

Stammgäste am Kenwood-»Damenteich« in Hampstead Heath, London, im Dezember 1935.

Im 18. Jahrhundert ließ zudem der Glaube an die heilsamen Eigenschaften des Schwimmens neue Ferienorte an der Küste entstehen. Um der Gefahr durch Ertrinken vorzubeugen, wurden Rettungsschwimmer angestellt. Den modernen Trend des Freiwasserschwimmens leitete vermutlich Lord Byron ein, der am 3. Mai 1810 die Dardanellen von Europa nach Asien durchschwamm. Auch heute, 200 Jahre später, tun es immer noch Schwimmbegeisterte dem Dichter in eiskaltem Wasser gleich. Ganz allgemein lässt sich ein zunehmendes Interesse an Wettkämpfen in offenen und kalten Gewässern wie Eisschwimmen, Marathonschwimmen und Triathlons feststellen. Winterschwimmen oder Winterbaden, das von allen Altersgruppen praktiziert wird, hat hingegen keinen Wettkampfcharakter und dient anderen Zwecken. Es ermöglicht Selbstbesinnung, Meditation, Geselligkeit und gesteigertes Wohlbefinden. Die wachsende Zahl an Winterschwimmer*innen und die verschiedenen Methoden, sich kaltes Wasser zunutze zu machen, haben wiederum ein erhöhtes Interesse für die Forschung über den physiologischen und psychologischen Nutzen dieser Tätigkeit zur Folge.

Für viele Menschen bedeutet Winterbaden eine mentale Auszeit, die noch dazu gesund ist und ein Gefühl von Empowerment mit sich bringt. Das Leben vieler ist von neuer Technologie geprägt, und unser Gehirn ist rund um die Uhr online. Eine kleine Auszeit stellt ein Geschenk für Körper und Seele dar. Diese Auszeit kann aus Sport bestehen, aber auch aus einer extremen körperlichen Aktivität wie dem Winterbaden, wobei sich das Gefühl von Zen und Ruhe durch einen anschließenden Saunabesuch noch steigern lässt. In diesem Buch mache ich dich mit der Praxis, der Theorie und den Geschichten drum herum vertraut und bemühe mich, die Zusammenhänge zwischen all diesen Aspekten aufzuzeigen.

2. KAPITEL

WOZU IM WINTER SCHWIMMEN GEHEN

»Lass uns den Winter lieben,
denn er ist der Frühling des Genies.«

Pietro Aretino, *Schriftsteller*

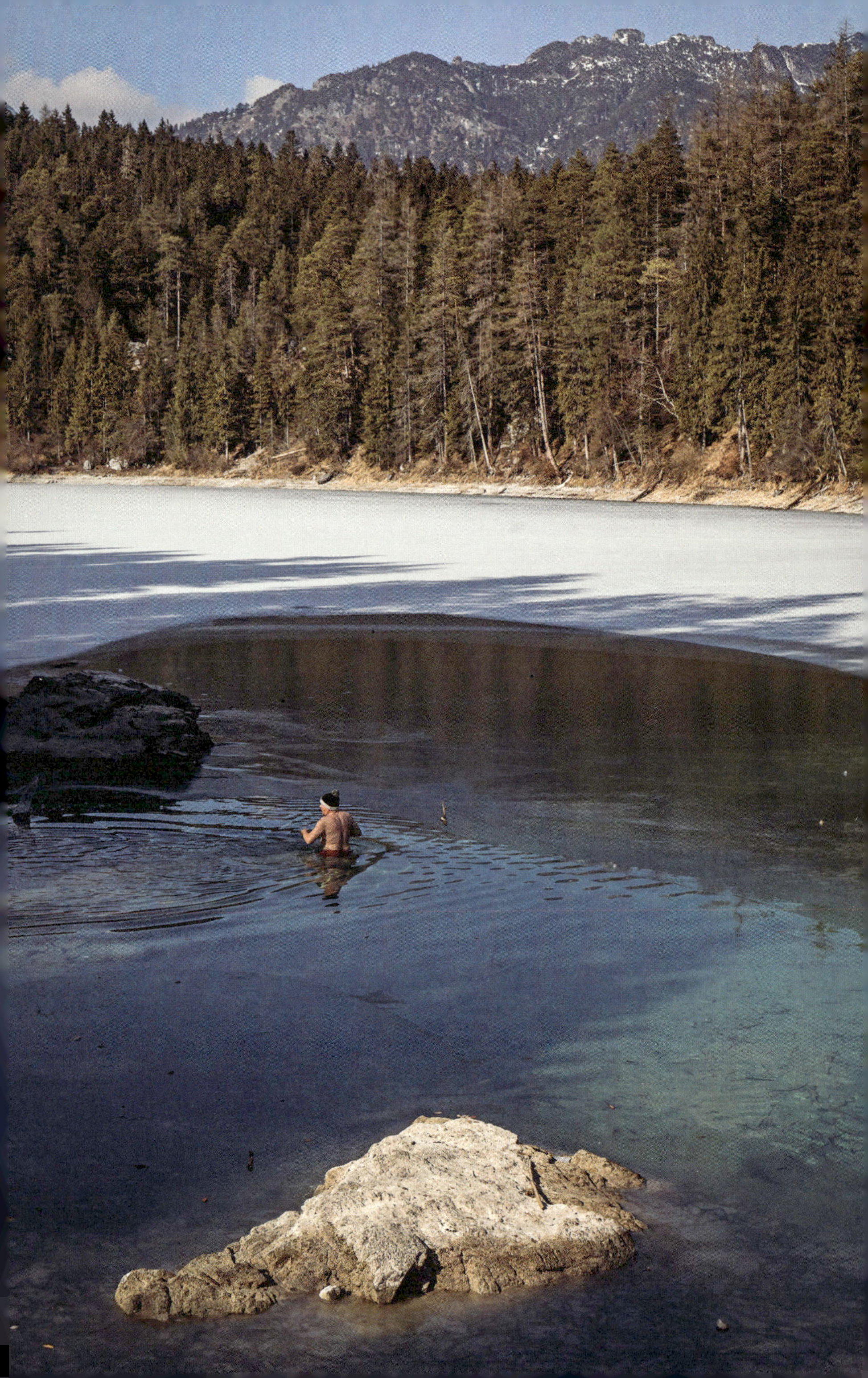

2

Abgesehen von Singapur besitzt mein Heimatland Dänemark im Verhältnis zu seiner Fläche die längste Küste der Welt. Kein Ort in Dänemark liegt weiter als fünfzig Kilometer vom Meer entfernt. Hinzu kommen die vielen großen Binnenseen, die uns ebenfalls das Winterschwimmen ermöglichen – ein großer Segen.

Viele Winterschwimmer*innen leben in der Nähe von Gewässern, haben das Wasser gewissermaßen in den Genen, und sind sehr naturverbunden. Durch diesen leichten Zugang ist, zumindest in Dänemark, das Winterschwimmen weder kostspielig noch zeitaufwendig.

Immer mehr Menschen sind sich der positiven Wirkung kalten Wassers bewusst, und die Wartelisten der Winterbadeklubs werden daher immer länger. Winterschwimmen scheint ein zentrales Bedürfnis in unserer Gesellschaft zu erfüllen – vielleicht als Gegengewicht zu unliebsamen Gewohnheiten, sei es allzu großer Bierkonsum, zu viel Zeit vor dem Bildschirm oder zu viele Snacks zwischendurch. Während des Covid-Lockdowns nahm das Interesse am Winterschwimmen ganz augenscheinlich zu, wie sich den sozialen Medien entnehmen ließ. Menschen, die zuvor eher gezögert hätten, stürzten sich in dieses gesunde Vergnügen, um sich mit einigen Freunden ein wenig Spannung und Spaß zu gönnen. Noch vor einigen Jahren führte Winterschwimmen ein Schattendasein, ist aber in der letzten Zeit fast Mainstream geworden. Vielleicht suchen wir nach etwas *Echtem* als Gegenpol zum digitalen Dasein. Auf jeden Fall ist es sowohl eine Gelegenheit, uns selbst herauszufordern, als auch ein Fitness- und Wellness-Trend.

Innerer Frieden und Kraft

Der Rausch, die Atmung und das intensive Naturerlebnis scheinen universal befriedigend und beruhigend zu sein. Die Winterschwimmer*innen, mit denen ich mich unterhalten habe, sowohl die alten Hasen als auch die Anfänger, beschreiben das Gefühl, sich von allem Negativen zu lösen und stattdessen auf das Hier und Jetzt konzentrieren zu können. Das stufenweise Eintauchen ins eisige Wasser, ohne nachzudenken, auf Tuchfühlung mit der Natur zu kommen, eins mit ihr zu werden. Jegliche Probleme rücken dabei immer weiter in den Hintergrund.

Der Schock durch das kalte Wasser verlangt Körper und Verstand volle Konzentration aufs Überleben ab, weil der Kopf das Schwimmen in eisigem Wasser als lebensbedrohlich wahrnimmt. Dieses Erlebnis wird allgemein als ein positiver Schock beschrieben, als eine Art Neustart fürs Gehirn, der uns einen Schub positiver Energie verpasst und uns befähigt, alle erdenklichen Situationen zu meistern. Die positive Energie lässt sich wahrscheinlich auf die Zunahme der Neurotransmitter Dopamin und Serotonin im Gehirn zurückführen. Dopamin und Serotonin beeinflussen unsere Stimmung und unser mentales Gleichgewicht. Die Wissenschaft ist sich nicht ganz sicher, wie Antidepressiva funktionieren, weil sich Neu-

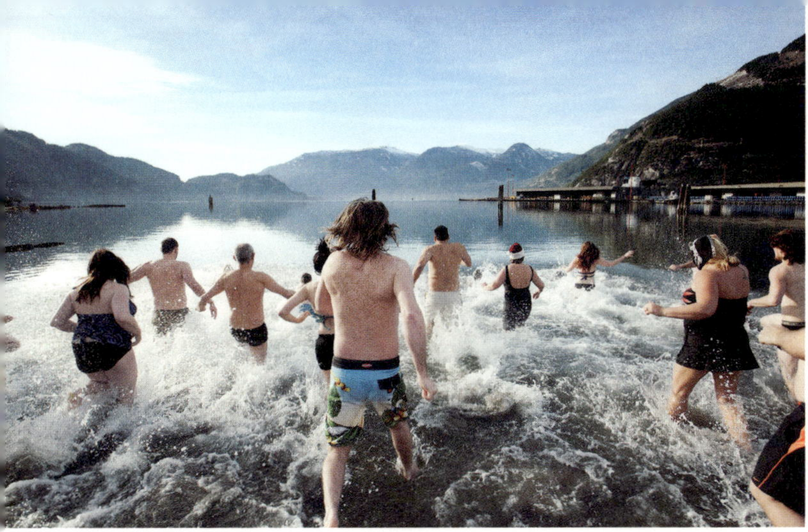

Oben: Am Neujahrstag beim traditionellen »Sqamish Polar Bear Swim« in Howe Sound bei Vancouver, Kanada.
Vorheriges Bild: Ein winterliches Bad im oberbayerischen Eibsee.

rotransmission nicht in Echtzeit im Gehirn messen lässt. Es wird jedoch davon ausgegangen, dass sich das Niveau bestimmter Neurotransmitter wie Serotonin, Noradrenalin und Dopamin, die Stimmung und Gefühle steuern, medikamentös erhöhen lässt. Wir vermuten, dass die Wirkung kalten Wassers und die Freisetzung von Neurotransmittern im Gehirn bei Menschen ähnlich verlaufen wie bei Tieren. Der Dopaminanstieg im Gehirn könnte die positive Wirkung auf das mentale Wohlbefinden, die Stimmung und die Energie erklären, die beim Winterschwimmen beschrieben wird. Schlussendlich stellt sich ein Gefühl zunehmender innerer Kraft und gesteigerten Durchsetzungsvermögens ein, das zur Selbstverwirklichung in verschiedensten Bereichen genutzt werden kann. Einer meiner Studienprobanden fand sich nach drei Monaten Winterschwimmen zu den ersten Tests im Labor ein. Wir erkundigten uns, wie ihm das Winterbaden bislang gefallen habe. Mit einem

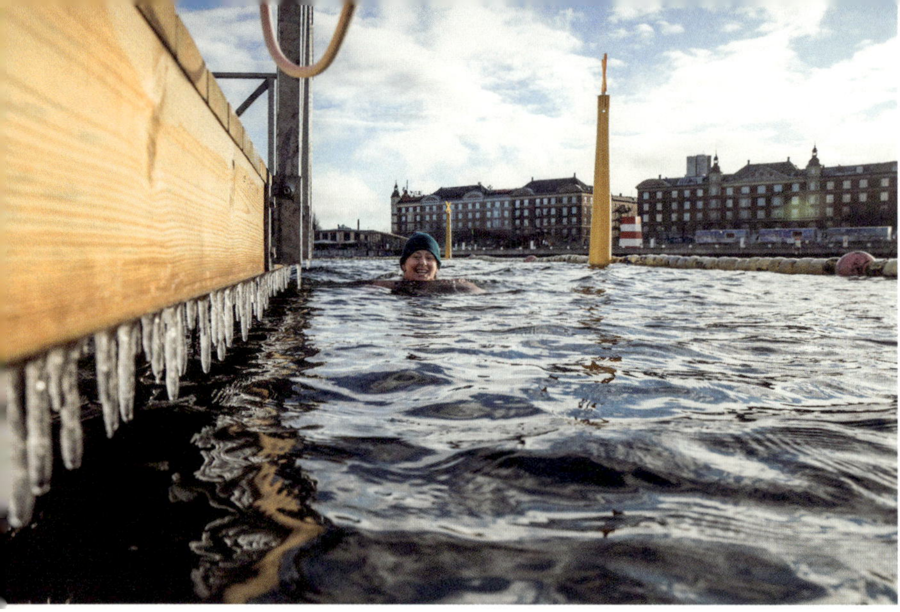

Winterschwimmen bei –4 Grad in Kopenhagen, Dänemark.

strahlenden Lächeln erklärte er, dass es ihn »geduldiger« und »gelassener« gemacht habe. Mit dem morgendlichen Winterbad sei beispielsweise seine Gereiztheit im Verkehr wie weggewaschen. Andere Winterschwimmer*innen beschrieben, dass sie sich bei der Arbeit besser konzentrieren und nachts besser schlafen könnten. Die Effekte sind ebenso zahlreich wie die Gründe, diese Tätigkeit aufzugreifen. Personen mit chronischen Schmerzen berichteten von Schmerzlinderung, schmerzfreie Menschen von Freude, besserer Gesundheit, besserem Schlaf und weniger Stress. Diese Beobachtungen entsprechen auch einer weltweiten Studie, bei der ein Fragebogen an 482 Saunanutzer*innen verschickt wurde. Als Hauptgründe für den Saunabesuch wurden genannt: Entspannung/Stressminderung, Schmerzreduktion und Geselligkeit. In den nordischen Ländern erfreut sich Winterschwimmen in Kombination mit Saunabesuchen immer größerer Beliebtheit. Trotz unterschiedlicher Antworten erklärten die meisten, dass ihnen der Kontakt zur Natur zu innerem Frieden und größerer Energie verhelfe.

Winterschwimmen ist für viele Menschen so viel mehr, als nur ins Wasser zu steigen. Es ist ein Naturerlebnis – der Geruch des Meeres, die Stille, die Seevögel und nicht zuletzt der Wechsel der Jahreszeiten.

Jahreszeiten spüren

An der Küste lässt sich die ganze Vielfalt des Jahres erleben, von den heißesten Sommer- bis zu den eisigsten Wintertagen. In Dänemark müssen wir auf Berge, Wasserfälle, Vulkane, große Flüsse oder ähnliche fantastische und großartige Naturdenkmäler, die hoch über den Meeresspiegel aufragen, verzichten. Dänemark ist flach, und wir finden die Natur meist selbst eintönig. Doch ein vorzeigbares Naturerlebnis gibt es auch bei uns: den dramatischen Wechsel der Jahreszeiten und unsere Gewässer, an denen wir uns vielerorts erfreuen können.

Im Winter können wir nur selten die Langlaufskier anschnallen, aber das Winterhalbjahr von Oktober bis April wartet trotzdem mit einem Energieschub und Freudenrausch auf. Für Winterschwimmer*innen, die Zugang zu einer Sauna haben, ist das Erlebnis noch schöner. Sie können während der gesamten Saison Hitze und Kälte genießen. Der Wechsel von Hitze und Kälte, die Hormone und Nervensignale, die durch diese Stimuli ausgeschüttet und aktiviert werden, haben auf Menschen, die zu Winterdepressionen neigen, vermutlich einen positiven Effekt. Betroffene erzählen mir oft, dass das Winterschwimmen ihre Sicht auf den Winter verändert habe. Eine einst dunkle und trübe Jahreszeit hat sich mittlerweile in eine glückliche, aufregende Saison verwandelt. Viele, mit denen ich gesprochen habe, fürchten den Winter nicht mehr. Sie finden sogar, dass ein Winterbad den Tag besser in Gang bringt als der Morgenkaffee. Ich würde zwar nicht unbedingt auf meinen Morgenkaffee verzichten, aber ganz falsch ist diese Ansicht nicht. Die Hormone und Nervensignale führen zu einem massiven Kick und Freudenrausch. Die Auswirkung von Winterschwimmen auf die jahreszeitbedingte Depression ist bislang nicht wissenschaftlich untersucht worden. Das kommt noch, da bin ich mir sicher.

Die Natur ist voller Überraschungen. Wir kennen die Farben und Gerüche des Frühlings und wärmeren Wetters, aber die Veränderung der Jahreszeit zu erleben, während man sich im Wasser befindet, ist etwas ganz Besonderes. Die physiologischen Effekte der Kälte verlagern uns aus dem Kopf hinein in den Körper und nehmen unsere Aufmerksamkeit vollkommen in Anspruch. Jedes Schwimmerlebnis ist zu jeder Jahreszeit eine neue Begegnung mit der Natur und wird nie langweilig.

Kälteschock

In den nordischen Ländern praktizieren wir Winterschwimmen seit vielen Jahrzehnten, allerdings war es hauptsächlich eine Aktivität für ältere Herrschaften. Heutzutage sind auch jüngere Leute mit von der Partie, wodurch sich Winterschwimmen zu einem geschlechts- und generationsübergreifenden Zeitvertreib sondergleichen entwickelt hat. Winterschwimmen. Winterbaden. Kaltwasser-Schwimmen. Eisbaden. Freiwasserschwimmen oder Winter Dipping. Lieb Kind kennt viele Namen. Das Rezept ist einfach: Raus aus den Klamotten, rein ins kalte Wasser, Kälte auf der Haut brennen lassen – brrr – raus aus dem Wasser. Spür den Rausch, der deinen Körper durchströmt. Aaaaahh! DIESES GEFÜHL!

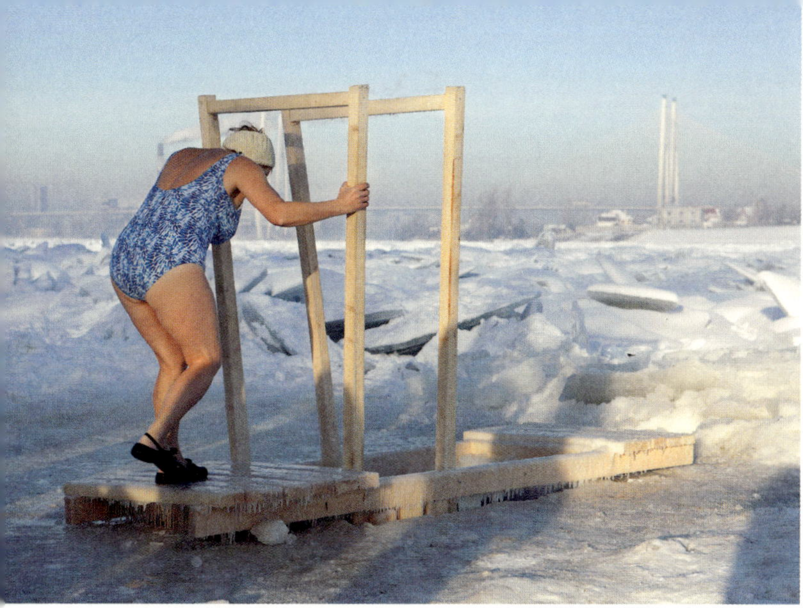

Ein Januartag in Sankt Petersburg.

Es ist erstaunlich, wie warm und glücklich wir uns nach einem Bad fühlen. Was geschieht da eigentlich? Die Wirkung lässt sich nicht so mühelos beschreiben wie die Beschäftigung selbst. Ich weiß, wie sich das kalte Wasser anfühlt, trotzdem kann ich es nur schlecht beschreiben. Sobald ich mich nochmals ins kalte Wasser stürze, erkenne ich das Gefühl wieder, und mein Körper erinnert sich sofort. Wenn man das Wasser verlässt, verflüchtigt sich die bemerkenswert intensive körperliche Empfindung sofort und weicht einem Gefühl der Ruhe, Freude und Wärme. Es fühlt sich außergewöhnlich gut an. Immer noch schwierig, sich das vorzustellen? Dann bleibt wahrscheinlich nur eins: Teste es einfach selbst, dann weißt du, ob es dir liegt. Es könnten allerdings etliche Hindernisse zu überwinden sein. Winterschwimmen ist definitiv eine kalte Angelegenheit, durchaus, und das stellt für viele wahrscheinlich die größte Hürde dar. In unserer modernen Gesellschaft meiden wir die Kälte, wo es geht. Sich ihr bewusst auszusetzen, ist allerdings die Erfolg versprechendere Methode.

In einer meiner Studien brachten wir 15 prädiabetischen Übergewichtigen das Winterschwimmen bei. Die Proband*innen hatten keinerlei Erfahrung mit Winterbaden oder kalten Duschen. Die ersten Wochen waren hart, aber mein Team und ich unterstützten die Patientinnen und Patienten und begleiteten sie sogar ins Wasser. Es war ein Riesenerfolg. Meiner Erfahrung nach braucht es die Unterstützung von einem oder zwei Schwimmgefährt*innen, um an kalten Tagen motiviert zu bleiben.

Wenn du den ersten Winter überstanden hast, dann hast du alle erforderlichen mentalen und physischen Herausforderungen gemeistert. Während des Sommers kannst du dich über deinen cleveren Organismus freuen, der die vergangenen Strapazen in Erinnerung behält. Das bezeichnet man als Kältehabituation, also als Gewöhnung. Messungen der Atmung, des Blutdrucks, der Herzfrequenz und des Hormons Noradrenalin bei Kaltwasserimmersion – dem Eintauchen ins kalte Wasser – vor der ersten und der zweiten Winterbadeperiode ergaben, dass die Reaktion auf den Kälteschock zu Beginn der zweiten Saison weniger heftig ausfällt. Das bedeutet, dass man im zweiten Winter nicht wieder bei null anfangen muss. Der menschliche Organismus ist unglaublich! Den ersten Winter zu überstehen, ist eine beachtliche Leistung; das Anstrengendste ist ausgestanden. Diese Willenskraft und Ausdauer lässt sich auf andere Bereiche übertragen: um abzunehmen, mit dem Fitnesstraining oder dem Joggen zu beginnen beispielsweise – du wirst aus den gleichen Ausdauervorräten schöpfen können, wenn es dir schwerfällt, die Joggingschuhe anzuziehen und das Haus zu verlassen. Hast du das Winterschwimmen einmal gemeistert, dann wird dir alles gelingen, was du dir vornimmst.

Natürlich gibt es viele andere Outdoor-Aktivitäten, aber der Vorteil des Winterschwimmens ist, dass dich die Kälteschockreaktion geradewegs in den Augenblick katapultiert. Man kann unmöglich noch an andere Dinge denken, wenn man ins Wasser eintaucht. Du bist ganz da, es ist kalt, du atmest, du spürst die frische Luft, und die eisige Kälte durchströmt deinen Körper. Du wirst in die Gegenwart der Natur gezwungen, die genau das bietet, was sie bieten soll. Die Wirkung von kaltem Wasser hat nichts Hinterhältiges an sich. Die Natur ist ehrlich und aufrichtig.

Das Tempo der Natur ist Zeitlupe

Schwimmen in kaltem Wasser wurde schon lange vor unserer Zeit praktiziert, die Wirkung ist immer noch die gleiche. Im Gegensatz zu dem schnellen Tempo unserer heutigen Gesellschaft und der technischen Neuerungen, die uns jetzt und in der Zukunft vor immer neue Herausforderungen stellen, bewegt sich die Natur in Zeitlupe. Manche Menschen würden gerne innehalten, nachdenken, in sich hineinhorchen und Atem holen. Heutzutage werden viele Arbeiten im Sitzen und mit hoher Geschwindigkeit ausgeführt, und nicht wenige fühlen sich nach einem harten Arbeitstag durch Reizüberflutung ausgelaugt. Der Körper hingegen ist gleichzeitig nicht zur Genüge gefordert worden. Wenn er reden könnte, würde er dich vermutlich bitten, ihn aufzuwecken, einen Spaziergang zu unternehmen, zu joggen, zu schwimmen – und dem Gehirn eine Auszeit zu genehmigen. Genau das hat das Winterschwimmen zu bieten: Der Körper wird aktiviert und der Kopf entspannt.

Die Motivation der Winterschwimmer*innen

Viel beschäftigten Menschen bieten Winterschwimmen und Saunieren eine ideale Methode, um sich selbst zu verwöhnen, denn diese beiden Tätigkeiten nehmen nur sehr wenig Zeit in Anspruch. Die Bedeutung des Erlebnisses unterscheidet sich von Person zu Person. Manche schätzen das Glücksgefühl, das durch den Kontakt mit dem kalten Wasser ausgelöst wird. Andere sehen darin Freiheit und Behaglichkeit, Abhärtung gegen die Kälte oder die Möglichkeit, sich einem Wettkampf oder einer persönlichen Herausforderung zu stellen. Andere fühlen sich einfach gesünder, wenn sie schwimmen und anschließend in der Sauna schwitzen. Die Motivation kann sehr variieren, was auf die Vielzahl von Effekten, die kaltes Wasser und heiße Sauna auf Körper und Kopf haben, zurückzuführen ist. Ein Winterbader, im Englischen auch »Dipper«, verfolgt ganz andere Ziele als eine Eisschwimmerin, die an Wettkämpfen teilnimmt.

Du kannst dich als Winterschwimmer*in weiterentwickeln, indem du die Verweildauer im Wasser verlängerst und dadurch eine Kältehabituation erreichst. Ob eine, zwei, drei oder mehr Minuten im kalten Wasser die gesundheitsfördernden Wirkungen oder die Risiken erhöhen, ist noch ungewiss. Die Folgen langjährigen Winterschwimmens sind ebenfalls nicht bekannt, auch wenn die Schwimmer*innen selbst das eisige Wasser für gesund halten. Mythen, die ich für längst vergessen hielt, halten sich eisern auf dem Badesteg: »Geh nicht direkt nach dem Essen ins Wasser, du könntest ertrinken.« Wie viele Kinder haben nicht dieses Spruches wegen stundenlang am Strand warten müssen. Wissenschaftliche Belege gibt es dafür nicht. Es heißt auch, nackt baden sei gesünder, weil die Haut so mehr Sonnenlicht abbekomme. Nun, ich kann mir kaum vorstellen,

Winterschwimmen steht an dritter Stelle auf der Liste der Dinge, die die Dän*innen am meisten lieben, gleich nach Schokolade. Warum, glaubst du, ist es so beliebt?

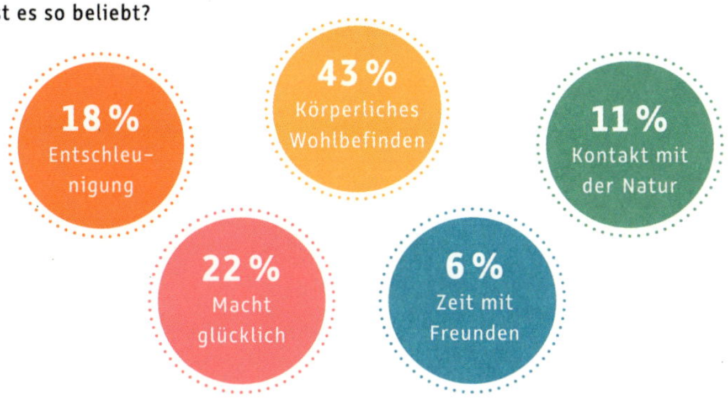

Susanna Søbergs Befragung von Personen, die selbst nicht winterschwimmen

dass eine Badehose oder ein Bikini einen so großen Unterschied bewirken.

Die Forschung hat im letzten Jahrzehnt einige Erkenntnisse geliefert, die unbedingt verbreitet werden sollten, um unwissenschaftlichen Behauptungen über das Winterbaden die Grundlage zu entziehen. Diese Informationen können allen, die noch nicht winterschwimmen, bei der Entscheidung helfen, ob sie es zu ihrem nächsten Projekt machen.

Dieses Buch liefert dir neue Erkenntnisse über deinen Körper und über seine Reaktion auf verschiedene Temperaturen. Außerdem möchte ich dich mit einem sehr speziellen, abgegrenzten Fettgewebe vertraut machen, das eine ganz besondere Funktion hat und ein Organ für sich darstellt. Über das braune Fettgewebe weißt du wahrscheinlich noch nicht so viel, aber es liefert uns einen enormen Anreiz für ein Winterbad – und mir als Wissenschaftlerin eine plausible Erklärung für die Beliebtheit des Winterschwimmens.

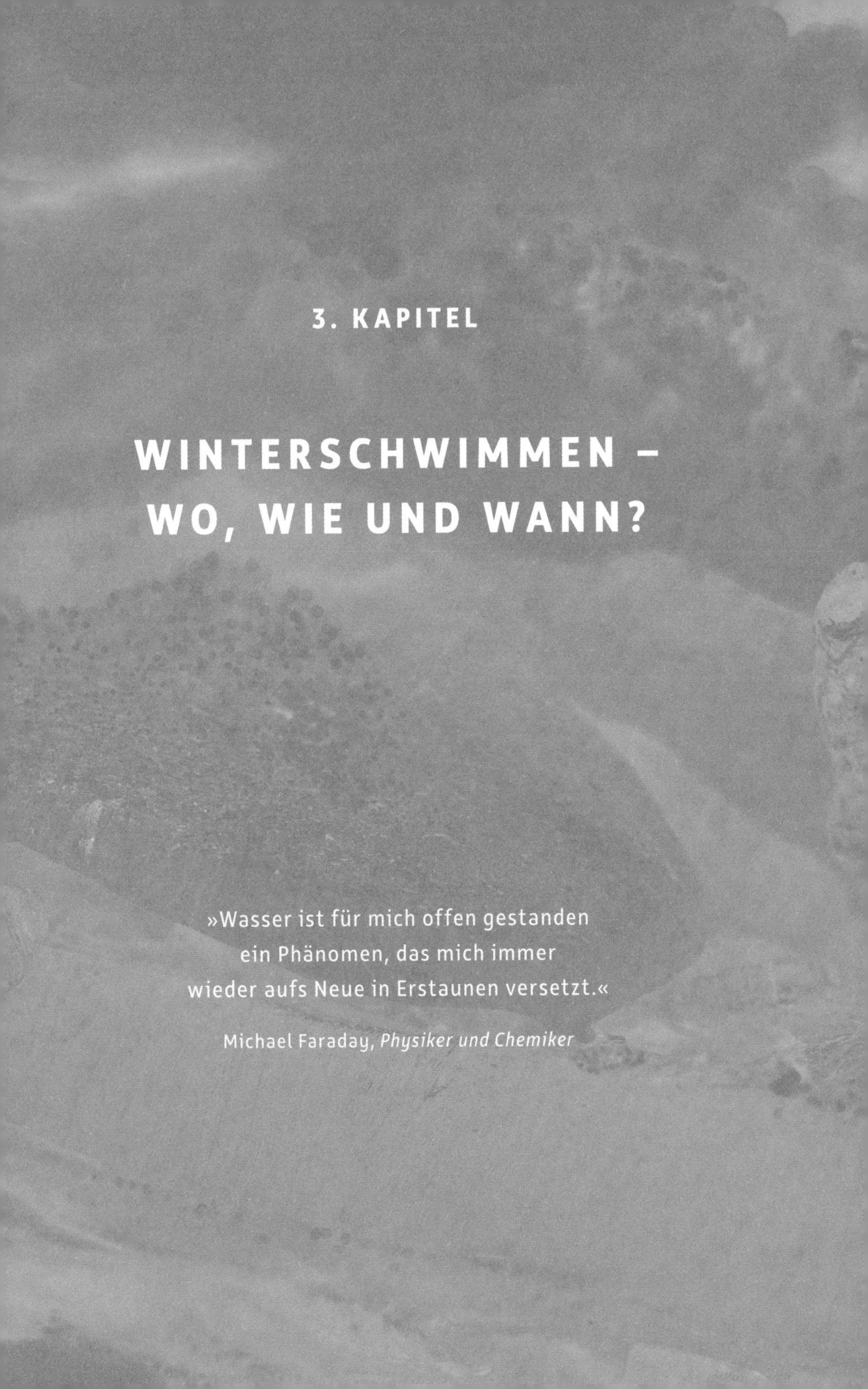

3. KAPITEL

WINTERSCHWIMMEN – WO, WIE UND WANN?

»Wasser ist für mich offen gestanden
ein Phänomen, das mich immer
wieder aufs Neue in Erstaunen versetzt.«

Michael Faraday, *Physiker und Chemiker*

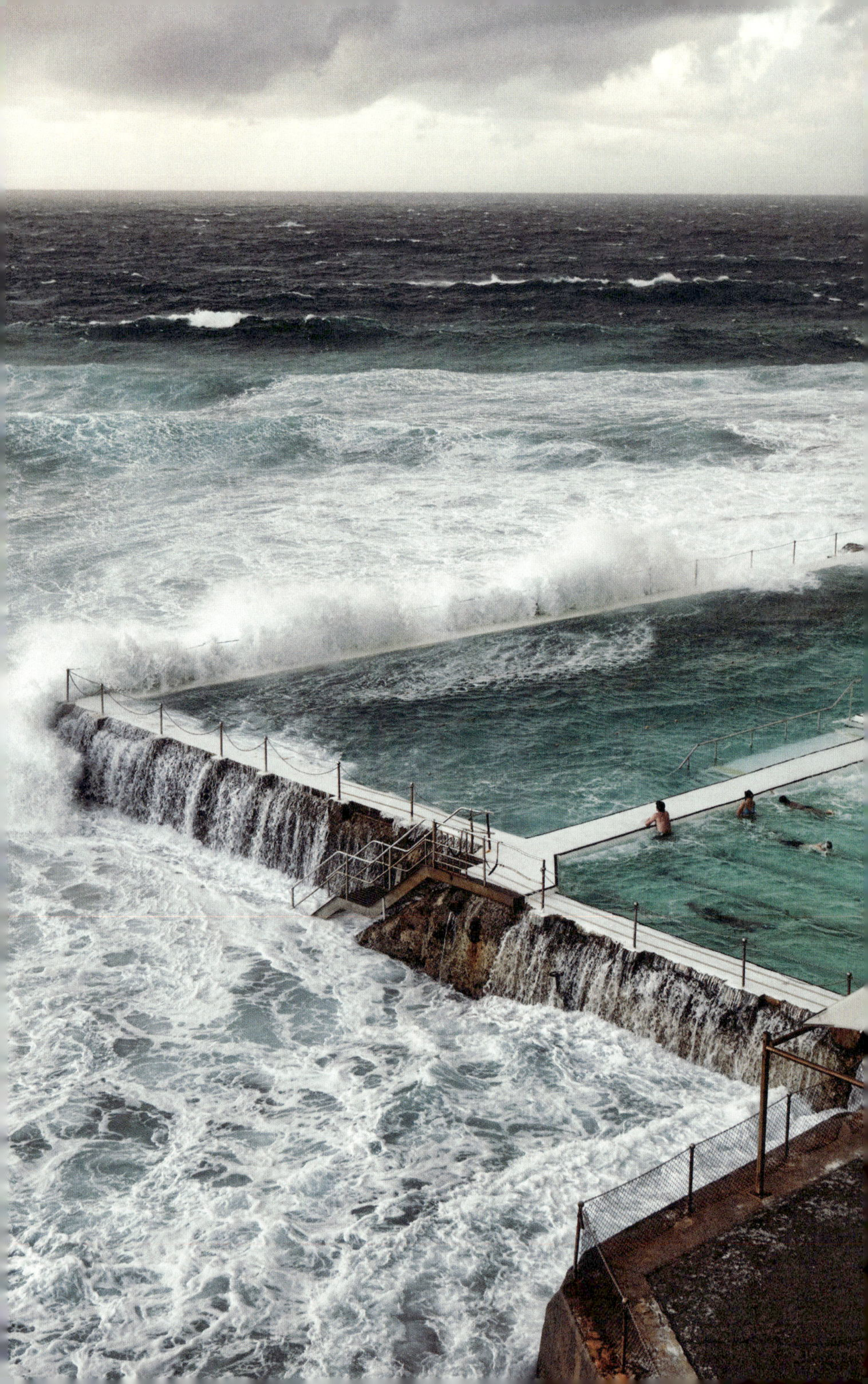

3

Als ich mit meinen Recherchen über braunes Fettgewebe und Temperaturunterschiede begann, glaubte ich, Winterschwimmen werde vornehmlich im kalten Skandinavien und vielleicht auch noch in Russland und Kanada praktiziert. Aber bald wurde ich eines Besseren belehrt. Winterbaden wird auf der ganzen Welt im großen Stil betrieben, und zwar überall dort, wo es kalt genug wird.

Beim Winterschwimmen geht es ganz einfach darum, im Winter in kaltes Wasser einzutauchen, vorzugsweise im offenen Meer, in Seen oder ungeheizten Swimmingpools. In kälteren Ländern wird auch von Eisbaden gesprochen. Dort muss man entweder das Eis aufhacken oder eine Stelle finden, an der die Strömung so stark ist, dass das Wasser nicht gefriert. Winter- und Eisbaden wird überall auf der Welt praktiziert, die Art und Weise können je nach Voraussetzungen sehr variieren.

Wo wird auf dieser Welt im Winter geschwommen?

In Finnland, dem Norden Russlands, Norwegen, Schweden, Estland, Lettland und Litauen hängt das Winterschwimmen mit der weit zurückreichenden Saunatradition zusammen. In Dänemark hat es zwar ebenfalls lange Tradition, die Kombination aus Saunabad und Eisbad ist aber eine relativ neue Erscheinung. Eisbaden war in Estland und Finnland schon immer sehr beliebt, und ganz besonders die Finn*innen sind für ihre fantastische Saunatradition bekannt. Bis heute gibt es kaum ein Land, in dem der Saunabesuch beliebter wäre.

Der älteste Winterbadeklub Australiens, der Bronte Splashers Winter Swimming Club, wurde 1922 gegründet. Es gibt in Australien aber auch viele andere Winterbadeklubs, die diverse Wettkämpfe veranstalten.

Auch in England ist das Winterbaden beliebt, und die Zahl der Winterschwimmer*innen an begehrten Orten wie dem Serpentine Lake im Hyde Park in London und in den Highgate Ponds in Hampstad steigt stetig. Die größten Flusswasser-Pools Englands befinden sich im Tooting Bec Lido im Südwesten Londons und sind fast doppelt so lang wie ein olympisches Fünfzigmeterbecken. Hier werden viele Winterwettkämpfe ausgetragen, selbst an Heiligabend und Neujahr. Natürlich gibt es auch noch die gesamte Küste, an der die Winterschwimmer*innen gerade auch während der Covid-19-Pandemie besonders aktiv waren. Die Landzunge Forty Foot im Süden der Dublin Bay ist bereits seit rund 250 Jahren ein sehr beliebter Badeplatz.

Frankreich ist mit einer über 1.000 km langen Küste gesegnet. Es gibt Flüsse und viele Seen und Stauseen. Am größten sind der Lac

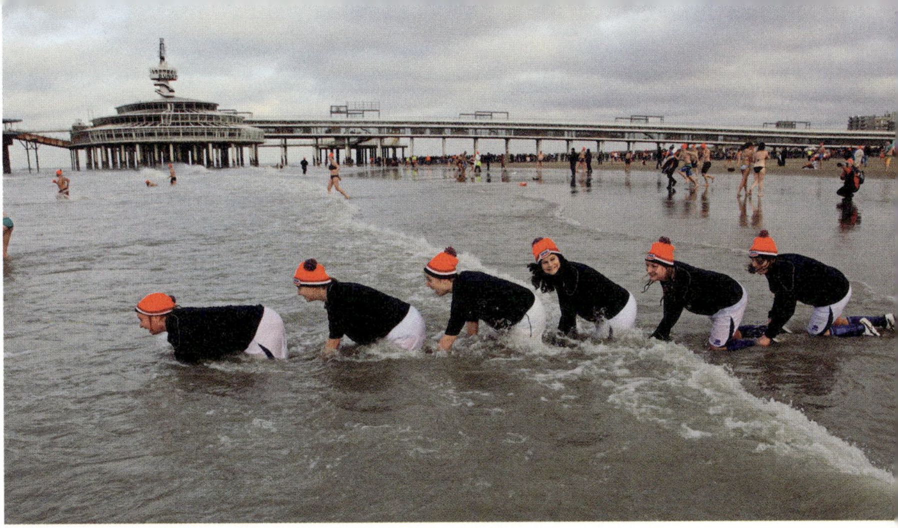

Oben: Bei traditionellen Eintauchen ins neue Jahr (»Nieuwjaarsduik«) in Scheveningen, Niederlande.
Vorheriges Bild: Der berühmte Salzwasser-Pool des »Bondi Iceberg Club« am Strand von Sydney, Australien.

du Bourget und der Lac d'Annecy am Westrand der Alpen. Die Atlantikküste weist etliche Lagunen auf, besonders im Départment Landes und an der Mittelmeerküste im Languedoc. In Paris ist das Schwimmen in den Flüssen verboten, trotzdem wurde vor einigen Jahren das Laboratoire des Baignades Urbaines Expérimentales (das Labor für experimentelles städtisches Baden) gegründet, das Menschen zum Schwimmen im Stadtzentrum zusammenbrachte. Das wiederum führte dazu, dass sich eine inoffizielle Wildwasserschwimmgruppe bildete.

Auch in Belgien existieren viele Vereine, die sich dem Winterbaden verschrieben haben. Hier wird das ganze Jahr über in Pools, Seen und Flüssen geschwommen. In Brügge, Boom, Deurne Dendermonde, Wachtebeek, Theux und Huy existieren hervorragende Badeplätze. Die berühmtesten belgischen Wettkämpfe finden seit 1963

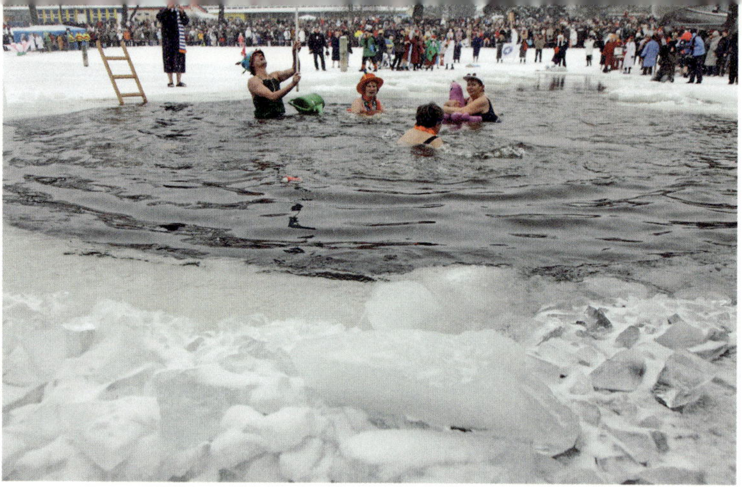

Januar in Deutschland: Die »Berliner Seehunde« im Orankesee.

jeden Sonntag im Februar in der Maas statt. Auch in den Niederlanden und Flandern gewinnt das Winterschwimmen an Beliebtheit, seit in Deventer 2012 der erste Walrus Club gegründet wurde; auf diesen folgten weitere Klubs in Zutphen, Leeuwarden und Rotterdam. Ihre Mitglieder schwimmen in den Flüssen Ijssel, Berkel unweit von Zutphen und Waal und dem Groote Wielen, einem See bei Leeuwarden.

Die deutschen Seen, besonders die bei Berlin, erfreuen sich großer Beliebtheit zum Winterschwimmen. Die Spree und Havel fließen durch Berlin, und auch hier wird geschwommen. In Treptow schwimmt in einem Schiff ein großer Pool auf dem Fluss. Im Winter wird die Strandbar durch eine Sauna ersetzt. Eine Gruppe, die sich »Berliner Seehunde« nennt, schwimmt jeden Sonntag im Winter im Orankesee. Sie veranstalten einen Eisfasching. Auch in München existiert ein vielfältiges Angebot. In der Isar steigt die Wassertemperatur auch im Hochsommer nur selten über 15 Grad. Der Ammersee südwestlich von München hat kristallklares Wasser. Im

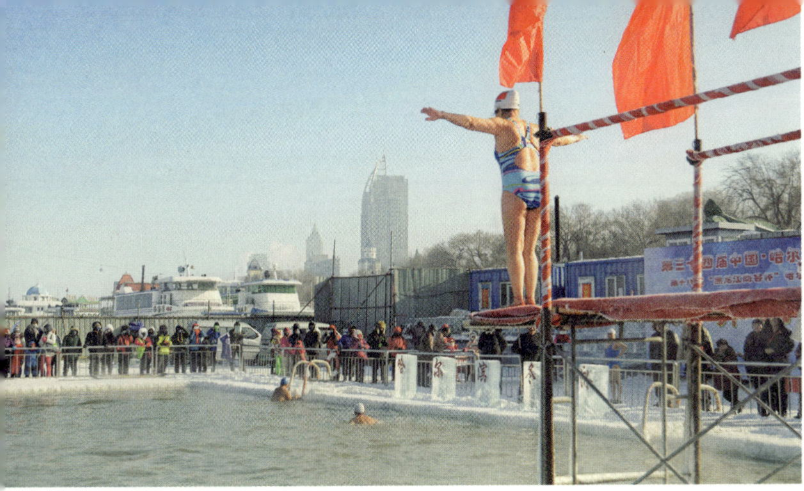

Am Fluss Songhua im chinesischen Harbin.

Wöhrsee in Burghausen in Richtung der österreichischen Grenze findet ein Event der International Ice-Swimming Association statt. Am anderen Ende Deutschlands, ganz im Norden in der Kieler Förde, schwimmen alle beim Eisschwimmen bis weit ins Meer.

Auch Österreich hat viele Ice-Swimming-Hotspots, etliche mit spektakulärem Bergblick wie den Zauchensee bei Obertauern. Hier kann man auf einer Höhe von 1350 m über dem Meeresspiegel im eisigen Wasser baden und um eine leuchtende Boje herumschwimmen. Im Salmsee bei Linz gibt es im Sommer eine Wakeboardschule und Winterschwimmen in der kalten Jahreszeit. Der berühmte Wakeboarder und Winterschwimmer Daniel Fetz fungiert als Coach.

Am Vierwaldstättersee in der Schweiz existiert ein enthusiastischer Winterschwimmklub, bei dem alle willkommen sind. Die Badezeiten stehen unter www.winterswimming.ch. Seit 1934 findet in der Woche vor Weihnachten im Genfer See ein Schwimmwettbewerb statt. Die Distanz beträgt 120 m: »40 m Leiden, 40 m Resignation und 40 m Freude.« In vielen Seen der Schweiz kann man das ganze Jahr über baden.

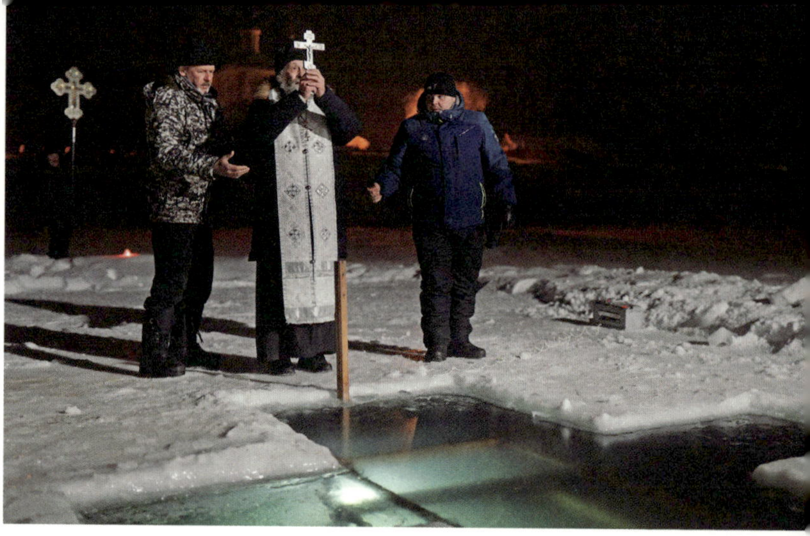

Ein russisch-orthodoxer Priester segnet am Dreikönigstag das Wasser des Flusses Ponoscha bei Koliubakino.

Auf der anderen Seite der Welt, in China, gibt es rund 140 Winterschwimmorganisationen mit über 200 000 Mitgliedern. Die jüngsten unter ihnen sind etwa zehn Jahre alt und die ältesten über achtzig. In Peking werden der See Shichahai und in einem Park der See Yu Yuantan zum Winterbaden genutzt, in Harbin in Nordchina der Fluss Songhua. In Jinan findet jedes Jahr ein Winterschwimmfestival statt, dessen größte Herausforderung die 300-Meter-Strecke im Daming Lake darstellt. In Taiyuan beträgt die Temperatur im Winter oft unter –10 °C, trotzdem schwimmen täglich Hunderte im Fluss Fen He. In der Hafenstadt Dalian in Nordostchina schwimmen auch im Winter viele Menschen im dortigen See, aber auch im Meer von den Stadtstränden aus.

In Russland und in anderen osteuropäischen Ländern, in denen das orthodoxe Christentum die vorherrschende Religion darstellt, ist das Eisbaden im Zusammenhang mit dem Dreikönigstag Anfang

Januar üblich. Zur Feier des Tages werden kreuzförmige Löcher in zugefrorene Seen, Flüsse und andere eisbedeckte Gewässer gesägt. Das Ritual beginnt um Mitternacht. Der Priester spricht ein Gebet, und die Gläubigen tauchen dreimal im Wasser unter. In Russland herrscht gemeinhin die Überzeugung, kaltes Wasser reinige von Sünden. Dieses Ritual hat jedoch ursprünglich nichts mit der russisch-orthodoxen Kirche zu tun, sondern entspringt der Volkstradition. Auch in Weißrussland, in der Ukraine, in Kasachstan und Kirgisistan ist es anzutreffen. In Bulgarien, Rumänien, Serbien und Montenegro wird der Dreikönigstag auf ähnliche Art gefeiert. Hier werfen die Priester Holzkreuze ins Wasser, die herausgefischt werden müssen. Wer das Kreuz erringt, wird von bösen Geistern befreit, so der Volksglaube.

In den USA gibt es eine Reihe sogenannter Polar Bear Clubs, deren Mitglieder bei Winterschwimmveranstaltungen Geld für wohltätige Zwecke sammeln. Vermutlich ist der 1903 gegründete Coney Island Polar Bear Club in dem gleichnamigen Vorort von New York der älteste dieser Art. Von November bis April finden jeden Sonntag in den Wellen des Atlantiks Veranstaltungen statt.

Es ist faszinierend, wie weitverbreitet das Winterschwimmen in aller Welt ist. Diese Fülle und Vielfalt regt vielleicht auch andernorts zum Winterschwimmen an.

Eisschwimmen und Eisbaden

In den nordischen Ländern wird das Schwimmen zwischen Oktober und Mai als »Winterschwimmen« bezeichnet. Sich der Kälte auszusetzen, kann aber auch bedeuten, im Schnee zu sitzen oder sich im Schnee zu wälzen, was in Finnland recht beliebt ist. Alternativen zu Gewässern sind große, in naturschöner Umgebung platzierte Becken, beispielsweise im Wald, die mit Wasser und großen Eisblöcken gefüllt werden. Dort springen die »Eisbader*innen« dann abwechselnd hinein. Vom »Eisschwimmen« redet man hingegen, wenn bei niedrigen Temperaturen im Eis geschwommen wird. Beidem ist gemeinsam, dass es in der Natur stattfindet.

Wie lange und wie oft?

Drei bis fünf Mal für wenige Sekunden bis zu mehreren Minuten zwischen Sauna-Intervallen von fünf bis fünfzehn Minuten in eiskaltes Wasser abzutauchen, ist zweifelsohne eine große Herausforderung für dich und deinen Körper. Viele Menschen praktizieren das Winterschwimmen im Wechsel von heiß und kalt.

Aktive Mitglieder in dänischen Winterbadeklubs schwimmen im Schnitt zwei Mal in der Woche. Wie auch bei anderen Sportarten kann man sich als Winterbader oder Winterschwimmerin bezeichnen, wenn man es regelmäßig betreibt. Ein*e »Wikinger*in« ist man nicht, sondern man wird es. Es ist daher wichtig, beharrlich zu sein und die Winterbademission fortzusetzen, selbst wenn das Wetter umschlägt und außergewöhnliche Kälte einsetzt. Das erfordert natürlich Disziplin und Selbstbeherrschung – doch das ist auch der Sinn der Sache, sich selbst im Griff zu haben und gleichzeitig loslassen zu können, wenn man mit dem kalten Wasser in Berührung kommt. Es handelt sich um eine mentale und körperliche Herausforderung, die, wenn überwunden, energetische und kognitive Belohnung mit sich bringt, weil die mentalen Grenzen während des Vorgangs wiederholt ausgereizt werden. Diese Überwindung mentaler Hindernisse verleiht dir die Fähigkeit und das Selbstvertrauen, auch andere Hindernisse zu überwinden, seien es alte oder neue, denn du weißt jetzt, dass du neue Ziele erringen kannst. Vor dir liegt eine Reise zu besserer Selbstbeherrschung. Vergiss den Alltagsstress und gönne dir eine eiskalte Auszeit. Dafür musst du trainieren wie für jede andere sportliche Leistung. Also, los geht's!

Die beste Jahreszeit für den Einstieg

»Am besten schwimmt man nach dem Sommer einfach weiter. Dann stellt sich eine allmähliche Gewöhnung an das kalte Wasser ein.« Viele der zukünftigen Winterbader*innen erhalten diesen Rat, wenn sie sich bei erfahrenen Schwimm-Wikingern erkundigen. Ein interessanter Vorschlag, denn warum sollte es schwieriger sein, im Winter zu beginnen? Es gibt keine Zahlen darüber, wie viele Schwimmer*innen nach Beginn im Sommer bzw. Winter erfolgreich weitermachen. Wir können jedoch die Bedingungen für einen Start im Sommer bzw. Winter vergleichen. Für welche Jahreszeit man sich auch entscheiden mag, es ist immer eine gute Idee, das Projekt zusammen mit anderen anzugehen. Gemeinsam zu schwimmen, ist sicherer und macht einfach mehr Spaß.

Wenn du im Sommer beginnst und dann einfach weitermachst, hat es den Vorteil, dass du im Grunde eher eine positive Routine beibehältst, statt dir Gedanken über die Temperatur zu machen. Gesunde Gewohnheiten zu schaffen, braucht Zeit. Beim Winterschwimmen gelingt es am besten bei Temperaturen von etwa 15 °C, darunter erscheint uns das Wasser eiskalt! Eines schönen Septembertages wirst du überrascht feststellen, dass sich das bislang angenehme Wasser mit einem Mal beißend kalt anfühlt. Der Keuchreflex wird aktiviert – und du musst plötzlich zwanzig bis dreißig Sekunden lang nach Atem ringen. Trotz der Kälte besteht Grund zur Freude. Bei Temperaturen unter 15 °C signalisieren die Kälterezeptoren der Haut deinem Gehirn, die Kampf-oder-Flucht-Reaktion in Gang zu setzen: in dieser Situation in Form der Kälteschockreaktion. Eine Flut von Hormonen und Neurotransmittern versetzt deinen Körper in Alarmbereitschaft, worauf eine Welle der Ekstase folgt. Ab Oktober wird von »Winterschwimmen« gesprochen, und du darfst dich darüber freuen, bereits Teil des Teams zu sein! Es leuchtet ein, dass Neulingen dieses Modell empfohlen wird, weil es einen reibungslosen und sicheren Übergang zu kälteren Temperaturen garantiert. Diese Methode empfiehlt sich für ältere Menschen und Personen mit Herzbeschwerden, sofern das Winterschwimmen ärztlich genehmigt worden ist. Eine allmähliche Gewöhnung an das kalte Wasser ist schonender für Herz und Kreislauf. Kaltes Wasser verursacht Arrhythmien, die bei Menschen mit (bekannten oder unbekannten) Herzbeschwerden ausgeprägter sind und diese gefährden können, vor allem wenn sie mit dem Winterschwimmen in den kältesten Monaten anfangen. Eine Gewöhnung lässt sich auch durch kaltes Duschen herbeiführen (siehe dazu Kapitel 6 über die Kältegewöhnung).

Im Winter anfangen

Manche Menschen empfinden den herbstlichen Temperaturunterschied zwischen Wasser und Luft als zu groß. Junge Neulinge aus meinen Studien fanden übereinstimmend, dass ein Beginn im Winter aufgrund der geringeren Temperaturdifferenzen zwischen Luft und Wasser vorzuziehen sei. Wenn es dir ebenso ergeht, fange lieber im Winter an.

Im Winter kühlt die Luft den Körper ab, bevor er mit dem Was-

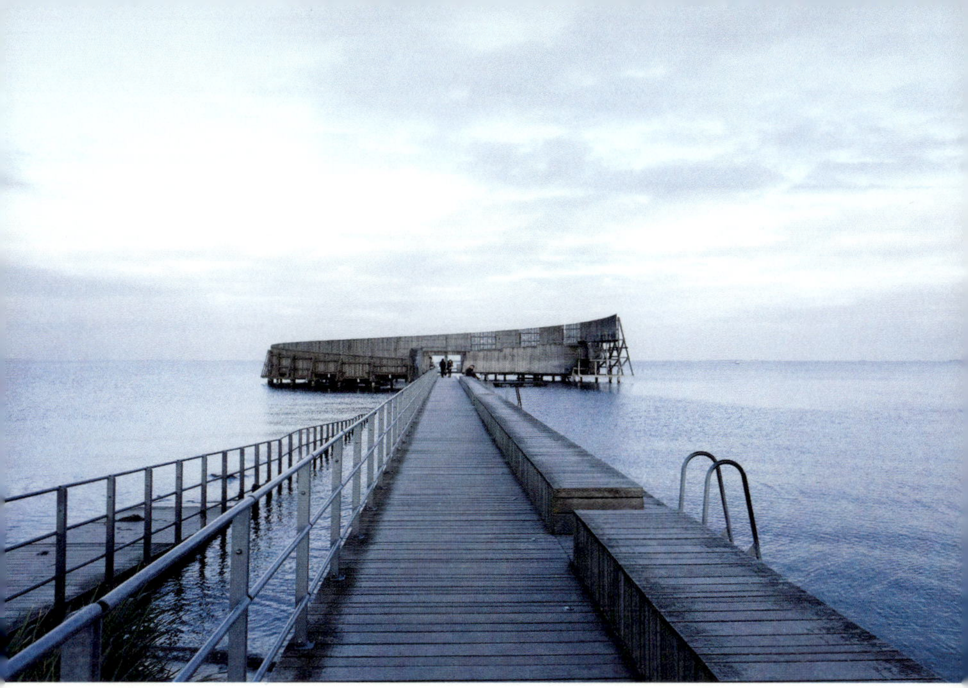

Das Kastrup-Seebad in Kopenhagen, Dänemark.

ser in Berührung kommt, was den Kälteschock verringert. Die Kälterezeptoren der Haut werden bereits auf dem Badesteg aktiviert. Sie aktivieren im Gehirn die Ausschüttung von Noradrenalin und Endorphin. Eine Vasokonstriktion, also eine Verengung der peripheren Blutgefäße in der Haut, erfolgt und betäubt die Haut, noch bevor diese mit dem Wasser in Berührung kommt. Die Kälte wird dadurch als eine geringere Bedrohung für die normale Körpertemperatur empfunden. In Dänemark wird die Luft im Februar wieder wärmer, und der Körper kühlt im Freien langsamer ab. Das Wasser ist jedoch immer noch genauso eisig kalt wie im Januar. Die Temperaturdifferenz zwischen Körperoberfläche und Wasser ist größer, und das Wasser wirkt kälter, obwohl seine Temperatur unverändert ist.

Das ganze Jahr über

Wenn du gesund bist und keinerlei Herzbeschwerden hast, kannst du das ganze Jahr über anfangen. Winterschwimmen, Training im Fitnessstudio, Joggen – alle Impulse, die deiner Gesundheit zuträglich sind, aber eine gewisse Anstrengung erfordern, müssen schleunigst in die Tat umgesetzt werden. Ein noch so aufrichtiger Vorsatz verliert an Anziehungskraft, wenn er nicht beherzigt wird. Wenn du also eine Idee und den Wunsch hast, etwas Positives für dich selbst zu tun, dann warte nicht auf den perfekten Moment, denn der kommt vielleicht nie. Carpe diem, nutze den Tag! Hast du Lust aufs Winterschwimmen, dann warte lieber nicht ab, bis vielleicht gar nichts passiert. Wenn du dagegen jetzt sofort beginnst, dann erlebst du das positive Resultat früher, als wenn du erst morgen loslegst!

Wasser- und Umgebungstemperatur

Während unseres letzten Forschungsprojekts zum Winterschwimmen maßen die Teilnehmenden drei Mal wöchentlich die Wasser- und Lufttemperatur. Auf diese Art erhielten wir tägliche, zu verschiedenen Tageszeiten gemessene Wasser- und Umgebungstemperaturen für die gesamte Winterschwimmsaison in Kopenhagen, wie sie rechts im Diagramm abzulesen sind. Die Differenz zwischen Luft- und Wassertemperatur ist im Oktober, Februar, März und April am größten. In diesen Monaten muss sich der Körper erst an den Kälteschock gewöhnen – eine neue Phase der Anpassung und der Kicks. Die Winterschwimmsaison besteht aus verschiedenen Phasen und Tagen, die von Luft- und Wassertemperatur und Wind bestimmt werden. Wir müssen den Wechsel der Jahreszeiten und die wunderbare Natur Dänemarks würdigen – sie ist

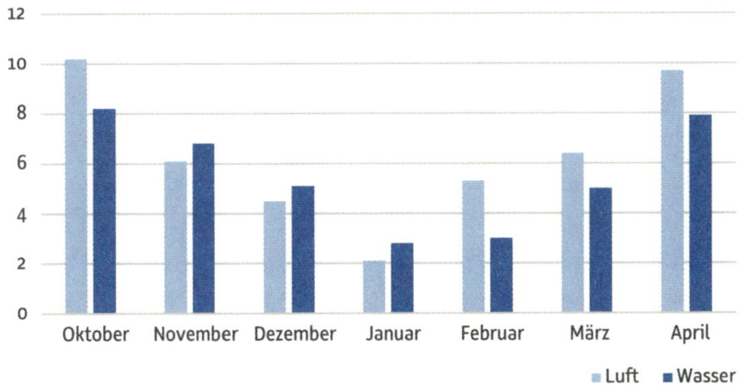

Luft- und Wassertemperaturen in Helgoland, der Seebadeanstalt in Kopenhagen (Insel Amager) 2018/19

erfreulich abwechslungsreich. Glücklicherweise gilt das auch für alle anderen Länder der Welt mit wechselnden Jahreszeiten.

Im Winter mit dem Schwimmen unter freiem Himmel zu beginnen, ist ein intensives Erlebnis. Für viele Menschen stellt es eine große – sowohl mentale als auch körperliche – Herausforderung dar, sich wiederholte Male ins eisige Nass zu stürzen. Wasser mit einer Temperatur von zwischen 2 und 4 °C ist sehr kalt und aktiviert die Schmerzrezeptoren des Körpers – eine sogenannte Kälteschockreaktion erfolgt. Der Körper will flüchten, aber um das tun zu können und um zu überleben, schüttet er Endorphine aus, um die Schmerzen, die die Kälte auslöst, zu lindern. Die ersten Winterschwimmversuche sind sehr anstrengend für Körper und Geist. Die Belohnung besteht in der durch Endorphin, Dopamin und Noradrenalin ausgelösten Euphorie, die deinen Körper auf dem Heimweg warm durchströmt.

Vor- und Nachteile

Bei manchen Menschen geht die Winterbadepremiere mit einer großen Müdigkeit einher. Diese Erschöpfung verliert sich mit zunehmender Gewöhnung an das kalte Wasser. Wenn du mit dem Schwimmen beginnst, wenn das Wasser am kältesten ist, dann speichert dein Körper die Erinnerung an die mentale und körperliche Herausforderung, der du dich gestellt hast. Einige Menschen hält diese Erinnerung von weiteren Versuchen ab.

Für andere ist der Beginn im Winter die perfekte Methode. Die Motivation allein ist ausschlaggebend. Viele beginnen während der kältesten Monate, um den größtmöglichen Kick aus der Sache herauszuholen. Sie sind oft hartnäckig und betrachten die Gewöhnung als eine persönliche Herausforderung. Das intensive Kälteerlebnis ist vermutlich genau das, was sie bei der Stange hält. Die Kälte verunmöglicht alltägliche Grübeleien, und die eisigen Tiefen können einen mentalen Neustart herbeiführen, der den Kopf von überflüssigem Ballast befreit.

Wenn du dich für die Wintermethode entschieden hast und vor dem zweiten Bad noch zögerst, erinnere dich dann an das Gefühl in deinem Körper, mit dem du nach dem *ersten* Bad das Wasser verlassen hast. Denke an die Wärme, die sich in deinem Körper ausgebreitet, und die Energie, die dich erfüllt hat. Ein Start im Winter erfordert Beharrlichkeit und beeindruckende Disziplin, aber die Belohnung ist enorm.

Bei der Sommermethode ist die Erfolgsquote höher. Die Zeit bis zu dem Tag, an dem man den ersten richtigen Kälteschock durchmacht (oft Heiligabend), ist dann allerdings länger.

Eine exakte Temperaturschwelle für die Kälteschockreaktion gibt es nicht, sie ist bei allen unterschiedlich.

Jedoch sind vermutlich die Temperaturdifferenzen von Körper, Luft und Wasser ausschlaggebend. Wenn dir sehr warm ist, während du in Wassertemperaturen von 15 °C oder höher abtauchst, könnte dir der Temperaturschock erst einmal den Atem verschlagen. Beim Start im Winter ist das Wasser schockierend kalt, weil sich noch keine Gewöhnung eingestellt hat. Du erlebst ein sofortiges Glücksgefühl, aber die Erfolgsquote ist geringer, da diese Methode dem Körper viel abverlangt und du noch kein*e Gewohnheitsschwimmer*in bist. Die Sommer- und die Wintermethode besitzen jeweils verschiedene Vor- und Nachteile; am wichtigsten ist einfach, dass du Spaß hast und bei der Stange bleibst!

Meer, Binnensee oder Strand?

Ob du ins Meer springst, von einem Strand aus ins Wasser läufst oder in einem See schwimmst, führt zu unterschiedlichen Erlebnissen. Salzwasser wirkt wärmer als das Süßwasser. Das berühmte Eisschwimmen findet vorzugsweise in Seen statt. Darauf haben es diejenigen mit viel Erfahrung besonders abgesehen. Seen mit Zuflüssen aus dem Gebirge, beispielsweise in Norwegen, Schweden und in der Schweiz, sind das ganze Jahr über eisig kalt.

Wer von einem seichten Strand aus ins Wasser geht, empfindet das Wasser als besonders kalt, weil der Körper nur nach und nach mit der Kälte in Berührung kommt. Das ist weniger angenehm, als direkt ins eisige Nass einzutauchen. Um den Prozess behaglicher zu gestalten, kann man mit Badeschuhen ins Wasser rennen und dann bis zum Hals untertauchen. Auf diese Weise fühlt sich die Kälte gleichmäßiger an, und die Atmung lässt sich leichter kontrollieren.

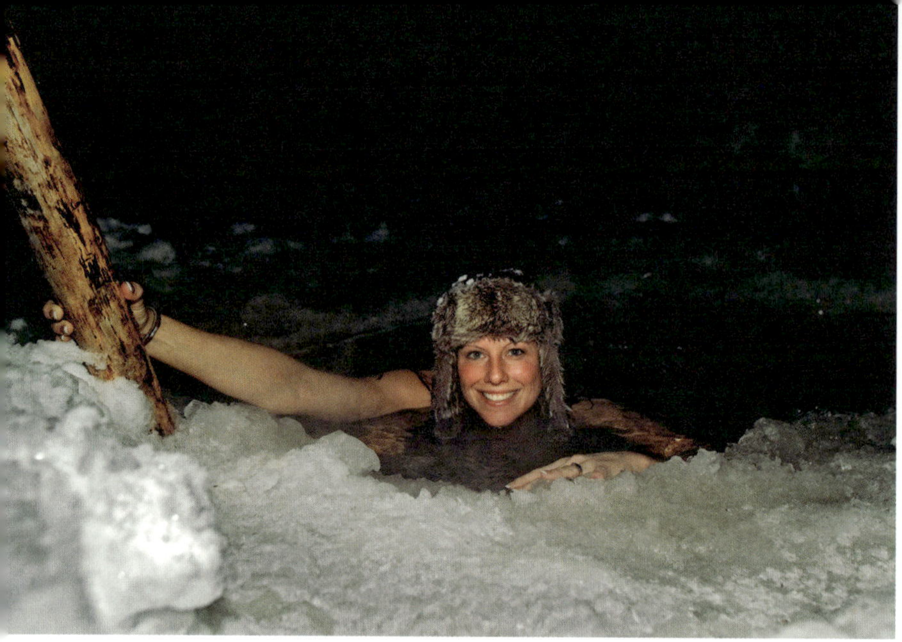

Morgens oder abends?

Vermutlich hast du auf Social-Media-Kanälen schon einmal die wunderbaren Sonnenauf- und -untergänge beim Winterschwimmen gesehen. Wow – was für ein schöner und lebensbejahender Anblick! Vor allem, wenn du selbst dort stehst.

Anfangs kann es von Vorteil sein, das Winterbaden auf den Nachmittag oder Abend zu verlegen, weil wir morgens am kälteempfindlichsten sind. Die Körpertemperatur ist morgens mit 36,5 °C am niedrigsten und abends mit 37–37,5 °C am höchsten. Nachmittagsbaden empfiehlt sich allerdings nur in den ersten Wochen oder Monaten, je nachdem, wie oft du schwimmst, damit das Erlebnis so angenehm wie möglich wird. Ebenso wichtig ist es jedoch auch, einfach dann zu schwimmen, wenn du und deine Schwimmgefährt*innen Zeit dazu haben.

KALTE FAKTEN:

So kommst du ins Wasser

- Schwimm einfach weiter, wenn der Sommer zu Ende ist, dann gewöhnst du dich allmählich an das kältere Wasser. Oder beginne für einen intensiveren Kältekick im Winter – spüre, wie sich dein Körper rasch an das kalte Wasser gewöhnt.
- Bereite dich auf deine Premiere mithilfe kalter Duschen vor. Fange mit fünf Sekunden an und verlängere nach und nach auf mehrere Minuten.
- Du bist morgens kälteempfindlicher. Für Anfänger ist es daher ratsam, später am Tag schwimmen zu gehen.
- Wenn du dich von einem Strand aus ins Wasser begibst, sind Badeschuhe zu empfehlen. Wate bis zu dem Punkt hinaus, an dem du vollständig untertauchen kannst.
- Mache dir keine Sorgen, falls du anfänglich auch noch Stunden später fröstelst. Das ist normal und verliert sich, sobald du dich an die Kälte gewöhnt hast.
- Tritt einem Winterschwimmklub bei.

4. KAPITEL

FEUERTAUFE

»Die größte Freude im Leben ist es, Dinge zu tun, die einem andere nicht zutrauen.«

Walter Bagehot, *Journalist und Geschäftsmann*

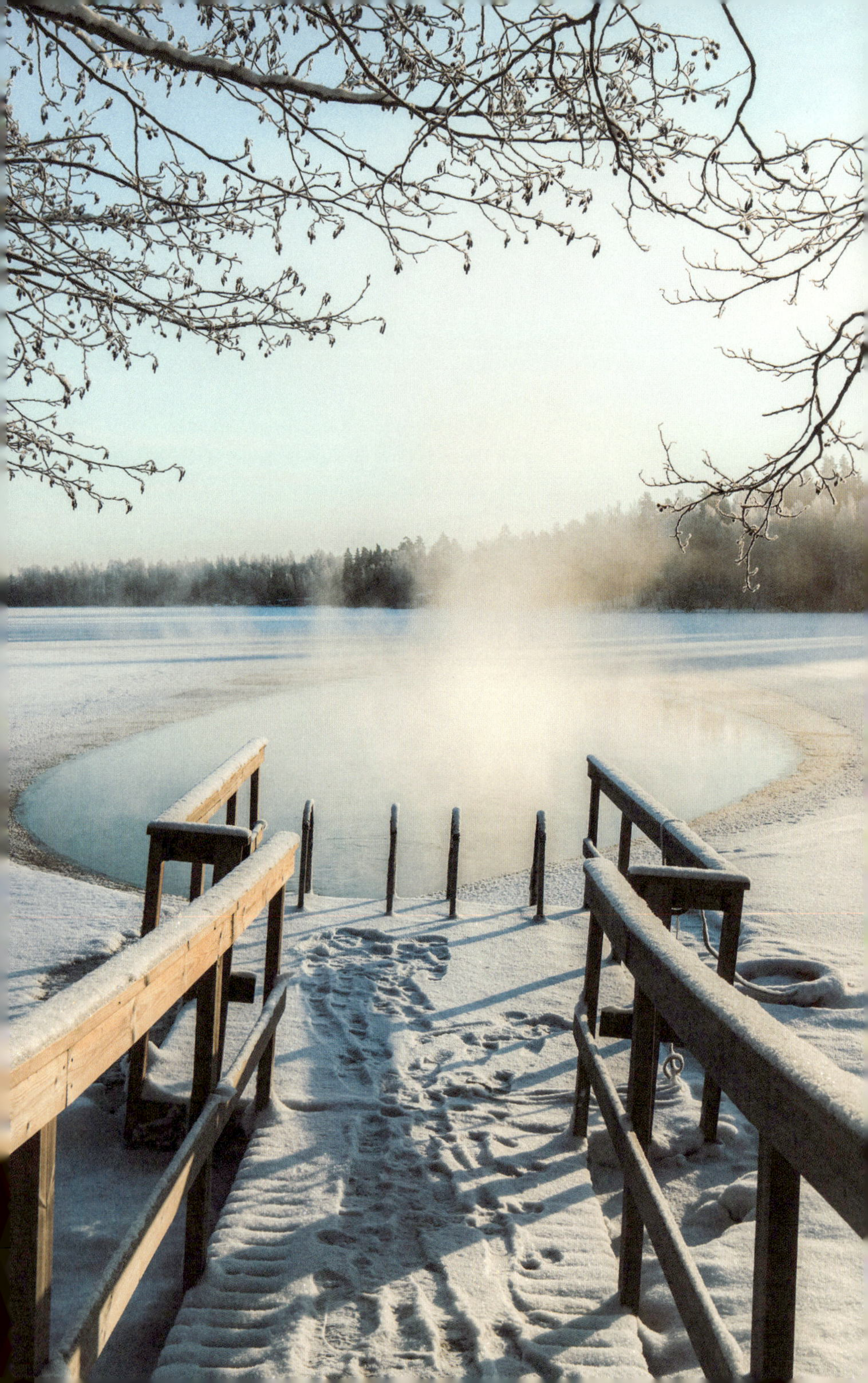

4

Jetzt bist du also bereit. Wie aufregend! Du musst dich an das kalte Wasser gewöhnen. Die allererste Runde ist die schwierigste. Wähle einen Tag mit günstigen Wetterbedingungen – ohne Wind und zu große Wellen.

An einem kalten Wintertag im März begleitete ich zwei Winterschwimmer zu ihrem ersten Bad. Für den einen war es wirklich das allererste Mal, der andere hatte bereits einige Versuche hinter sich. Ich interviewte sie vor und nach dem Eintauchen. Sie waren sehr aufgeregt und ließen mich zuschauen und aufzeichnen, was geschieht, wenn man ins eisige Nass springt. Ihr Verhalten war ein klassisches Beispiel dafür, wie Körper und Kopf auf den Kälteschock reagieren. Wenn du bereits etwas Übung hast, dann erinnere dich an dein eigenes erstes Winterbad – kommen dir diese Eindrücke bekannt vor?

9. März 2019, 14 Uhr

INTERVIEW 1

Wir treffen uns an einer Bank im kleinen Garten des Svanemøllens Winterbadeklubs. Der Klub verfügt über eine wundervolle Sauna, und die Warteliste ist ellenlang. Wir sind zwar keine Mitglieder, aber wir wollen trotzdem die Umkleide und den Steg benutzen. Es ist ein wenig windig und kalt, aber die Sonne scheint. Alles in allem ein schöner Wintertag. Dem Winterschwimm-Neuling ist die Spannung anzusehen. Wir kommen sofort zum Thema – seine baldige Feuertaufe!

»Hej! Erzähl mir bitte, wie du heißt und wie alt du bist.«
»Ich heiße André und bin 24 Jahre alt.«

»Warst du schon einmal im Winter schwimmen?«
»Nein, noch nie.«

»Wie bist du überhaupt auf die Idee gekommen, es auszuprobieren?«
»Ich habe einen Artikel über den Svanemøllens Winterbadeklub gelesen. Da war auch von der langen Warteliste die Rede. Da dachte ich mir, wenn etwas so begehrt ist, dann muss auch etwas dran sein. Ich wollte herausfinden, ob es mir auch Spaß macht!«

»Und warum ausgerechnet jetzt?«
»Weil ich diesen Artikel gelesen habe – mal sehen, ob das was für mich ist …«

»Wie wird es sich deiner Meinung nach anfühlen, in das kalte Wasser einzutauchen?«
»Ich hoffe, dass es ein kleiner Schock ist. Dass ich plötzlich das Gefühl habe, neben mir zu stehen. Dass der Körper irgendwie reagiert. Dass ich, ohne mich in echte Gefahr zu begeben, einen Adrenalinkick verspüre.«

»Gibt es etwas, das dich nervös macht, wenn du ins Wasser gehst? Gibt es etwas, über das du nachdenkst?«
»Nein, eigentlich nicht. Höchstens, dass ich mich erkälten könnte. Ansonsten nicht. Hier läuft ja alles recht kontrolliert ab.«

»Stimmt. Würdest du gerne einem Winterbadeklubs beitreten?«
»Mal sehen, wie es heute läuft, aber wenn es mir gefällt, dann wäre es sicher nett, auch die Sauna zu benutzen und die anderen kennenzulernen.«

»Das wären also die zwei Hauptgründe für dich? Die Sauna und die Gemeinschaft?«
»Mal sehen, wie lang die Warteliste ist! Aber es wäre sicher super, mit ein paar Freunden herzukommen und mal was anderes zu unternehmen. Das wäre cool. Und dann auch noch einen festen Ort dafür zu haben. Sich also nicht einfach irgendwo einen Steg suchen zu müssen und nicht zu wissen, wo man sich anschließend aufwärmen kann.«

»Könnte dich irgendetwas davon abhalten, mit dem Winterschwimmen weiterzumachen?«
»Eigentlich nicht. Höchstens, wenn es unangenehm ist. Oder wenn man es alleine machen muss. Das wäre nicht so toll, immer

alleine hierherzukommen, ins kalte Wasser zu springen und dann wieder nach Hause zu hetzen.«

Wir beenden das Gespräch, und André geht in die Umkleide.

INTERVIEW 2

Während sich André umzieht, nimmt der zweite Winterbade-Novize auf der Bank Platz. Wie André ist er sehr gespannt.

»Kannst du mir sagen, wie alt du bist und wie du heißt?«
»Ich heiße Christopher und bin 23 Jahre alt.«

»Warst du schon mal im Winter schwimmen?«
»Nein, oder doch, ich habe es einige Male ausprobiert, aber nicht regelmäßig.«

»Wann warst du zuletzt im Winter schwimmen?«
»Im Oktober, falls das schon zählt.«

»Im Oktober kann man definitiv schon von Winterschwimmen sprechen! Wie bist du überhaupt auf die Idee gekommen, das auszuprobieren?«
»Ich bin vor Kurzem näher an die Küste gezogen. Ein Freund hat mir vom Svanemøllens Winterbadeklub erzählt. Es scheint Spaß zu machen und vielen Menschen zu gefallen. Außerdem war einer meiner Grundschullehrer ein Winterbader. Seit damals ist mir das irgendwie nicht mehr aus dem Kopf gegangen.«

»Warum willst du ausgerechnet jetzt anfangen?«
»Früher war ich regelrecht wasserscheu. Im Wehrdienst habe ich diese Scheu dann ziemlich überwunden, weil wir bei Kälte baden

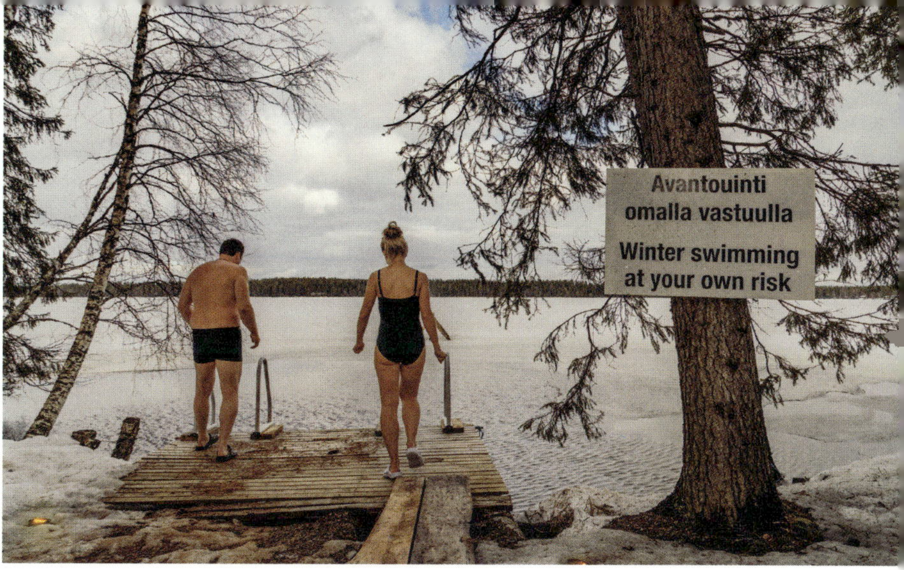

Winterschwimmen auf eigene Gefahr im finnischen Lappland.

waren. Jetzt habe ich die Angst abgelegt und glaube, dass es Spaß machen könnte, das mal so richtig auszuprobieren.«

»Wie stellst du es dir vor, ins kalte Wasser einzutauchen?«
»Total kalt!« (Wir lachen.) »Ich glaube, es ist erfrischend und bringt einen klaren Kopf. Wenn du drin bist, dann bist du einfach drin. Und wenn du wieder rauskletterst, kannst du wahrscheinlich nicht mehr groß nachdenken. Was meine Antworten nachher vielleicht beweisen werden.« (Wir lachen.)

»Genau! Das wird spannend. Was glaubst du, was dann in deinem Körper passiert?«
»Es könnte sein, dass die Kälte irgendwie wehtut. Vermutlich verbraucht man hinterher eine Menge Energie, um wieder warm zu werden. Ich könnte mir vorstellen, dass man dann auch sehr müde ist.«

»Macht dich irgendetwas nervös?«
»Vielleicht der Schock, der auf mich zukommt, und vielleicht auch die Minute davor – im kalten Wind dazustehen –, wie soll ich mich nur überwinden? Wenn ich erst mal im Wasser bin, dann ist es vermutlich kein Problem, wieder rauszukommen!«

»Wie willst du ins Wasser kommen?«
»Ich spring einfach rein. Das muss schnell gehen. Ich mache einen Kopfsprung!«

»Kopfsprung? Das ist nicht zu empfehlen.«
»Nicht? Verdammter Mist!«

»Würdest du gerne einem Winterbadeklub beitreten?«
»Ja, die Sauna ist mit Sicherheit toll. Jetzt müssen wir uns nach dem Schwimmen im Wind abtrocknen. Das wird bestimmt richtig kalt. Außerdem liebe ich die Sauna. Da ist es gesellig und gemütlich. Man kann sich nach dem Schwimmen dahin zurückziehen und von seinen Großtaten erzählen.«

»Gibt es irgendetwas, das dich von diesem Hobby abhalten könnte?«
»Ja, wenn es am Badeort keine Sauna gibt. Ich könnte mich wahrscheinlich nicht dazu überwinden, ins kalte Wasser zu springen, wenn ich mich danach abtrocknen und gleich nach Hause radeln müsste.«

Wir beenden das Interview. Christopher verschwindet in der Umkleide, um sich umzuziehen. Gleich geht's ins Wasser!

Auf dem Badesteg, 14.17 Uhr – Andrés Feuertaufe

Wir begeben uns auf den Badesteg. André wirkt recht gelassen. Er hängt sein Handtuch über das Geländer. Die Treppe ins Wasser ist steil. Nach nur sieben oder acht Stufen berührt er mit seinen Füßen das Wasser. Wir schauen nach unten. Das Wasser sieht sauber und sehr kalt aus.

»Also, André, bist du bereit? Bereit für das erste Winterbad?«
»Ja.«

Zielstrebig steigt er die Treppe hinunter und schwimmt wenige Züge im Wasser. »HU, HUUUHU«, keucht er. Nach drei weiteren Zügen kehrt er zur Treppe zurück und klettert rasch wieder hinauf. Auf dem windigen Steg sieht er etwas mitgenommen aus und zieht die Schultern bis zu den Ohren hoch. Er lächelt gequält, und ich höre, wie er nach Atem ringt.

»Wie fühlst du dich?«
»Ich … verdammt … nicht so toll«, stottert er, während er sich sein zu kleines Handtuch um die Schultern schlingt.

»Wie fühlt es sich an?«
»Wie Nadelstiche auf der Haut«, sagt er und tritt von einem Fuß auf den anderen.

»Und was ist mit deinem Kopf? Kannst du dich konzentrieren?«
»Ja, so einigermaßen.« Andrés Miene wirkt recht angestrengt, aber ich gestatte mir trotzdem die nächste Frage:

»Hast du Lust, es noch einmal zu versuchen?«
»Nein. Jedenfalls nicht sofort«, antwortet André, tritt noch immer von einem Bein auf das andere und sieht sich nach der Umkleide um.

»Willst du dich aufwärmen?«
»Ja! … Nein, ich gehe nicht wieder ins Wasser, jedenfalls nicht jetzt!«

»Gut gemacht«, lobe ich ihn.

André läuft mit bis zu den Ohren hochgezogenem Handtuch zum Klubgebäude.

Christophers Winterbad

Wir stehen auf dem Badesteg vor der Treppe. Christopher lächelt aufgeregt.

»Bist du bereit?«
»Ja«, entgegnet er und steigt genauso resolut wie André die Treppe hinunter.

Aus dem Wasser höre ich ein »Huuu huuuh!« Er entfernt sich ein paar Züge von der Treppe und kehrt dann zurück. »F***! Ich komm wieder raus!«, brüllt er.

»Super! Soll ich dir dein Handtuch geben?«
Jemand ruft vom Ufer: »Gut gemacht!«

»Danke, danke!«, ruft Christopher zurück. »Danke schön, das kann ich jetzt wirklich gebrauchen«, sagt er, als ich ihm sein

Handtuch reiche. Im Wind friert er ganz offensichtlich noch stärker. Er wickelt sich in sein Handtuch und sieht mich lächelnd an.

»Okay, jetzt bist du wieder draußen. Wie fühlt es sich an?«
»Tja, gar nicht mal so schlimm eigentlich … Aber meine Füße sind bald vollkommen taub.« Er lacht kurz.

»Willst du es noch mal probieren?«
»Äh – nein danke, im Augenblick nicht.«

»War es so, wie du es dir vorgestellt hattest?«
»Hm, ja, irgendwie schon, momentan spüre ich nicht gerade viel. In dieser Hinsicht also durchaus. In meinem Kopf herrscht ziemliches Chaos.«

»Das passiert, wenn man seinem Körper einen Kälteschock verpasst.«
»Ja, wirklich. Das war ein Schock, ja.«

»Gut gemacht, ich lasse dich jetzt lieber mal gehen«, sage ich.
»Danke«, erwidert er und eilt zur Umkleide.

Ganz offensichtlich hatte die Kälte André und Christopher ein wenig verwirrt. Kälte beeinträchtigt die Blutversorgung des Gehirns, die Gesichtsmuskeln und -nerven werden gefühllos, und das Sprechen fällt schwer. Mit zunehmender Kältehabituation wird es jedoch einfacher, die Gesichtsmuskeln unter Kontrolle zu halten und ruhig zu bleiben. Nach Verlassen des Wassers schreit der Körper naturgemäß nach Wärme. Dieser Instinkt beeinträchtigt die Konzentration auf jede Unterhaltung. Es gibt aber auch eine physiologische Erklärung. Den beiden jungen Männern fiel es nach ihrem

Winterbad schwer zu beschreiben, was sie gespürt und gedacht hatten. Das ist eine Reaktion auf den Kälteschock. Adrenalin und Noradrenalin lösen im sympathischen Nervensystem eine Kampf-oder-Flucht-Reaktion aus. Endorphin wird ausgeschüttet, die Gefäße verengen sich, und die Nerven sind weniger empfindlich. Die Haut fühlt sich taub an, gleichzeitig stellt sich ein leicht euphorisches Gefühl ein. Wie an den beiden Probanden zu erkennen war, führt der Kälteschock in vielen Fällen zu verwirrter, verlangsamter Sprechweise und einer beeinträchtigten Ausdrucksfähigkeit. Diese Wirkung könnte als ein kurzzeitiger Neustart der Gedanken- und Gefühlswelt oder eine Art Zeitlupen-Effekt beschrieben werden.

Die Reflexe des Körpers

Je nach mentaler Vorbereitung kann die allererste Begegnung mit dem eisigen Wasser sehr unterschiedlich erlebt werden. Ich erinnere mich sehr deutlich, wie ich, lange bevor ich selbst Winterschwimmerin war, zum ersten Mal einem Winterbader zusah. Es war im Frühling, und das Wasser war eisig kalt. Ich hatte noch keine Proband*innen für unsere Experimente angeworben. Um zu sehen, wie so eine Feuertaufe vor sich geht, traf ich mich mit einem erfahrenen Winterschwimmer und einem tapferen Neuling. Ich hatte gerade meine Recherche begonnen und dachte, dass mir etwas Feldforschung sicher weiterhelfen würde. Der Anfänger ging ins Wasser.

»AAH!« (Keuchen), »AAH!« (Keuchen), »AAAAH!« (Keuchen), »AAAARHHHH!« (Keuchen), …« schrie er und fuhr fort: »AAAAAAH! (Keuchen), AAAAAH!« (Keuchen), »AAAARHHH …« (Keuchen).

Ich stand mit meiner angenehm warmen Wolljacke, Mütze und

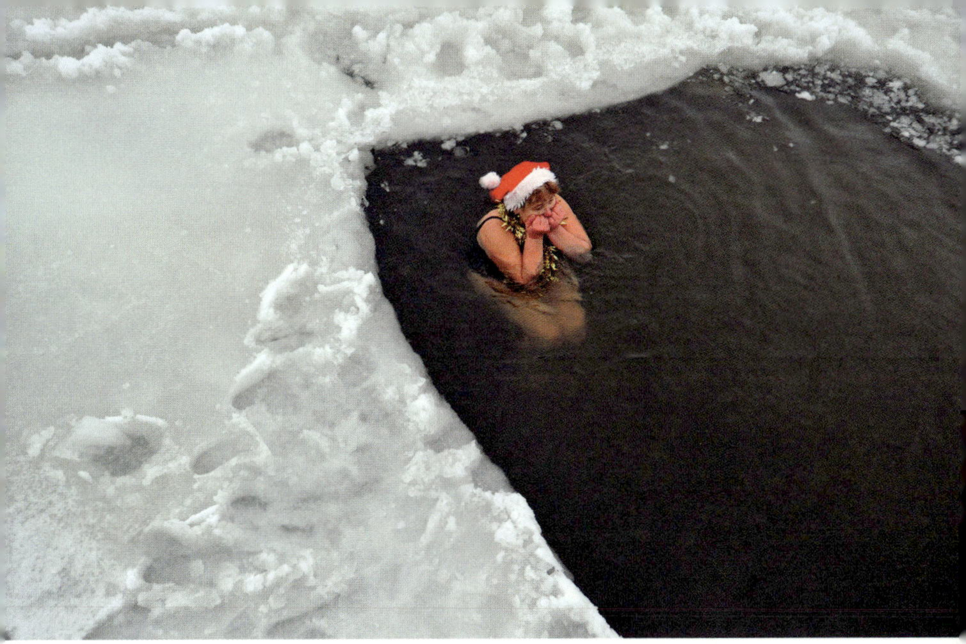

Ein Mitglied der »Berliner Seehunde« im Dezember im Orankesee.

Handschuhen auf dem Steg. Die beiden Schwimmer befanden sich in dem eisig kalten Wasser, und alle am Strand und auf dem Badesteg schauten ihnen zu. Die Kälteschockreaktion kann gefährlich sein, besonders zu Anfang, weil man beim Eintauchen instinktiv nach Luft schnappt und dann das Wasser möglicherweise in den falschen Hals bekommt. Der Neuling schrie und keuchte so laut, dass er vermutlich im ganzen Stadtviertel zu hören war. Sogleich hatte ich das Gefühl, ihn retten zu müssen. »KOMM RAUS!«, rief ich. Er hörte mich nicht, und ich musste lauter rufen. Wir müssen ein ziemlich komisches Bild abgegeben haben. Für ihn war die intensive Kälte eindeutig eine große mentale Herausforderung. Als ich mich umsah, waren die Spaziergänger*innen mit ihren Hunden am Ufer stehen geblieben, um zu sehen, was es mit unserem Folterexperiment auf sich hatte.

Mentale Strategien

Der Kälteschock kommt überraschend. Schreie und andere Laute sind die Reflexe, mit denen der Körper seinen Schock ausdrückt. Obwohl die ganze Aktion kaum länger als fünfzehn Sekunden dauerte, kam sie mir unerträglich lang vor. Als der Neuling das Wasser verließ, war er überglücklich und lief schnell in die Sauna. Ich dachte über seine Reaktion auf den Kälteschock nach und kam zu dem Schluss, dass ich seine Schreie vermutlich als Panik gedeutet hatte, obwohl es nur seine Art gewesen war, mit der Kälte umzugehen, um so länger im Wasser bleiben zu können. Schließlich hatte er es länger im Wasser ausgehalten als die meisten Anfänger*innen. Das beeindruckte mich. Er war augenscheinlich aufgeregt und danach einfach glücklich, es geschafft zu haben. Es war ein Erfolg gewesen! Ich hoffe jedoch, dass er inzwischen andere Strategien hat, um mit der Kälte umzugehen.

Die meisten Neulinge halten nicht durch, bis die erste Reaktion auf den Kältestress wieder abklingt. Und das ist auch nicht ratsam. Mit mentalen Strategien kann man eine Gewöhnung herbeiführen, sollte aber nicht das erste Winterbad in die Länge ziehen. Nach dem zweiten oder dritten Mal gewöhnt sich der Körper gefahrlos an das Wasser, und man kann die Verweildauer im Wasser ausdehnen. Nach etwa zwanzig Sekunden setzt die initiale ruhigere Phase ein. Die Temperatur der Haut gleicht sich der Wassertemperatur an, und die Nervenenden sind durch schmerzunterdrückendes Endorphin und Noradrenalin betäubt. Der Schmerz nimmt ab, und das Wasser wirkt weniger kalt. Der schlimmste Stress ist ausgestanden, der Atem geht ruhiger und kontrollierter. Wer diesen Punkt erreicht, ist in der Kältegewöhnung bereits weit fortgeschritten.

KALTE FAKTEN:

Das erste Winterbad

- Schwimme nie allein.
- Wärme deine Muskeln mittels einer schnellen Laufrunde oder einiger Hampelmannsprünge auf.
- Behalte deinen Bademantel auf dem Badesteg und bis zur Treppe/Leiter an. Bewege dich langsam, da es auf dem Steg und den Stufen glatt sein kann.
- Springe nie kopfüber in kaltes Wasser.
- Atme ruhig, wenn du im Wasser sitzt oder schwimmst – kaltes Wasser kann vorübergehend Atemnot herbeiführen. Atme einmal ganz aus, gehe dann ins Wasser und atme ruhig und ganz tief weiter.
- Bei Wellengang ist es wichtig, sich an der Leiter oder an einem Seil festzuhalten.
- Begib dich ohne Zögern ins Wasser, bis dieses deine Schultern bedeckt.
- Schwimme die ersten Male nur ganz kurz, etwa 5–10 Sekunden lang.
- Zähle laut, um deinen Kopf im Wasser zu beschäftigen. (Du kannst die Verweildauer erhöhen, wenn du dich an die Kälte gewöhnst. Die meisten Schwimmer*innen halten pro Winterbad 20–40 Sekunden länger durch.) Verlasse das Wasser. Ziehe deinen Bademantel wieder an. Schiebe die Hände in die Achselhöhlen, um sie zu wärmen und den schlimmsten Kälteschock zu überwinden.
- Ziehe dir warme Kleider an und trinke viel Tee oder andere warme Getränke.
- Falls du dich direkt aus der Sauna ins Wasser begibst, dann kühle erst ein wenig im Wind ab, bevor du ins Wasser steigst. Der Schock ist dann nicht so schlimm.
- Begib dich keinesfalls ins Wasser, wenn du Alkohol getrunken hast oder wenn du dich unwohl fühlst.

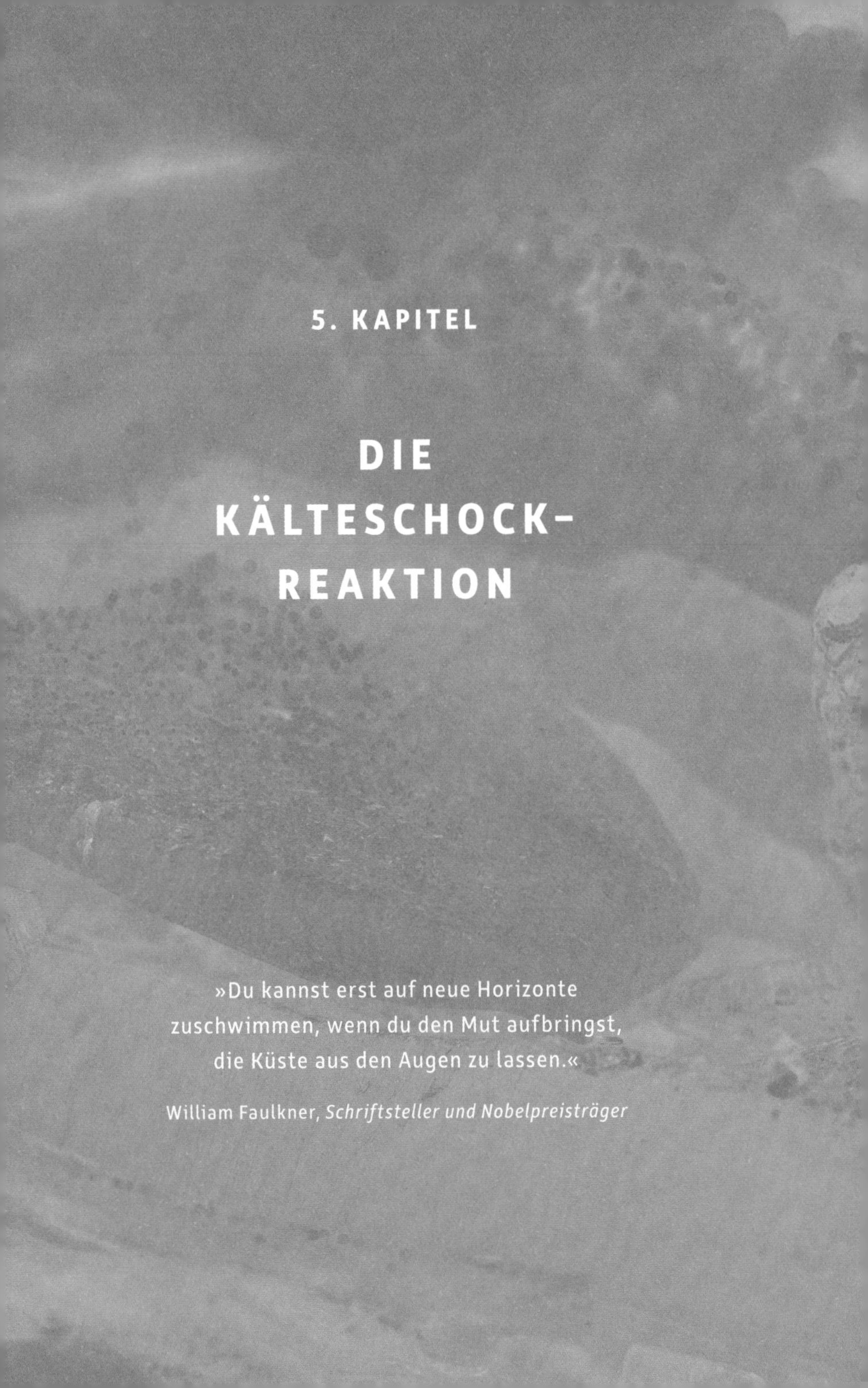

5. KAPITEL

DIE KÄLTESCHOCK-REAKTION

»Du kannst erst auf neue Horizonte
zuschwimmen, wenn du den Mut aufbringst,
die Küste aus den Augen zu lassen.«

William Faulkner, *Schriftsteller und Nobelpreisträger*

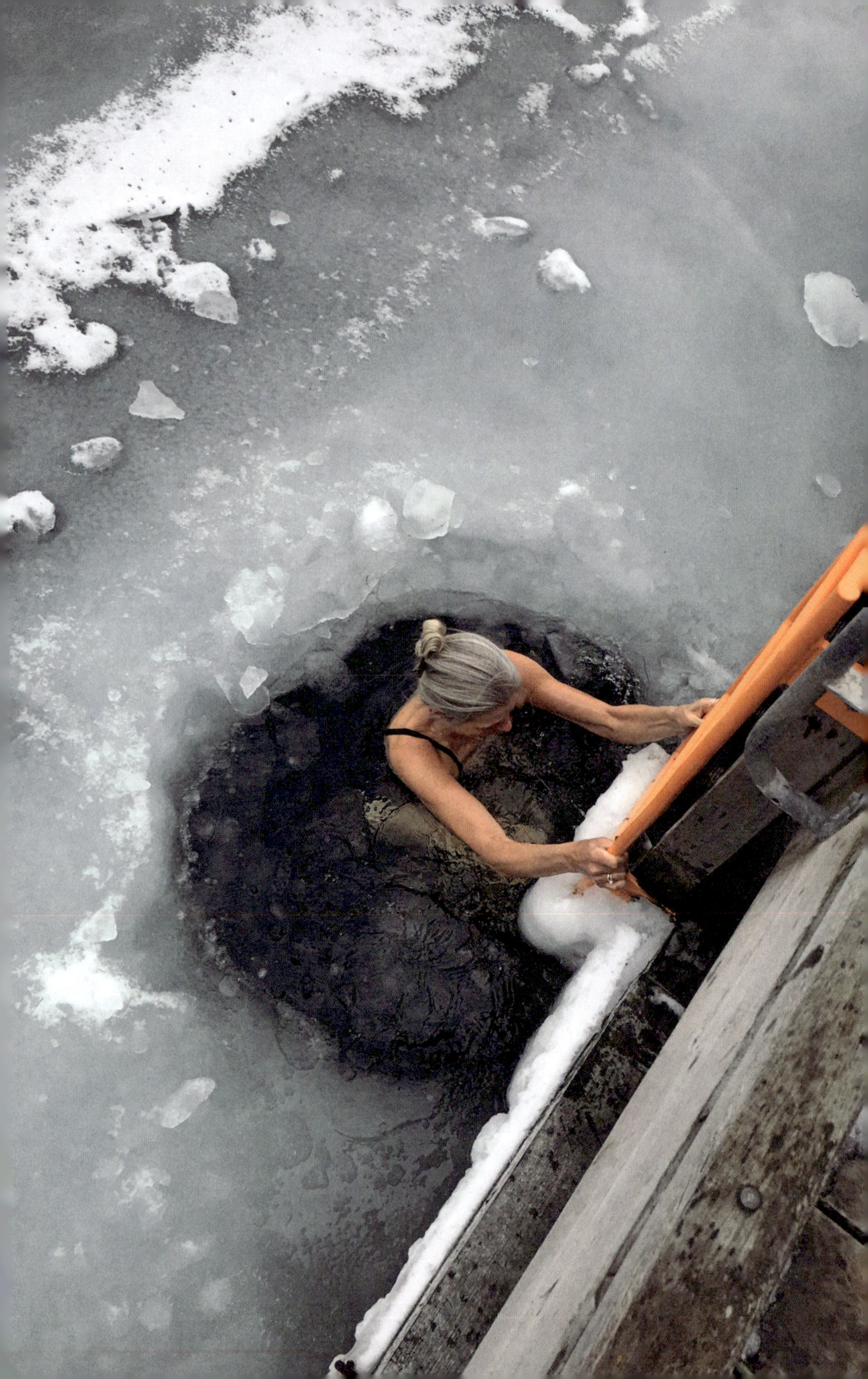

5

Das Blut strömt durch deine Adern, und du keuchst hörbar. Das kalte Wasser sticht wie Nadeln auf deiner Haut. Dieses Gefühl hält mindestens zwanzig Sekunden an, wenn du gewohnheitsmäßig winterschwimmst. Danach beruhigst du dich zusehends, und dein Atem geht wieder regelmäßiger. Die Kälteschockreaktion betäubt deine Haut. Beim Verlassen des Wassers erweitern sich deine peripheren Blutgefäße, und Wärme durchströmt deinen Körper. So in etwa lassen sich die physiologischen Aspekte des Winterbadens beschreiben.

Was geschieht in deinem Körper?

Beim Winterbaden wirken zwei Dinge auf den Körper ein: die Kälte und der hydrostatische Druck des Wassers. Nach dem Eintauchen ins kalte Wasser können ungeübte Winterschwimmer*innen eine kardiovaskuläre Reaktion erleben, die als »Kälteschockreaktion« bezeichnet wird. Es handelt sich um einen durch das sympathische Nervensystem ausgelösten Reflex. Die peripheren Kälterezeptoren werden aktiviert. Dieser Reflex manifestiert sich anfänglich durch inspiratorisches Keuchen, gefolgt von Hyperventilation, Herzrasen und Bluthochdruck. Die sinkende Hauttemperatur aktiviert die Kälterezeptoren, beispielsweise den Melastatin-Rezeptor TRPM8.

Die Signale der Kältesensoren in der Haut hemmen die Aktivierung wärmeempfindlicher Neuronen in der präoptischen Region des Hypothalamus, dem für die Temperatursteuerung zuständigen Bereich des Gehirns. Mit anderen Worten: Die Kältesensoren in der Haut senden eine Nachricht: »Das ist SUPERKALT!« Das Gehirn reagiert und aktiviert das sympathische Nervensystem. Diese Aktivierung des Sympathikus führt zu kutaner Vasokonstriktion, Tachykardie, Thermogenese braunen Fettgewebes und Skelettmuskeltremor zwecks Wärmeerzeugung, um so eine Hypothermie zu verhindern.

Die Kälteschockreaktion erfolgt, wenn das kalte Wasser entweder beim Untertauchen oder beim Kaltduschen die Haut berührt. In diesem Moment wird das sympathische Nervensystem aktiviert, das die Alarmbereitschaft des Körpers in Gang setzt. Die Pulsfrequenz erhöht sich, der Blutdruck steigt. Gleichzeitig wird das parasympathische System durch den »Tauchreflex« beim Untertauchen in kaltes Wasser aktiviert, der seinerseits hingegen den Puls verlangsamt und den Blutdruck senkt. Ruft womöglich die Kaltwasserimmersion einen Konflikt im System hervor? Ja, das ist durchaus vorstellbar und könnte erklären, was Winterschwimmer*innen vor und nach dem anfänglichen Schock erleben: Hyperventilation, sukzessive Normalatmung und dann ein Gefühl der Ruhe.

Dabei geht Folgendes vonstatten: Der hydrostatische Druck beim Eintauchen stimuliert die Barorezeptoren (sowohl die arteriellen als auch die im Herz-Lungen-System), was das sympathische Nervensystem hemmt und den Vagotonus erhöht. Als Vagotonus bezeichnet man die Aktivität des Nervus vagus, des zehnten Hirnnervs, des größten Nervs des Parasympathikus, der die Tätigkeit fast aller inneren Organe reguliert und den wir nicht beeinflussen können. Er verdankt seinen Namen (von lateinisch *vagari* – umherschweifen) dem Umstand, dass er bei fast allen inneren Organen anzutreffen ist. Das Ergebnis sind Bradykardie (niedriger Puls) und eine Abnahme des Gefäßwiderstands.

Zwei älteren physiologischen Studien aus den Jahren 1995 und 2000 zufolge können diese beiden gegensätzlichen Reaktionen bei Kaltwasserimmersion durchaus gleichzeitig auftreten. Bei ungewohnten Probanden führen die beiden widerstreitenden Systeme dazu, dass weder Blutdruck noch Pulsfrequenz beim Untertauchen ansteigen.

Wie erwähnt besteht die Reaktion auf den Kälteschock bei Anfängern aus inspiratorischem Keuchen, Hyperventilation und Tachykardie in den ersten zwei bis drei Minuten des Eintauchens. Nach der Habituation verkürzt sich die Kälteschockreaktionsphase. Wie verläuft dieser Kälteschock in der Praxis? Mit dem Eintauchen ins kalte Wasser wird die Reaktion ausgelöst. Du beginnst unfreiwillig zu keuchen und zu hyperventilieren, vor allem dann, wenn du kaltes Wasser nicht gewohnt bist. Das Gehirn nimmt das eisige Wasser sofort als eine Gefahr wahr. Der Schock löst eine Stressreaktion aus, dein Körper konzentriert sich aufs Überleben und auf den Schutz der lebenswichtigen Organe. Die Blutgefäße in den Fingern, Zehen, Armen und Beinen und Haut ziehen sich blitzschnell zusammen. Das Blut strömt Richtung Körpermitte, um die Wärme und Funktion der vitalen Organe zu gewährleisten. Die Herzfrequenz sinkt durch den Tauchreflex und weil das Blut nicht mehr in gleicher Menge in die Gefäße der Extremitäten gepumpt wird. Dadurch sinkt auch der Blutdruck. Studien der Akutreaktion im Herz-Kreislauf-System auf Kaltwasserimmersion zeigen, dass der Blutdruck geringfügig ansteigt, bevor Ungeübte ins kalte Wasser steigen, was vermutlich auf die Aufregung und die Nervosität bei dem Gedanken an den bevorstehenden Kälteschauer zurückzuführen ist.

Was geschieht in deinem Gehirn?

Der Kälteschock reduziert die Durchblutung des Gehirns um bis zu 30 %. Im Jahr 2007 nahmen 13 männliche Probanden ohne vorherige Winterbadeerfahrung an einer Studie teil. Sie tauchten 30 Sekunden in ein Wasserbecken mit einer Temperatur von 0 °C ein. Binnen weniger Sekunden nach Immersion in das eisige Wasser stieg der Puls von 74 auf 107, die Atemfrequenz von 16 auf 38. Zwei Probanden ließen sogar Anzeichen einer beginnenden Synkope erkennen (Benommenheit, Sehstörungen, Verlust des Reaktionsvermögens). Geringere Durchblutung und erhöhte Atemfrequenz können Schwindelgefühle und in der Verlängerung Bewusstlosigkeit mit der Gefahr eines Sturzes und einer Kopfverletzung herbeiführen. Für Neulinge ist also Vorsicht geboten! Es ist ratsam, den Kopf nicht unterzutauchen, da dies die Kälteschockreaktion verstärkt und das Risiko von Ohnmacht und Ertrinken erhöht. Wichtig ist auch, dass Winterschwimmer-Neulinge kaum wie im oben erwähnten Experiment 30 Sekunden im eiskalten Wasser verharren würden. Unerfahrene beginnen lieber mit einer wenige Sekunden währenden Immersion, um die Kältegewöhnung langsam aufzubauen. Bei Benommenheit und Augenkribbeln solltest du das Wasser verlassen und den Kopf auf Herzhöhe vorbeugen, bis du merkst, dass dein Gehirn wieder ausreichend durchblutet wird.

Seit Langem ist bekannt, dass Unterkühlung – wie bei einem Winterbad – die kognitiven Funktionen des Gehirns beeinträchtigt. Aber selbst wenn deine Sprechweise ein wenig undeutlicher wird, heißt das nicht, dass du nicht mehr logisch denken kannst, sondern einfach nur, dass du dich vollkommen auf die Kälte konzentrierst. Der Kälteschock ist so etwas wie ein Zeitlupe-Knopf für das Gehirn.

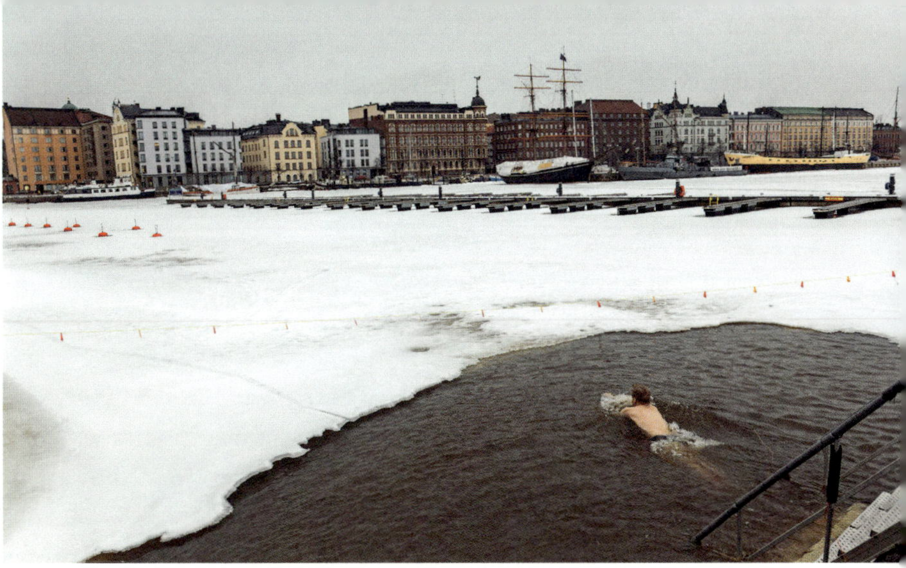

Ein Schwimmer im Hafen von Helsinki, Finnland.

Eine Flut von Hormonen und Aktivierung der Nerven

Während du im Wasser stehst, versucht dein Körper die extreme Bedrohung durch die Kälte zu überleben. Dein Körper erzeugt Wärme, indem er deinen Stoffwechsel beschleunigt, um dein Blut warm und dich so wach zu halten. Die Frage lautet, ob diese physiologischen Veränderungen nicht nur dem Körper helfen, sich an die Kälte zu gewöhnen, sondern auch noch gesundheitsfördernde Wirkungen entfalten? Tatsächlich lassen einige Hinweise genau darauf schließen. Die Stressreaktion besteht hauptsächlich aus drei Hormonen: Adrenalin, Noradrenalin und Cortisol. Auf diese Hormonflut folgen die Ausschüttung weiterer Botenstoffe sowie entsprechende Nervensignale im Gehirn, die dir Freude, Wohlbefinden und mentales Gleichgewicht vermitteln: Endorphine, Dopamin und Serotonin.

Kaltes Wasser aktiviert die Kälteschockreaktion sofort. Hormone werden im ganzen Körper ausgeschüttet und Neurotransmitter im Gehirn aktiviert, um dich vor der Kältegefahr zu schützen. Gleichzeitig steigt der Pegel von Hormonen und Neuronen im Zentralnervensystem und bringt verschiedene gesundheitsfördernde Effekte mit sich. Doch sind die Hormone oder die Signalübertragung die Hauptursache für die Wirkung des kalten Wassers? Eine Studie aus dem Jahr 2000 untersuchte die Ausschüttung von Hormonen in warmem (32 °C und 20 °C) und kaltem (14 °C) Wasser und kam zu dem Ergebnis, dass die physiologischen Veränderungen infolge der Immersion durch humorale Kontrollmechanismen vermittelt werden. Die durch Kälte ausgelösten Reaktionen sind jedoch vor allem auf die erhöhte Aktivität des sympathischen Nervensystems zurückzuführen. Während des Winterbades aktiviert die Kälte also primär die Nerven und ist vermutlich der Hauptantrieb der verschiedenen Wirkungen: gehobene Laune und mentales Gleichgewicht. Es ist nur logisch, dass der Körper Nachrichten an das Gehirn sendet und wieder retour, damit sich die Gefäße verengen, um uns zu beschützen und unser Überleben zu gewährleisten. Der Hormonpegel steigt ebenfalls an, aber wahrscheinlich zu langsam, um uns in diesen allerersten Sekunden zu retten. Ein Beispiel ist das Adrenalin, das bei Nervenaktivierung nach Immersion wahrscheinlich sehr schnell ausgeschüttet wird, obwohl es im Blut nicht nachweisbar ist. Neuronale Aktivierung bei Kälte erfolgt blitzschnell. Hormone wie Adrenalin und Noradrenalin werden hingegen von Drüsen produziert. Dieser Prozess ist langsamer. Was also das Überleben bei Kaltwasserimmersion betrifft, bewahrt uns die neurale Aktivierung vor der Hypothermie. Das Problem besteht darin, dass die Nervenaktivierung im Gehirn nur schwer messbar ist. Weitere Studien sind nötig, um Einsicht in die Nervenaktivierung bei Immersion zu gewinnen.

STEIGT INS KALTE WASSER

Parasympathisches Nervensystem
Wird aktiviert und stabilisiert den Serotoninpegel.

Lunge
Keuchreflex und Hyperventilation.

↓

Panik?
Nein. Der Kälteschock klingt ab. Endorphine betäuben die schmerzende Haut, sobald sich die Hauttemperatur der Wassertemperatur annähert. Atmung und Puls beruhigen sich.

Braunes Fettgewebe
Wird aktiviert und verbraucht Zucker sowie Fett aus dem Blut als Brennstoff zur Wärmeerzeugung.

↓

Muskeltremor?
Wenn das braune Fettgewebe die Körpertemperatur nicht länger aufrechterhalten kann, beginnen die Muskeln zu zittern.

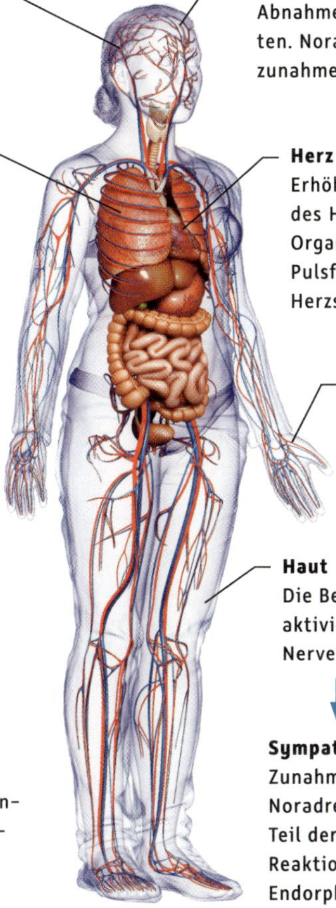

Gehirn
30 % weniger Blutfluss ins Gehirn. Abnahme der kognitiven Fähigkeiten. Noradrenalin- und Serotoninzunahme heben die Laune.

Herz
Erhöhte Durchblutung des Herzens und der inneren Organe, was zu niedrigerer Pulsfrequenz und geringerem Herzschlagvolumen führt.

Periphere Blutgefäße
Verengen sich in Haut, Fingern und Zehen.

Haut
Die Betarezeptoren der Haut aktivieren das sympathische Nervensystem.

↓

Sympathisches Nervensystem
Zunahme von Adrenalin, Noradrenalin und Cortisol als Teil der Kampf-oder-Flucht-Reaktion. Auch Dopamin, Endorphin und Serotonin werden ausgeschüttet.

Immunsystem
Wird gestärkt durch Zunahme der weißen Blutkörperchen, der Monozyten und ein größeres antioxidatives Schutzsystem.

Adrenalin

Der Körper reagiert auf äußerlichen Stress (das eiskalte Wasser) mittels neuronaler Aktivierung und Adrenalin-Ausschüttung. Adrenalin ist ein Stresshormon, das deine Wachsamkeit erhöht und deine Kampf-oder-Flucht-Reaktion in Gang setzt. Es fungiert als Neurotransmitter im zentralen Nervensystem und wird in der Nebenniere gebildet, einer Hormondrüse, lateinisch Glandula adrenalis. Das Adrenalin bindet an Zellen und aktiviert verschiedene physiologische Vorgänge. Wenn wir beispielsweise in eiskaltes Wasser springen und schwimmen, reagiert das Adrenalin an der Oberfläche der Leber- und Muskelzellen und signalisiert diesen, Zucker aus dem großen Glykogendepot in den Blutkreislauf auszuschütten. Auf diese Weise bekommen die Muskeln mehr Glukose, um mehr Energie für die Kampf-oder-Flucht-Reaktion in der potenziell lebensbedrohenden Situation, die durch das eisige Wasser herbeigeführt wurde, zu erzeugen. Die Blutgefäße der Muskeln und des Herzens erweitern sich, während jene der Haut sich verengen. Das erhöht den Blutfluss und die für die inneren Organe und die Muskeln verfügbare Glukosemenge. Gleichzeitig nimmt die Insulinproduktion ab, um das hohe Glukoseniveau im Blut weiterhin zu gewährleisten, damit die Energie für den Kampf oder die Flucht, die du zu meistern hast, vorhanden ist!

Endorphine

Wegen der Zunahme der Katecholamine (Noradrenalin, Adrenalin und Cortisol) könnte Schwimmen in kaltem Wasser eine Behandlungsmethode gegen Depressionen bieten, da das sympathische Nervensystem aktiviert wird und die Konzentration von Noradrenalin und Beta-Endorphin zunimmt. Falls du dich für kaltes Duschen und Winterschwimmen nicht erwärmen kannst, erzielt normale sportliche Aktivität wie Joggen vermutlich denselben Effekt. Endorphine werden als Neurotransmitter gleichzeitig mit dem Adrenalin im Gehirn freigesetzt. Es handelt sich um eine körpereigene Droge, die deine Laune hebt und dich glücklich macht. Endorphine wirken hauptsächlich schmerzdämpfend und werden benötigt, weil die Kälte deinem Körper intensive Schmerzen bereitet. Fitnesstraining, Erfolgserlebnisse, Verliebtsein, Sex oder Lachen erhöhen ebenfalls die Endorphinkonzentration. Es gibt auch synthetische Endorphine, wie zum Beispiel in Schokolade. Endorphine sind wirksamer als Morphium und machen süchtig. Winterbaden ist daher eine Aktivität, die glücklich und süchtig zugleich macht und folglich leicht beizubehalten ist.

Noradrenalin

Noradrenalin wird oft gleichzeitig mit Adrenalin ausgeschüttet – diese beiden Hormone entfalten im Körper fast dieselbe Wirkung – und ebenfalls in stressigen Situationen erzeugt. Es wirkt sowohl als Hormon als auch als Neurotransmitter im Gehirn. Hormonelles Noradrenalin wird wie Adrenalin von der Nebenniere erzeugt. Wie eine Art Kampfhormon beschleunigt es in Momenten der Gefahr normalerweise gemeinsam mit dem Adrenalin den Puls und erhöht den Blutdruck. Es trägt dazu bei, dass wir wach und aufmerksam bleiben. Noradrenalin ist das Hormon und die Signalsubstanz, die am effektivsten das braune Fettgewebe aktiviert, um in Kältesituationen Körperwärme und Stoffwechsel anzukurbeln (mehr darüber in Kapitel 7 über braunes Fettgewebe). Das Noradrenalin wird in zwei verschiedenen Bereichen des Körpers gebildet: der

Nebenniere (80 % Adrenalin, 20 % Noradrenalin) und an den Nervenenden des Sympathikus.

Unter normalen Umständen gelangen nur sehr geringe Mengen Noradrenalin von diesen Nervenenden in den Blutkreislauf, da der hauptsächliche Anteil entweder vor Ort wiedergewonnen wird (75 %) oder sich dort zersetzt (25 %). Während einer Aktivität wie dem Winterschwimmen, die den Sympathikus in allerhöchstem Grade stimuliert, wird jedoch so viel Noradrenalin von den Nervenenden freigesetzt, dass es in den Blutkreislauf gelangt. Das kann zu einem starken Anstieg von Noradrenalin im Blut führen.

Ich habe die Fachliteratur studiert, um herauszufinden, wie viel Adrenalin und Noradrenalin im Blut nach dem Untertauchen in kaltem Wasser messbar sind. Überraschenderweise stimmen alle Studien darin überein, dass sich die Adrenalinkonzentration beim Eintauchen in kaltes Wasser nicht verändert. Studien, bei denen das Noradrenalin innerhalb von drei Minuten nach dem Eintauchen gemessen wird, gelangen jedoch zu dem Schluss, dass es zu einem Anstieg kommt. Eine Studie berichtet von einem wiederholten Anstieg des Noradrenalins bei erfahrenen Winterschwimmer*innen, die Bäder von weniger als drei Minuten Länge während eines Zeitraums von drei Monaten absolvieren. Die Kälteschockreaktion des Körpers ist zum Teil eine Stressreaktion, die sich in einer Vervierfachung des Noradrenalin-Niveaus manifestiert. In einer anderen Studie wurde das Noradrenalin fortlaufend vor, während und nach der Kaltwasserimmersion gemessen. Innerhalb von zwei Minuten nach dem Eintauchen kam es zu einer Erhöhung, gefolgt von einer kontinuierlichen Zunahme der Konzentration bei andauernder Immersion. Dieser rasche Anstieg lässt darauf schließen, dass der Noradrenalinausstoß auf die Veränderung der Hauttemperatur und nicht die der allgemeinen Körperkerntemperatur zurückzuführen ist. Das bestätigt meine Auffassung, dass der gesundheitliche Nutzen durch die Kaltwasserimmersion nicht von einer niedrigeren Körperkerntemperatur abhängt. Daher sind lange Winterbäder, die bis zu 15 Minuten andauern, nicht nötig. Diese würden nur das Risiko von Unterkühlung und Erfrierungen erhöhen. Mehr dazu später.

Cortisol

Cortisol ist das dritte Stress- oder Kampfhormon. Es wird ebenfalls bei Stress oder Fasten, wenn unser Körper Energie benötigt, von der Nebenniere ausgeschüttet. Cortisol trägt zu einem Anstieg des Blutzuckerspiegels und zum Abbau der Energiereserven bei. Auf diese Art wird Energie für anstrengende Situationen gewonnen. Studien haben gezeigt, dass der Cortisolspiegel beim Winterschwimmen während des Eintauchens und auch nach der Winterschwimmsaison erhöht ist. Bei zunehmender Gewöhnung sinkt er jedoch wieder. Das ist ein Glück, weil das Cortisol erwiesenermaßen entzündungshemmend wirkt, zum Beispiel bei Arthritis oder Arteriosklerose. Das Cortisol hemmt das Immunsystem, das für die Entzündung verantwortlich ist. Cortisol spielt daher eine große Rolle für die Gesundheit von Winterbader*innen, da es mit der entzündungshemmenden Wirkung auf die Blutgefäße in Verbindung gebracht wird. Die Stressreaktion scheint also den Stoffwechsel in Gang zu setzen, Zucker und Fett werden verbrannt, um den Körper warm und wach zu halten! Der Hormonanstieg von Dopamin und Serotonin gehört vermutlich ebenfalls zur Kälteschockreaktion.

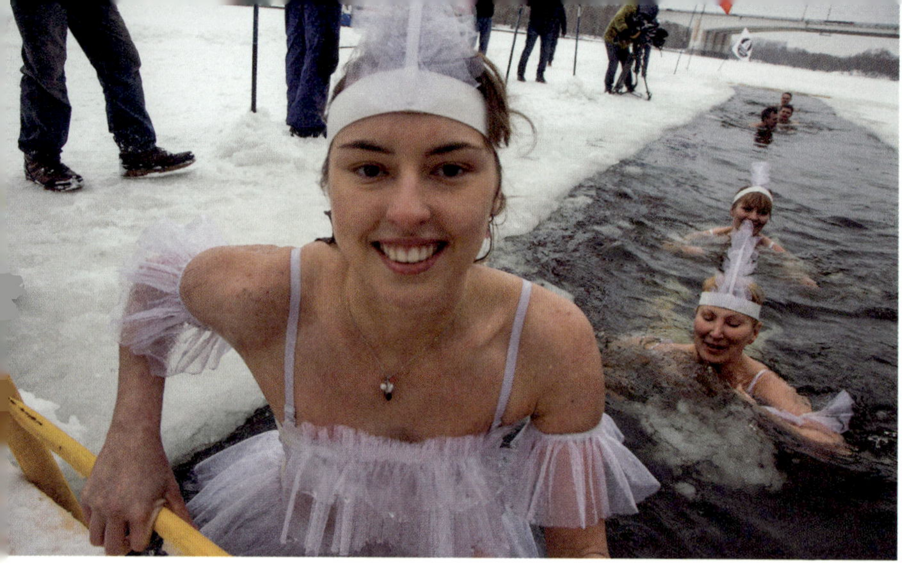

Mitglieder des russischen Schwimmklubs »Die Hauptstadt-Walrosse« in Moskau.

Dopamin

Dopamin, ein Hormon und Neurotransmitter, ist Teil des Belohnungssystems des Gehirns. Es kann nicht direkt im menschlichen Gehirn gemessen werden, aber Untersuchungen an Nagetieren legen den Ausstoß von Dopamin bei Kälteschock nahe. Die Zunahme von Dopamin löst ein Gefühl von Glück und Zufriedenheit aus. Daher ist es extrem suchtbildend und hilft dir dabei, die gute Gewohnheit, immer wieder ins kalte Wasser zu springen, beizubehalten! Studien über die Langzeitwirkung von Kältestress würden sicherlich weitere Einsichten zum Effekt der Gewöhnung an wiederholte Kälte beitragen.

Dopamin trägt als Signalsubstanz wesentlich zu unseren positiv motivierten Handlungen, die wir mit Freude und Wohlbefinden assoziieren, bei. In der Tat können eine Vielzahl von Situationen einen Dopamin-Kick herbeiführen: Erfolgserlebnisse, Spiele, Essen, Liebe, Sex, Drogen. Wiederholt sich eine angenehme Situation, verstärkt sich die Signalsubstanz. Mit großer Wahrscheinlichkeit ist das Dopamin für deine zunehmende Begeisterung für das Winterschwimmen verantwortlich. Wenn dir allein schon der Gedanke an ein kaltes Bad Freude bereitet, dann bist du ein*e super Winterbader*in!

Leider entsteht bei manchen Menschen ein Ungleichgewicht in den Dopaminleveln des Gehirns, das heißt, es produziert nicht genug Dopamin. Depressionen, Suchtverhalten, Schizophrenie und andere mentale Störungen können die Folge sein. Unter normalen Umständen aktiviert das Gehirn seine eigenen Neurotransmitter, wenn wir glücklich und dankbar sind. Wenn ein wenig Dopamin im Gehirn freigesetzt wird, erfüllt uns ein diffuses Wohlbehagen. Bei größeren Mengen Dopamin empfinden wir Freude, und bei extremen Mengen eine große Euphorie. Das ist die plausibelste Erklärung für das Glücksgefühl, von dem Winterschwimmer*innen nach dem Bad sprechen. Die Kälteschockreaktion kann einen Dopaminschub hervorrufen und so auf ganz natürliche Art und Weise Depressionen vorbeugen.

Wie bereits erwähnt, erhöht die Immersion bei einer Wassertemperatur von 14 °C das Dopaminlevel im Plasma um 250 %. Außerdem ist erwiesen, dass auch der anschließende Aufwärmprozess (zum Beispiel in der Sauna) das Dopaminlevel ebenfalls anhebt und ein Gefühl des Wohlbefindens herbeiführt.

Serotonin

Wie Dopamin ist auch Serotonin Bestandteil des Belohnungssystems des Gehirns und wird während der Kälteschockreaktion ausgeschüttet. Serotonin steht hauptsächlich mit Ausgeglichenheit, Glücksgefühlen, Entspannung und gutem Schlaf in Verbindung.

Studien haben ergeben, dass ein niedriges Serotoninlevel mit Depressionen einhergeht. Serotonin spielt jedoch auch eine wichtige Rolle bei der Regulierung von Hungergefühlen, des Erinnerungsvermögens und vielem mehr. Wie bereits in Kapitel 2 erläutert, aktiviert die Kälte das parasympathische Nervensystem, das für die Erholung und Reparation der Körperzellen zuständig ist, während das sympathische Nervensystem die Flucht-oder-Kampf-Reaktion auslöst. Das Zusammenspiel dieser beiden Systeme – wie Yin und Yang – ist notwendig, um das Gleichgewicht von Körper und Verstand aufrechtzuerhalten. Gemeinsam mit den Effekten von Hormonen und Katecholaminen durch den eigentlichen Kälteschock sorgt das Serotonin dafür, dass wir glücklich, gelassen und ausgeglichen bleiben.

Es ist durchaus möglich, dass das kalte Wasser **keinen** direkten Einfluss auf das Serotoninlevel hat. Der Teil des Gehirns, in dem das Serotonin arbeitet, ist wahrscheinlich mit dem Aufwärmprozess verbunden. Deswegen ist es von Vorteil, das Serotoninlevel vor und nach dem Winterbad zu erhöhen. Wie geht das? Eine natürliche Methode ist beispielsweise, sich dem Sonnenlicht auszusetzen, was ja ohnehin geschieht, wenn man ein Winterbad nimmt. Gewisse Studien legen nahe, dass zu wenig Sonnenlicht zur Winterdepression beiträgt und dass bereits deprimierte Leute noch deprimierter werden, wenn sie zu wenig Licht ausgesetzt sind. Andere Methoden, das natürliche Serotoninlevel anzuheben, sind Sport, Atemübungen, Massage und tatsächlich auch, sich bewusst glücklichen Gedanken hinzugeben. Positives Denken aktiviert das parasympathische Nervensystem, senkt den Stress und verlangsamt die Atmung.

Der Zusammenhang von Gefühlen und Körpertemperatur ist seit Langem bekannt. Es gibt also gute Gründe, dieses »erzwungene« Glück ernst zu nehmen, wenn du ins kalte Wasser eintauchst. Eine positive Einstellung und positive Erinnerungen können dich ganz praktisch physisch wärmer und ausgeglichener machen.

Winterschwimmen versetzt den Körper in einen euphorischen Zustand, der auch nach dem Verlassen des Wassers andauert. Könnte dich diese Tatsache dazu veranlassen, es einmal auszuprobieren?

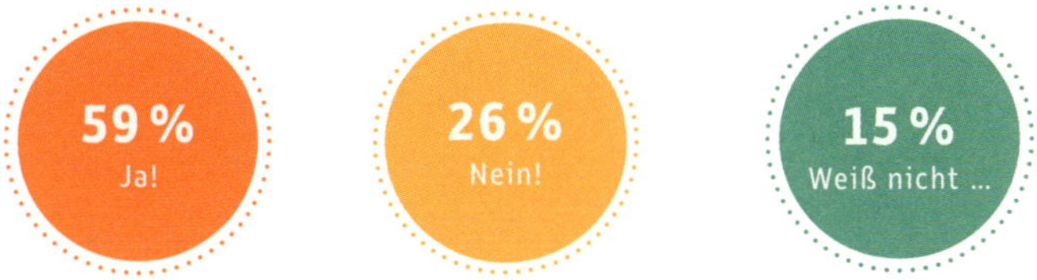

Susanna Søbergs Befragung von Personen, die selbst nicht winterschwimmen

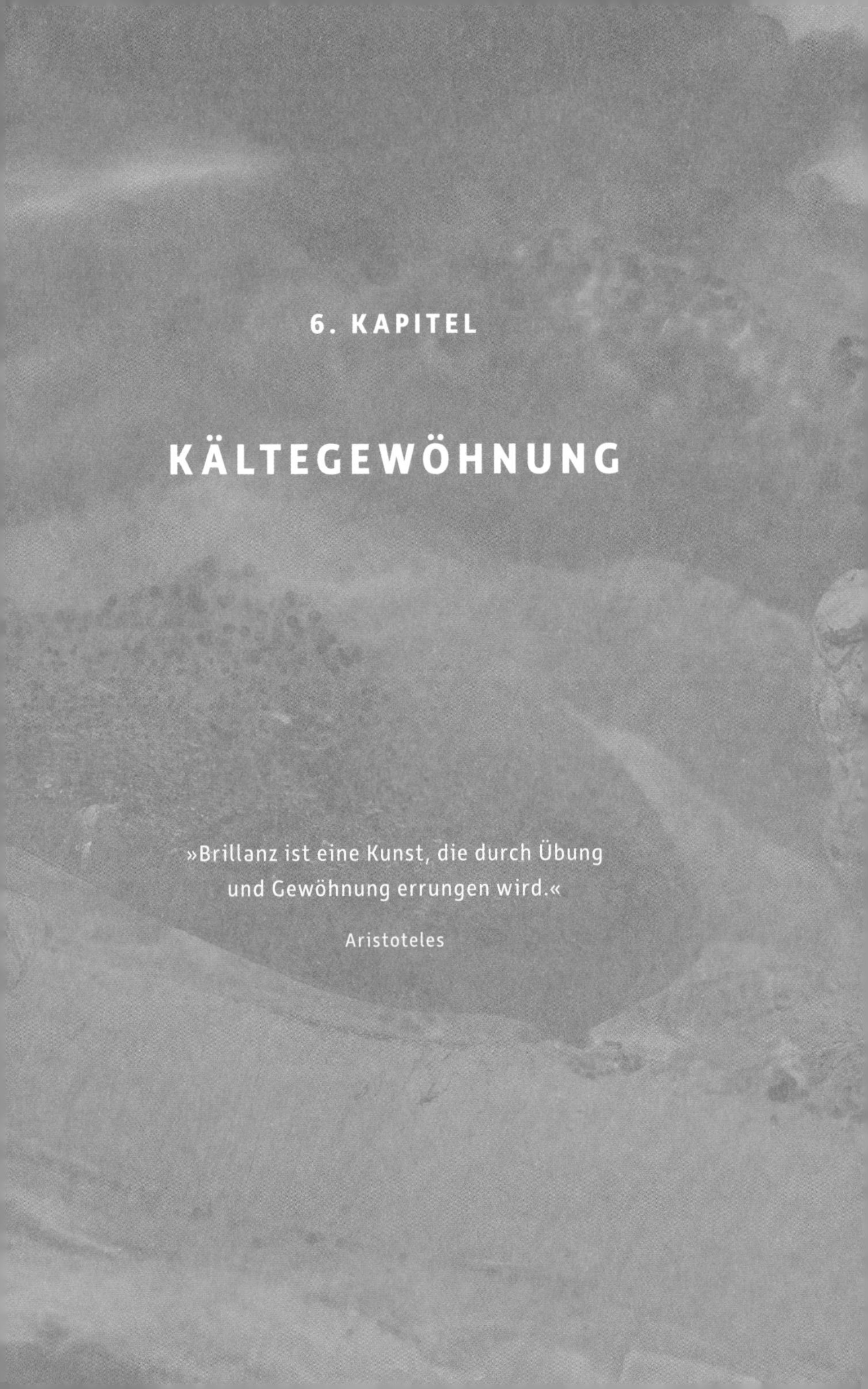

6. KAPITEL

KÄLTEGEWÖHNUNG

»Brillanz ist eine Kunst, die durch Übung
und Gewöhnung errungen wird.«

Aristoteles

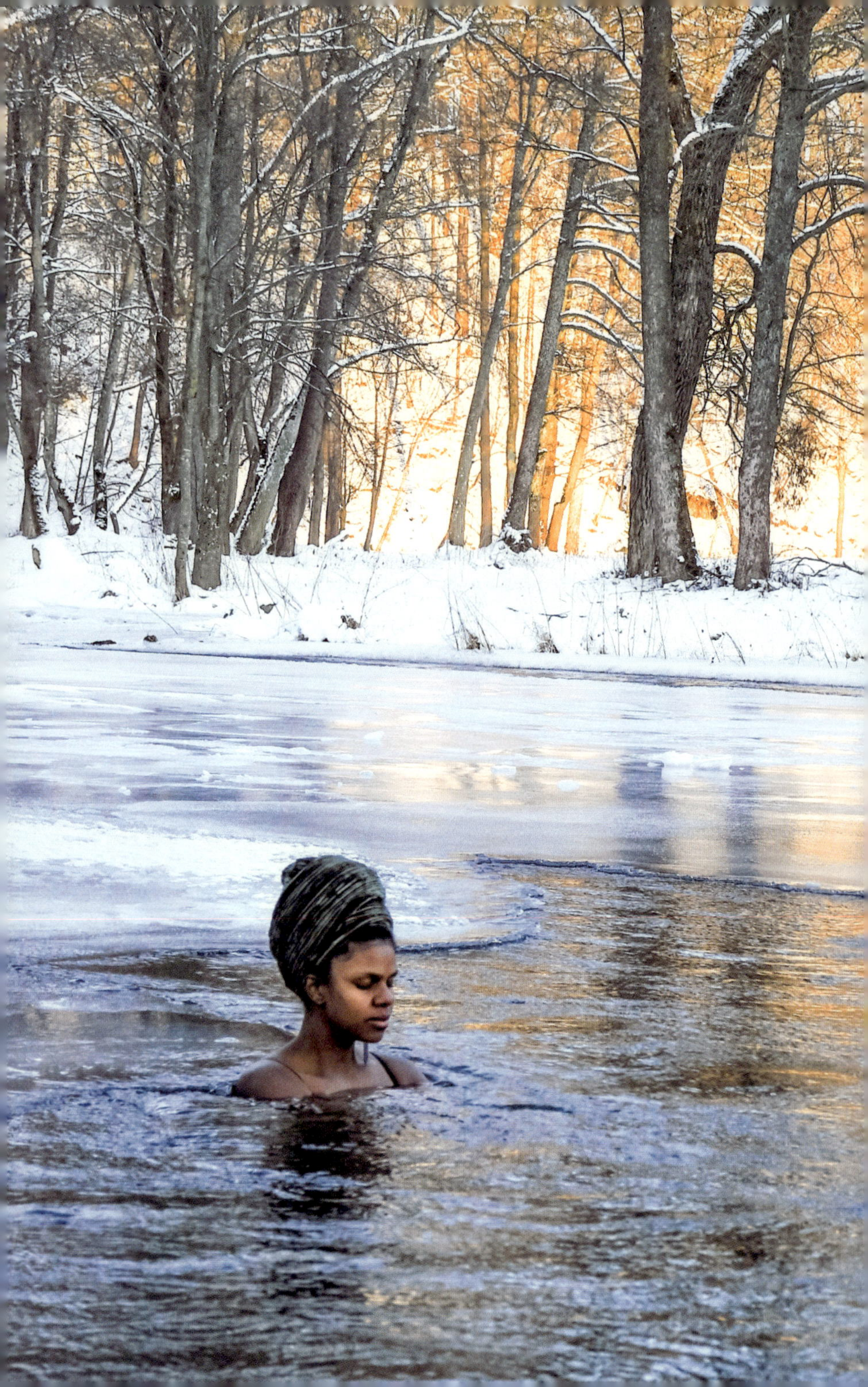

6

Der Kälteschock ist überwältigend, aber mittels Übung kann eine physiologische Anpassung aufgebaut werden, um länger im Wasser verweilen zu können. Zu Beginn braucht es hauptsächlich Disziplin und Training. Bade regelmäßig und bleibe nur so lange im Wasser, wie es dir richtig erscheint, und achte vor allem auf Anzeichen der Unterkühlung. Dein Körper kümmert sich um den Rest!

Dein Körper versucht, das Gleichgewicht zwischen Wärmeerzeugung durch den Stoffwechsel und den Wärmeverlust zu optimieren, um sich auf deine zukünftigen kalten Bäder vorzubereiten. Im Folgenden erkläre ich kurz die drei Hauptmechanismen: Gewöhnung bzw. Habituation, metabolische Akklimatisation und Isolierung.

Habituation

Habituation oder auch Gewöhnung stellt sich ein, wenn die physiologischen Reaktionen auf die Kälte weniger ausgeprägt ausfallen: schwächeres Zittern, reduzierte kutane Vasokonstriktion oder beides, verglichen mit Reaktionen ohne Habituation. Die stoffwechselbedingte Wärmeproduktion nimmt mittels Tremor zu, die Hauttemperatur und der Wärmeverlust in den Gliedmaßen nehmen mittels Vasokonstriktion peripherer Blutgefäße ab. Gewöhnung kann auch eintreten, wenn lediglich Teile des Körpers wie beispielsweise Hände der Kälte ausgesetzt sind. Fischer, die arbeitsbedingt stundenlang eine Hand in kaltes Wasser hielten, wiesen in Studien höhere Hand- und Fingertemperaturen sowie niedrigeren Blutdruck als Teilnehmer einer Kontrollgruppe auf. Aber was geschieht, wenn wir mehr als nur eine Hand in kaltes Wasser tauchen, und zwar immer wieder aufs Neue?

Metabolische Akklimatisation

Beim Winterschwimmen taucht viel mehr als bloß eine Hand in kaltes Wasser – der ganze Körper wird kaltem Wasser ausgesetzt. Studien legen nahe, dass kontinuierliche Kälteexposition die Wärmeerzeugung (die »Thermogenese«) steigert. Zwei Mechanismen steuern dies. Gemeinsam verbessern sie die Fähigkeit deines Körpers, Wärme zu bewahren und zu produzieren, unabdingbare Voraussetzungen für deinen Aufenthalt im Wasser und das Aufwärmen danach. Diese Mechanismen sind verantwortlich für:

1. Verbesserte Wärmeregulierung des Körpers, die wahrscheinlich auf die Aktivierung des braunen Fettgewebes und auf die im Körper zirkulierenden Hormone zurückzuführen ist
2. Wärmeerzeugung durch Muskeltremor

Auf diese beiden Mechanismen möchte ich näher eingehen. Stell dir einen kalten Wintermorgen vor. Du stehst vor der Leiter eines Badestegs, ziehst den Bademantel aus und hängst ihn über das Geländer. Jetzt kletterst du die Leiter hinunter, aber du bist nicht nervös, denn du machst das nicht zum ersten Mal. Du weißt, dass du länger im Wasser bleiben kannst als vor drei Monaten, als du mit dem Winterbaden angefangen hast. Warum?

Du tauchst ins Wasser ein und schwimmst ein paar Züge. Sofort kommt dein Stoffwechsel in Gang, und die Wärmeerzeugung beginnt. Tatsächlich hat sie bereits begonnen, als du dich im kalten Wind ausgezogen hast! Das kalte Wasser stimuliert eine ganze Reihe von Kompensationsmechanismen, die versuchen, deine Körpertemperatur aufrechtzuerhalten. Adrenalin ist nicht das einzige für dieses schnelle Hochfahren der Kampf-oder-Flucht-Reaktion verantwortliche Katecholamin, sondern auch das Noradrenalin, dessen Niveau auf das bis zu Vierfache ansteigen kann, wie in Kapitel 5 erläutert wurde. Hormone wie Cortisol, das die Bauchspeicheldrüse stimuliert und den Stoffwechsel kontrolliert, und Vasopressin, dessen Niveau rapide ansteigt und das den Blutdruck reguliert, erwärmen deinen Körper. Der erhöhte Stoffwechsel führt zu erhöhter Wärmeproduktion. Die Hitzeproduktion steigert den Energiestoffwechsel, was wohl hauptsächlich auf ein unbekanntes, aber äußerst wichtiges Organ, das »braune Fettgewebe«, zurückzuführen ist.

Sobald du ins Wasser steigst und die Kälte spürst, produziert es Wärme. Eigentlich wird es sogar schon aktiviert, sobald die Haut deiner Hände, Füße und deines Gesichts abkühlt. Das Noradrenalin aktiviert das braune Fettgewebe, es ist der wichtigste Aktivator des Körpers – darum wird es auch sofort von deinem Zentralnervensystem ausgeschüttet, sobald du dich im kalten Wasser befindest.

Zitterfreie Thermogenese

Mithilfe der Wirkung von Noradrenalin versucht der Körper die gefährliche Kälte in Schach zu halten. Das ist jedenfalls ein Teil des Vorgangs – ein Mechanismus, der in der Fachsprache als zitterfreie Thermogenese bezeichnet wird. Damit ist ganz einfach jene Wärmeproduktion des Körpers bei extremer Kälte gemeint, die stattfindet, bevor deine Muskeln zu zittern beginnen. Du hast also deinen gesamten Stoffwechsel angekurbelt, und diese Energieverbrennung hält auch noch an, wenn du dein Bad beendet hast, und das ist die gesundheitsfördernde Wirkung dieses verrückten Zeitvertreibs.

Muskelzittern

Inzwischen sind fast zwei Minuten vergangen, und du schwimmst noch immer im Wasser. Du hast deine Atmung im Griff und konzentrierst dich darauf, noch etwas länger im Wasser zu bleiben. Bislang läuft es richtig gut. Doch angenommen, du schwimmst weiter. Jetzt wird es langsam schwieriger, da die zitterfreie Thermogenese allein deinen Körper nicht mehr warm zu halten vermag. Deine Körpertemperatur sinkt so sehr, dass der zweite wärmeerzeugende Mechanismus den ersten ergänzt – nämlich Wärmeerzeugung mittels Muskelzittern.

Sobald die Muskeln zu zittern beginnen, erzeugen sie Wärme. Laut Fachliteratur lässt sich nur schwer festlegen, wann genau diese beiden Systeme ineinandergreifen. Das Muskelzittern nimmt sukzessive in der Kälte zu und beginnt vermutlich, sowie du ins Wasser eintauchst, da deine Muskeln den Großteil deiner Körperwärme erzeugen. Wenn du kein braunes Fettgewebe für die zitterfreie Thermogenese besitzt, werden deine Muskeln wahrscheinlich noch früher zu zittern beginnen. Sind beide Mechanismen aktiviert, kannst du etwas länger im Wasser bleiben, ohne zu unterkühlen. Die harte Arbeit ermüdet jedoch deine Muskeln, deine Schwimm- und Leistungsfähigkeit wird beeinträchtigt, deine Muskelkoordination ist reduziert. Uns allen war vermutlich schon einmal so kalt, dass wir zittern mussten, Hand- und Fußbewegungen nicht mehr vollständig unter Kontrolle hatten und das Sprechvermögen beeinträchtigt war. Wenn du zu zittern beginnst, wirst du instinktiv das Wasser verlassen wollen. Zittern ist das erste Anzeichen von Unterkühlung und deutet darauf hin, dass dein Körper Mühe hat, die Wärmeerzeugung in Gang zu halten. Jetzt ist der Zeitpunkt gekommen, die Leiter hochzuklettern, schlotternd in den Bademantel zu schlüpfen und in die Wärme zurückzukehren.

Kopf und Rumpf

Die allmähliche Kältegewöhnung passiert im thermoregulatorischen Zentrum des Gehirns, das mit der Zeit weniger empfindlich wird und somit langsamer auf Veränderungen der Hauttemperatur reagiert. Deine Körpermitte hingegen reagiert stärker und anhaltender, wenn sich ihre sogenannte Kerntemperatur verändert. Diese sollte nicht allzu großen Schwankungen unterworfen sein, denn hier befinden sich deine lebenswichtigen Organe. Der erste wärmeerzeugende Mechanismus, die zitterfreie Thermogenese, ist folglich wichtig für erfahrene Winterschwimmer. Einige von ihnen können minutenlang in dieser ersten Phase der Thermogenese verbleiben, ehe ihre Muskeln sichtbar zu zittern beginnen.

Einen Großteil der Wärme erzeugt das braune Fettgewebe. Eine vielversprechende Hypothese besagt, je öfter man im Winter schwimmt, desto mehr braunes Fettgewebe wird aktiviert und desto

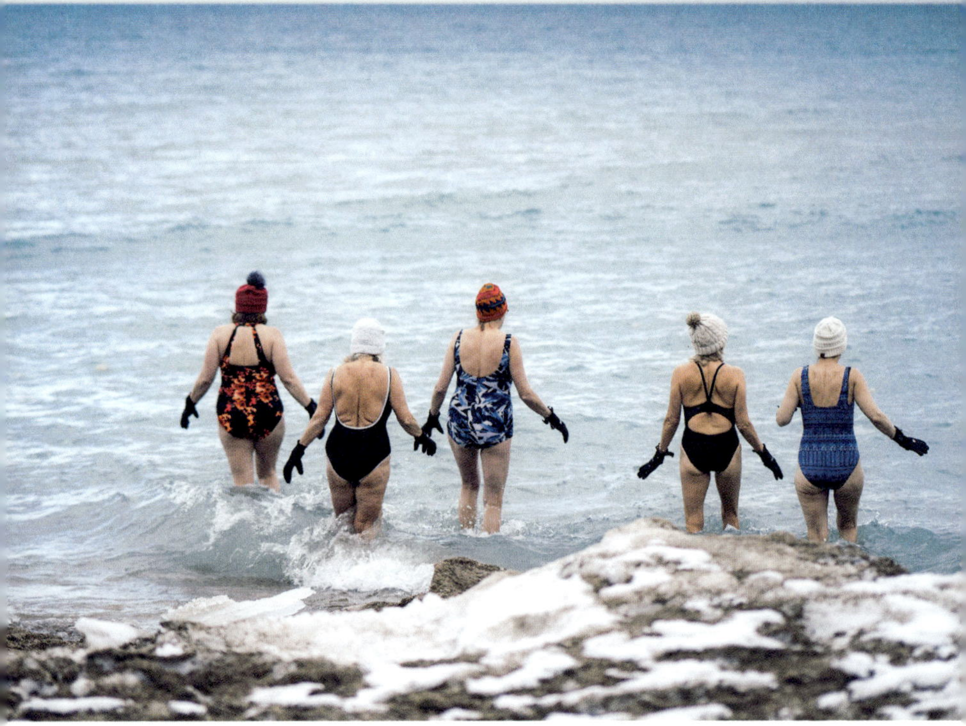

Winterschwimmerinnen am Michigansee bei Chicago.

länger hält man im kalten Wasser aus. Bei ungeübten Winterschwimmer*innen währt die erste zitterfreie Phase nur sehr kurz. Einige beginnen sofort zu zittern, andere halten wenige Minuten aus, bevor das sichtbare Zittern einsetzt.

Um weitere Einsichten in die dauerhafte Auswirkung des Winterschwimmens auf das Herz-Kreislauf-System zu gewinnen, habe ich mir Studien angesehen, in deren Rahmen der Blutdruck vor und nach der Winterschwimmsaison gemessen wurde. Bei geübten Winterschwimmer*innen sinkt der Blutdruck oder bleibt so gut wie unverändert.

Die Blutversorgung der Haut und Isolierung

Ein dritter, selten beobachteter, aber sehr wichtiger Mechanismus, der sich durch Kaltwasserexposition verbessern lässt, ist die verminderte Blutzufuhr durch zunehmende Vasokonstriktion bzw. Gefäßverengung. Durch verbesserte Wärmebewahrung stellt sie eine Art thermale Isolierung dar. Nach der Akklimatisation wird die Kälte so ausgesperrt. Es handelt sich um einen Schutzschild, eine Form der Isolierung. Wenn du dich je gefragt hast, wie Kaltwasserschwimmer*innen so lange entspannt im Wasser bleiben können, dann ist das der Grund: Sie haben einen Schutzschild aus Venen, die sich zusammengezogen haben und so die Durchblutung der Haut verhindern. Bei dieser wärmedämmenden Anpassung ist das Wärmeleitungsvermögen der Haut im Vergleich zum nicht akklimatisierten Zustand verringert. Der Kältereiz ruft eine raschere und ausgeprägtere kutane Vasokonstriktion hervor. Der Rückgang der Hauttemperatur ist also größer in akklimatisiertem als in nicht akklimatisiertem Zustand. Während sich die kleinen Blutgefäße der Haut zusammenziehen, fließt mehr Blut zu den inneren Organen, die Pulsfrequenz sinkt, und die Leistung des Herzens nimmt ab. Es wird allgemein angenommen, dass kaltes Wasser die Durchblutung der Haut fördert und den Puls beschleunigt. In der Tat verlangsamt sich jedoch, wie bereits erwähnt, die Herzfrequenz, wenn man in kaltes Wasser eintaucht.

Wissenschaftlichen Studien nach muss man sich extremer Kälte aussetzen, um einen isolierenden Mechanismus zu erzielen. Als Beispiel werden die japanischen Perlentaucherinnen genannt, die Ama, die sich ständig kaltem Wasser aussetzen. Für eine Studie verglich man sie mit Menschen aus denselben Dörfern, die allerdings nicht tauchten, und stellte fest, dass die Hauttemperatur der Ama bei Kaltwasserimmersion dramatisch abfiel. Sie besaßen also eine bessere Hautisolation. Da die Ama aber seit den 1970er-Jahren mit Neoprenanzügen tauchen, ist diese Form der isolierenden Anpassung bei den Taucherinnen nicht mehr zu beobachten. Die physiologische Adaption der drei genannten Mechanismen führt dazu, dass Winterbader*innen das kalte Wasser besser verkraften.

Die Akklimatisierung an kaltes Wasser wird begünstigt durch:

- eine Schicht Unterhautfett an Rumpf und Gliedmaßen, jedoch kein Übergewicht
- die Fähigkeit, in kaltem Wasser die Ruhe zu bewahren
- die Fähigkeit, das Muskelzittern zu unterdrücken
- die Fähigkeit des Körpers, den Stoffwechsel zu beschleunigen – und die Menge des braunen Fettgewebes zu erhöhen

Die Kälte akzeptieren

Es ist ein kalter Wintertag. Der Körper ist angespannt, und du zitterst, während du an der Bushaltestelle wartest. Du hast die Schultern bis zu den Ohren hochgezogen. Das ermüdet. Vielleicht hast du schon einmal versucht, dich in einer derartigen Situation zu entspannen. Zack – du lässt die Schultern sinken und zitterst nicht mehr. War es etwa nur der Gedanke an die Kälte, der dich hat zittern lassen? Teilweise. Winterschwimmer sagen oft, dass man lernen muss, die Kälte zu akzeptieren, um ruhig zu bleiben und Panik zu vermeiden. Wenn du im Winter ins Wasser steigst, rechnest du damit, dass das Wasser kalt ist. Aber trotzdem bekommst du einen

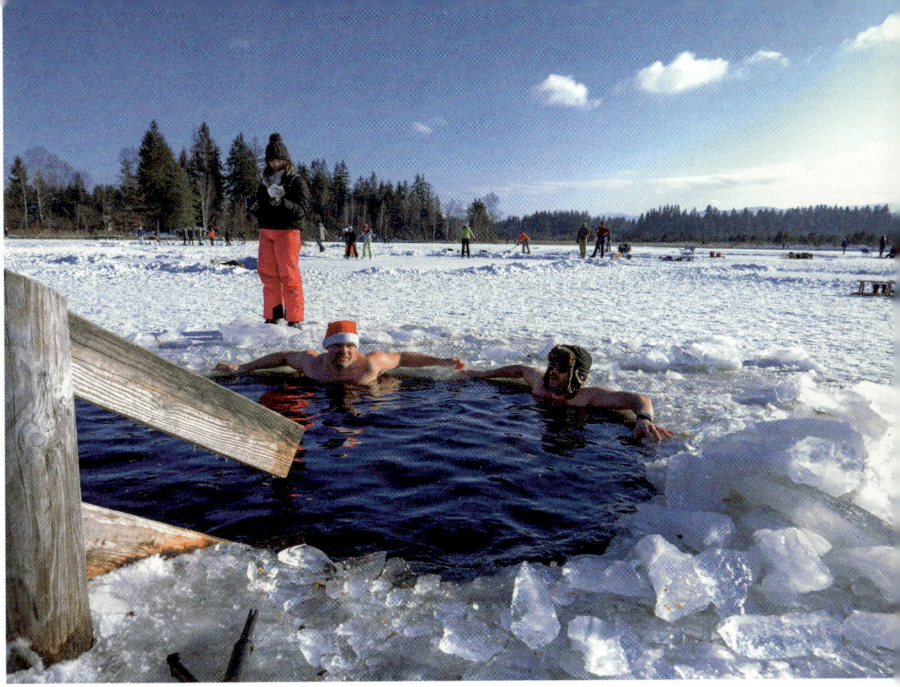

Im oberbayerischen Kirchsee.

Schock, sobald deine Zehen das Wasser berühren. Kann es wirklich SO kalt sein? Selbst geübte Winterschwimmer*innen werden von der Kälte überrascht! Das Kälteerlebnis ist nie dasselbe, und das macht das Winterbaden so aufregend.

Wie bereits am Anfang dieses Kapitels erklärt, hängt die Kältehabituation mit speziellen Mechanismen im Körper zusammen. Durch wiederholtes Winterschwimmen gewöhnt sich der Körper an die kälteren Temperaturen. Aber lässt er sich nicht vielleicht auch dahingehend beeinflussen, bewegen, bedrängen, motivieren, dass du noch länger schwimmen kannst? Die Antwort lautet: Ja! Dein Verstand muss die Kälte nur akzeptieren, und du musst deine Atmung im Griff haben. Während der Körper physiologisch abhärtet, hilft ihm das dabei, sich zu entspannen.

Entspanne die Schultern

Die Probandin und ich erreichten den Badesteg. Wir hielten inne und genossen die wunderbare Morgensonne. Zum Glück wehte an diesem Tag nur ein schwaches Lüftchen. Ein Winterschwimmer war bereits im Wasser. Wir plauderten ein wenig und betrachteten das Meer. Uns fiel beiden auf, dass der Winterbader inzwischen recht lange geschwommen war. Ich bin mir nicht sicher, wie lange genau, aber er war ungewöhnlich ausdauernd und hatte es nicht eilig, in die Sauna zu kommen. Wenig später war meine Probandin an der Reihe – ihre Feuertaufe! Sie holte tief Luft und ging in die Umkleide.

»Führt ihr eine Studie durch?«, fragte mich der Mann, als er schließlich doch die Leiter hochkletterte. Ich bejahte und erklärte, wir untersuchten den Zusammenhang von Winterbaden und braunem Fettgewebe. Ich fasste mich kurz, weil ich ihn nicht zu lange von der Sauna fernhalten wollte. Er hatte es jedoch immer noch nicht eilig.

»Spannend!«, sagte er. »Wie viele Leute machen da mit? Und was genau untersucht ihr?« Angeber, dachte ich. Wie er in der Oktoberkälte nur mit Handtuch um die Hüfte dasteht. Friert er denn gar nicht? Wenn ich im Wasser gewesen bin, dann muss ich immer sofort in die Sauna. Offenbar kommt er mit der Kälte sehr gut zurecht.

»Wie gelingt es Ihnen nur, so lange im Wasser zu bleiben? Tun Sie was Bestimmtes, um die Kälte zu ertragen?«, fragte ich ihn dann. »Erst habe ich versucht, gar nicht an die Kälte zu denken«, entgegnete er, »aber das hat nicht funktioniert, weil sie einfach da war! Sie lässt sich also nicht ignorieren. Dann habe ich versucht, die Kälte und alles, was mit meinem Körper passiert, einfach hinzunehmen. In dem Moment, in dem ich den Widerstand aufgegeben habe, ist auch mein Fokus auf den eisigen Schmerz in der Haut verschwunden.«

Das klang überzeugend, doch ich fragte ihn nicht, was er mit »Widerstand« meinte. Das ist einige Jahre her, und inzwischen weiß ich, dass der Widerstand die eigene Einstellung ist, die Erwartung, dass die Kälte unangenehm ist. Hu!, denken wir und ziehen die Schultern bis zu den Ohren hoch, aber eigentlich sollten wir sie sinken lassen, uns entspannen. Winterschwimmer*innen profitieren davon, sich an die Kälte zu gewöhnen und mehr Selbstbeherrschung zu gewinnen, indem sie Kälteresistenz aufbauen: Sie frieren generell nicht so leicht bei kaltem Wetter. Die Kälteschockreaktion beim Winterschwimmen hat wahrscheinlich auch andere gesundheitliche Vorteile, sofern es nicht zur Hypothermie kommt. Das kann von Nutzen sein, wenn man einen kalten Arbeitsplatz hat oder in einem kalten Land lebt. In Russland wird das Winterbaden beispielsweise dazu genutzt, sich gegen Kälte abzuhärten.

Um die Kälte zu akzeptieren, kannst du:

- durch Atemübungen zur Ruhe kommen: Atme durch die Nase ein, durch den Mund aus
- deinen inneren Widerstand gegen die Kälte ignorieren

Anfänglich brauchst du viel Geduld, dann gewöhnst du dich nach und nach an die Kälte. Bereits nach dem dritten Bad dürfte es dir viel leichter fallen, kontrolliert zu atmen, was eine gute Basis für längeres Schwimmen darstellt.

Leistung, Fettdepots und Muskeln

Deine Leistungen beim Winterschwimmen hängen sehr stark von deinen Muskeln und Fettdepots ab. Die Verteilung von Fett und Muskeln und deine Fitness spielen eine große Rolle. Durch Training stärkst du deine Muskeln und baust das (weiße) Fettgewebe ab. Das ist leichter gesagt als getan, doch du solltest es als einen Prozess betrachten. Du fängst mit dem Winterbaden an und willst es gerne noch besser hinkriegen? Ich empfehle, die allgemeine Kondition zu verbessern und ein gesünderes Verhältnis von Fett und Muskeln zu erlangen. Dann kannst du allmählich länger im Wasser bleiben, da deine Muskeln Wärme erzeugen.

Winterschwimmen kannst du wie jeden anderen Sport und jede andere körperliche Aktivität auf unterschiedlichen Niveaus betreiben – ganz abhängig davon, wie viel Interesse, Zeit und Energie du darauf verwenden willst. Wenn du lernen willst, in kaltem Wasser zu schwimmen, kann es nicht schaden, am Aufbau deiner Muskelmasse zu arbeiten. Wenn uns kalt wird, wird unser sympathisches Nervensystem aktiviert, und unsere Muskeln beginnen zu zittern, um Wärme zu erzeugen. Die Muskelzellen verbrauchen sehr schnell Sauerstoff und Zucker aus dem Blutkreislauf, und zwar aufgrund der guten Durchblutung des Gewebes, das auf diese Weise Wärme abgibt. Eine fantastische Eigenschaft! Dieselbe Art der Wärmeerzeugung erlebst du beim Joggen und bei anderer sportlicher Betätigung. Wenn du einige Zeit trainierst, wirst du eine Veränderung deines Hitze- und Kälteempfindens feststellen. Mit zunehmender Muskelmasse fällt es deinem Körper leichter, warm zu bleiben. Das kannst du ausnutzen, wenn du länger schwimmen oder sogar Eisschwimmer*in werden willst.

Das weiße Fettgewebe

Aber wärmt uns nicht gerade das weiße Fett? Teilweise durchaus, doch die Muskeln erzeugen Wärme viel effizienter, das Fett dient eher zur Isolierung. Weißes Fettgewebe umgibt die inneren Organe und findet sich an Bauch, Hüften, Po und Oberschenkeln. Im Unterschied zu den Muskeln wird es nur schlecht durchblutet, nimmt kaum Sauerstoff auf und produziert nur sehr wenig Wärme. Die Aktivierung einer Fettzelle dauert wesentlich länger als die einer Muskelzelle. Weißes Fettgewebe speichert im Unterschied zu Muskelgewebe Energie. Muskelgewebe verbrennt Energie rasch. Deinen Schwimmleistungen ist also nicht damit gedient, wenn du über wenig Muskelmasse und dafür über ein großes Fettdepot verfügst. Hingegen kann eine große Muskelmasse in Zusammenspiel mit einer mittleren Menge Fett (also einer Menge, die dem normalen Körperfettanteil entspricht), die ideale Kombination ergeben.

Wenn du einen hohen Körperfettanteil hast und gleichzeitig mit Diät, Sport und Winterschwimmen beginnst, wird dein Körper rasch mit folgenden Anzeichen einer verbesserten Gesundheit reagieren:

- Zunahme der physischen und mentalen Energie
- Gesteigertes Wohlbefinden. Das liegt an der größeren Menge Endorphine und Dopamine, die im Zuge der Kälteschockreaktion und bei Sport ausgeschüttet werden. Das hohe Level von Zytokinen bei Übergewicht wirkt den Endorphinen, dem Dopamin und Serotonin entgegen
- Reduzierte Kurzatmigkeit beim Treppensteigen oder Joggen

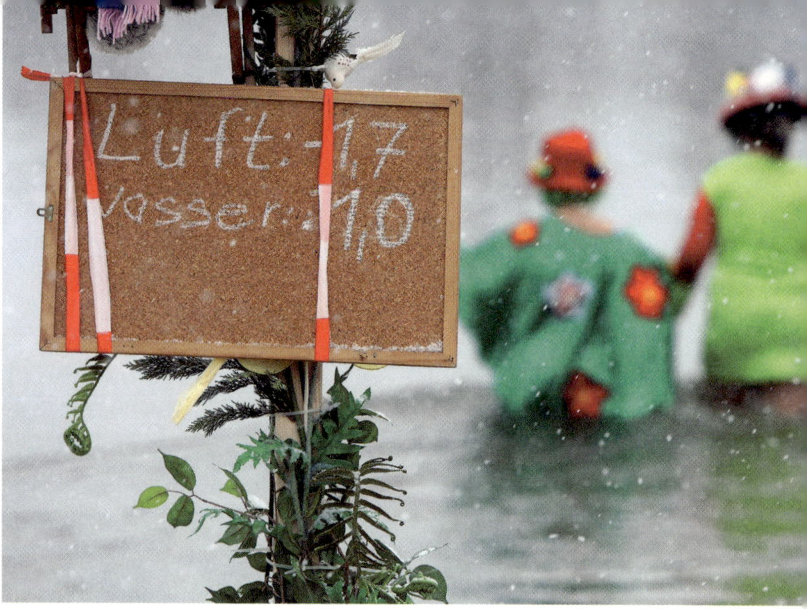

Januar am Berliner Orankesee.

Eisschwimmer*in werden

Will man seinen Lebensstil ändern oder mit einem neuen Sport beginnen, hilft es, sich konkrete Ziele zu setzen und ehrgeizig zu sein. Ziele motivieren uns. Möchtest du Eisschwimmer*in werden, steht dem nichts im Wege – arbeite einfach an deiner Kältegewöhnung!

Beim »Eisschwimmen« handelt es sich um das Schwimmen bei Wassertemperaturen unter 5 °C. Es wird in den meisten Ländern mit kalten Wintern praktiziert. In Dänemark erleben wir nur selten Eis auf dem Wasser, und friert ein Gewässer einmal zu, dann hält das nicht lange an. Aber es gibt bei uns viele Binnenseen, die Temperaturen von 5 °C erreichen und schneller zufrieren als das Meer. Eisschwimmen wird als Sportart mit internationalen Wettkämpfen betrieben. Eisschwimmer*in kannst du dich dann nennen, wenn du 10 Züge oder 25 m in einem Gewässer schaffst, das kälter als 5 °C ist. Bei der Weltmeisterschaft in Estland im März 2018, an der

40 Nationen teilnahmen, belegte Dänemark den vierten Platz und wurde damit die führende Eisschwimmnation Nordeuropas. Aus Sicherheitsgründen solltest du jedoch deinen Arzt oder deine Ärztin fragen, bevor du ein solches Projekt angehst.

Seit 2009 finden offizielle Eisschwimmwettbewerbe auf der ganzen Welt statt. Die International Ice Swimming Association (IISA) wurde am 1. Juli 2009 von dem südafrikanischen Eisschwimmer Ram Barkai in Kapstadt gegründet. Am 31. Januar 2009 schwamm Barkai 2,33 km innerhalb von 43 Minuten in 4 °C kaltem Wasser. Das war der Anfang der berühmten »Eismeile« (1608 m).

Menschen ohne jede Winterbadeerfahrung ist Eisschwimmen nicht zu empfehlen. Aus Sicherheitsgründen muss man zwischen Eisschwimm-Profis und Amateur*innen unterscheiden. Die Profis veranstalten minutenlange Wettkämpfe in eiskaltem Wasser, während die Laien meist einfach nur ins Wasser eintauchen, ohne sich nennenswert fortzubewegen. Die körperliche Verfassung, die Bewegung im Wasser und die Kältegewöhnung beeinflussen entscheidend die Geschwindigkeit, in der der Körper abkühlt. Wie kannst du dich also dem Eisschwimmen annähern? Die Atmung kontrollieren zu können, ist bereits ein großer Vorteil. Gelingt es dir gleichzeitig noch, überflüssiges Fett loszuwerden und Muskeln aufzubauen, fällt dir die Gewöhnung an das kalte Wasser leichter. So wird das Eisschwimmen am ehesten zu einem positiven Erlebnis. Dein Kardiotraining kann aus Gewichtheben oder Laufen vor und nach dem Winterschwimmen bestehen. Die Kombination der Aktivitäten beeinflusst deinen Blutkreislauf, indem sie die vasomotorische Funktion, also die aktive Erweiterung deiner Blutgefäße, verbessert. So trainierst du deinem Körper an, schnell warm zu werden.

Für Menschen mit einem Herzleiden besteht ein größeres Risiko von Nebenwirkungen durch eiskaltes Wasser. Es kann Arrhythmien sowie akute Herz-Kreislauf-Störungen auslösen. Deswegen empfehle ich eine schrittweise Strategie sowohl für den Beginn als auch die Ausweitung dieser Aktivität. Den Körper abzuhärten, dient sowohl der Gewöhnung als auch dem Schutz vor möglichen Risiken. Auch ein langsamer Fortschritt bringt dir die gesundheitlichen Vorteile des Winterbadens.

Kalte Dusche

»Eins, zwei, drei, jetzt! … Nein, noch nicht. Ich muss mich noch sammeln. Okay, noch mal … Eins, zwei, drei, jetzt!« Mit einer einzigen Bewegung drehe ich den Wasserhahn von warm auf kalt. Mein Puls rast bereits vor Aufregung und in Erwartung des kalten Wassers. Und: »AAAAHHH! IST DAS KALT!« Mein Körper reagiert heftig, als würde er eben aufwachen, und die Haut schreit: »Was zum Teufel soll das? Wir duschen warm. Reicht das nicht?«

Sind wir es nicht gewohnt, fühlt sich eine kalte Dusche an wie Nadeln auf der Haut. Mein Oberkörper schmerzt. Weiter unten ist eine seltsame Mischung aus warm und kalt. Mit raschen Bewegungen verteile ich Wasser und Schmerz auf meinem Körper. Inzwischen sind meine kleinen Jungen hereingekommen und starren mich erstaunt an.

»Was machst du, Mama?«

Waren es dreißig Sekunden? Nein, noch nicht. Ich stelle das Wasser ab und verlasse die Dusche.

»Mama duscht kalt. Das ist gesund«, sage ich, aber die Jungs wirken wenig überzeugt. Wahrscheinlich muss ich noch üben, damit es auch wirklich gesund aussieht. Das war mein Debüt beim Kaltduschen vor einigen Jahren. Wie alle anderen auch musste ich trainieren und mich abhärten, um ruhig bleiben und die erfrischende Kälte genießen zu können.

Eine Behandlungsmethode für physische und psychische Leiden

Im frühen 19. Jahrhundert wurden erstmals Duschen zur Behandlung psychisch Kranker in Gebrauch genommen. Ähnliche Ideen existierten jedoch bereits im 17. Jahrhundert. Damals gelang es einem auf einem Karren festgeketteten Geisteskranken angeblich, sich zu befreien und ins kalte Meer zu springen, wo er ohnmächtig wurde. Man konnte ihn retten, und als er zu sich kam, war er geheilt und erlitt bis an sein Lebensende keinen Rückfall.

Nach diesem Ereignis galt kaltes Wasser als Wunderkur. Ärzte schickten ihre Patient*innen ins kalte Wasser, allerdings fatalerweise so lange, dass sie häufig an Unterkühlung starben. Die Ärzte glaubten, das Wasser kühle das erhitzte, entzündete Gehirn, das als körperliche Ursache der Geisteskrankheit erachtet wurde, ab. Trotz vieler Todesfälle wurden kalte Duschen auch in Gefängnissen angewandt, aber nach und nach wieder abgeschafft und durch heiße Bäder und andere hygienische Maßnahmen ersetzt. Von da an dienten (warme) Duschen der Verbesserung der Volksgesundheit.

Ganz offensichtlich wurde die Kältebehandlung psychisch Kranker im 17. Jahrhundert übertrieben. Heute weiß man, dass lang andauernde Kälte tötet und nur die kurzzeitige Exposition möglicherweise gesundheitsfördernd sein kann. Doch wie viel Kälte ist gesund? Wissenschaftliche Studien über den gesundheitlichen Nutzen des Kaltduschens fehlen weitgehend. Interessanterweise liegt eine randomisierte kontrollierte Studie vor, die sich ganz spezifisch mit dem Zeitaspekt in Bezug auf die gesundheitliche Wirkung kalter Duschen befasst. Sie wurde 2016 in den Niederlanden durchgeführt und untersucht, inwiefern sich Kaltduschen auf den Krankenstand auswirkt. 3.018 Teilnehmer*innen wurden nach dem Zufallsprinzip aufgefordert, über 30 Tage hinweg 30, 60 oder 90 Sekunden lang (oder, im Falle der Kontrollgruppe, gar nicht) kalt zu duschen. 79 % der Teilnehmer*innen duschten einen Monat lang täglich kalt. Bis 90 Tage nach Beginn der Studie wies die Experimentalgruppe 29 % weniger Krankentage als die Kontrollgruppe auf, wobei es keine Rolle spielte, ob die kalte Dusche 30, 60 oder 90 Sekunden währte.

Die Gruppen wurden auch hinsichtlich Lebensqualität, Produktivität, Angstzuständen sowie Kälteempfindlichkeit und ernsthafter Nebenwirkungen ausgewertet. Die Studie ergab, dass kalte Duschen bis zu 90 Sekunden keine ernsthaften Nebenwirkungen zur Folge hatten. Die Experimentalgruppe wies eine leicht erhöhte Lebensqualität und gesteigerte Energie auf. Das sind recht interessante Resultate, doch lässt sich eine solche Routine überhaupt aufrechterhalten? Offenbar wollten 91 % der Teilnehmer*innen sie nach Ende der Studie fortsetzen, und 64 % waren auch nach drei Monaten noch bei der Stange geblieben. Das ist ein beeindruckendes Ergebnis. Allerdings wird die Aussagekraft der Resultate natürlich dadurch begrenzt, dass es sich aus erklärlichen Gründen nicht um eine Blindstudie handelt. Daher besteht die Gefahr von Voreingenommenheit und Placeboeffekten.

Mehrere Studien haben sich mit den erstaunlichen Auswirkungen kalten Wassers auf Krankheit und Krankschreibung auseinandergesetzt und sind zu dem Ergebnis gelangt, dass akute Kälteexposition positive Auswirkungen auf das Immunsystem und auf das antioxidative System hat, das die Verteidigung des Körpers gegen

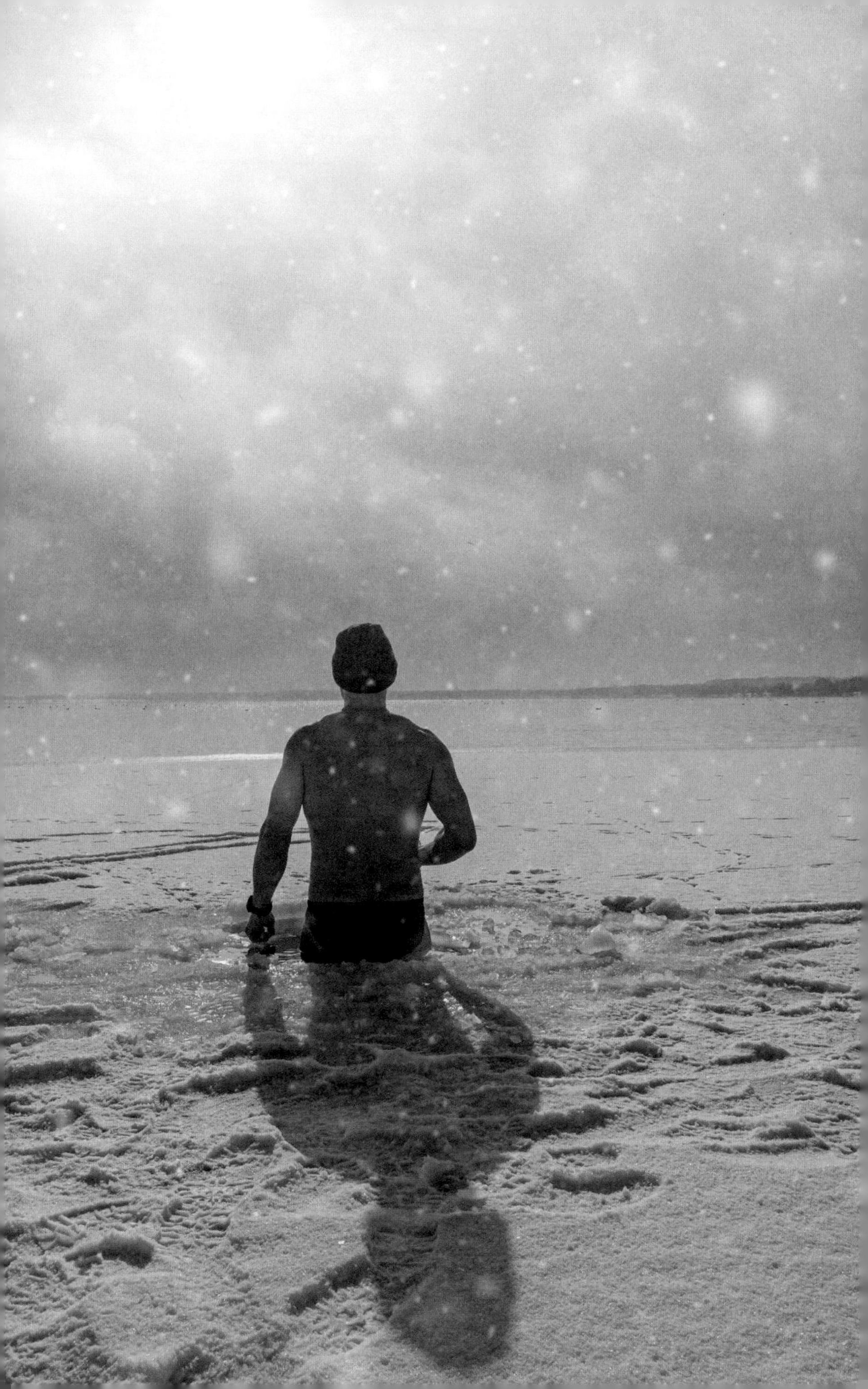

KALTE FAKTEN:

Unter der kalten Dusche

- Entscheide, mit wie vielen Sekunden du anfangen willst, und steigere dich dann, beispielsweise immer mit Intervallen von fünf Sekunden. Die ersten 30 Sekunden sind die schlimmsten, aber auch die wichtigsten. 30 Sekunden in 30 Tagen stärken dein Immunsystem.
- Bereite dich mental vor. Entspanne die Schultern und lasse dich auf die Kälte ein.
- Mach's einfach! Dreh den Wasserhahn auf Kalt und wende dich hin und her, um das Kaltwasser auf dem ganzen Körper zu verteilen. Atme und zähle die Sekunden.
- Versuche, sukzessive die Wassertemperatur zu senken und wenn möglich an die des Meerwassers anzupassen, um deinen Körper auf die Winterbade-Premiere vorzubereiten.
- Dusche morgens, dann fühlst du dich den ganzen Tag über frisch und belebt.
- Beende dein Bad immer mit einer kalten Dusche, um wirklich von der Kälteschockreaktion zu profitieren, wechsele nicht zwischen heiß und kalt ab.
- Genieße das Kribbeln – es fühlt sich an wie Champagner unter der Haut! Wenn du dich erst einmal an die Kälte gewöhnt hast, dann kannst du einen Schritt weiter- und zum Winterbaden übergehen. Eine großartige Möglichkeit!

Viren erhöht. Diese physiologischen Anpassungen könnten den verringerten Krankenstand erklären. Weiteres zum Immunsystem steht im Kapitel 10: Ist Winterschwimmen gut für die Gesundheit?

Wie bereits in Kapitel 5 (Die Kälteschockreaktion) erörtert, spielen regelmäßige kalte Duschen oder ein paar Sekunden / Minuten in kaltem Wasser für die Hormon- und Zytokinmodulation keine entscheidende Rolle. Ein wichtigerer Aspekt ist wohl eher die schnelle neuronale Aktivierung und die Ausschüttung von Neurotransmittern im Gehirn und im Blutkreislauf. Vielleicht könnten neue Techniken wie die funktionelle Magnetresonanztomografie dazu genutzt werden, den neurobiologischen immunstimulierenden Effekt von Kälte zu messen.

Kälteanpassung unter der Dusche

Wir alle kennen vermutlich Menschen, die ihre Dusche täglich jeweils mit einem kalten Guss beenden. Besonders in der älteren Generation scheint diese Gewohnheit vertreten zu sein. Als Kind habe ich mich immer gefragt, warum ausgerechnet der Kälteschmerz gesund sein soll. Heute gibt es jedoch wissenschaftliche Belege für diese anekdotischen Geschichten über Kälte und Gesundheit. In den letzten Jahren bin ich immer wieder gefragt worden, ob kaltes Duschen denselben Nutzen wie Winterschwimmen habe.

Die Forschung antwortet mit Ja und Nein. Eine Studie aus dem Jahr 2005 ging der Frage nach, ob sich wiederholtes Kaltduschen als Gewöhnung an das Winterschwimmen verwerten lässt. Untersucht wurde der Zusammenhang zwischen Temperaturveränderung der Haut und Atemfrequenz, um daraus Rückschlüsse auf die Gewöhnung ziehen zu können. Regelmäßiges Duschen bei 10 °C reduzierte die Atemfrequenz beim Eintauchen in ein Wasserbassin mit derselben Temperatur. Bei den Proband*innen, die mit 15 °C warmem Wasser geduscht hatten, war keine Reduktion der Atemfrequenz zu verzeichnen, wenn sie in das Bassin mit dem 10 °C kalten Wasser stiegen. Das bedeutet, dass du deinen Körper vor dem Winterschwimmen auf die Kälte vorbereiten kannst, sofern das Wasser der Dusche dieselbe Temperatur hat wie das Meerwasser. Ist das Duschwasser jedoch nur 5 °C wärmer, kommt es trotzdem zu einem Kälteschock. Die Temperatur des Leitungswassers exakt einzustellen, ist allerdings gar nicht so leicht. Warum eigentlich?

Ich habe mich bei meinem Mann erkundigt, der sich als Ingenieur zufälligerweise mit dem dänischen Wasserversorgungssystem auskennt. Er erklärte mir, dass Leitungswasser auf dem Land im Winter auf Temperaturen von bis zu 6 oder 7 °C absinken kann, weil das Wasser lange in den Rohren in kaltem Boden steht. In den Städten, wo der Wasserverbrauch größer ist, ist die Temperatur automatisch höher. Vor allem im Sommer wird Leitungswasser selten kälter als 16 °C. Mithilfe kalter Duschen kann man sich zwar an kaltes Wasser gewöhnen, aber die präzise Anpassung an die Temperaturen des Meeres gestaltet sich schwierig. Falls dir der Zugang zu offenen Gewässern oder einem Tauchbecken fehlt, dann stellt die kalte Dusche definitiv eine gute Alternative zum Winterschwimmen dar.

Tipp: Falls dir eine wichtige Besprechung, ein Vorstellungsgespräch oder eine Prüfung bevorsteht, dann ist eine kalte Dusche eine gute Methode, um einen klaren Kopf zu gewinnen. Der Endorphin-, Adrenalin- und Noradrenalin-Kick muntert dich auf, gibt dir frische Energie und die mentale Bereitschaft für die bevorstehende Aufgabe!

Kaltduschen oder Winterschwimmen

Kaltduschen lässt sich nicht mit Winterschwimmen vergleichen. Dafür gibt es zwei Gründe. Der erste hat mit den Jahreszeiten zu tun. Die Gewöhnung an die Temperatur offener Gewässer erfolgt sukzessive und parallel zu den jahreszeitlichen Veränderungen. Gerade wenn du denkst, du hast dich an das Wasser gewöhnt, verändert sich die Wasser- und Lufttemperatur, und du musst eine neue Runde von Kälteschockreaktionen über dich ergehen lassen. So kommt beim Winterschwimmen in den nordischen Ländern nie Langeweile auf, da Natur und Wetter unberechenbar sind – diese Unberechenbarkeit wirst du unter der Dusche nicht erleben.

Der andere Grund ist physiologischer Art. Unter der Dusche trifft das Wasser tropfenweise auf dem Körper auf. Diese Tropfen kommen hauptsächlich mit deinem Oberkörper in Berührung und werden von deiner Haut erwärmt, bevor sie über deine Beine strö-

Welches wäre der wichtigste Anreiz für dich, um mit dem Winterschwimmen zu beginnen?

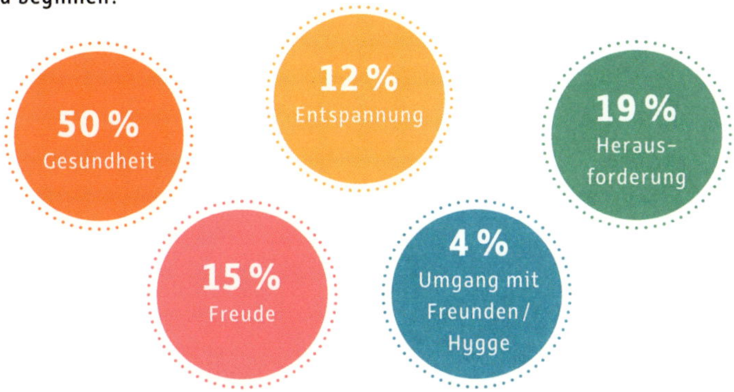

Susanna Søbergs Befragung von Personen, die selbst nicht winterschwimmen

men. Gemischte Signale erreichen dabei dein Gehirn. Beim Winterbaden hingegen wird der gesamte Körper dem kalten Wasser ausgesetzt, was sowohl das sympathische Nervensystem aktiviert als auch den Tauchreflex auslöst, wie bereits in Kapitel 5 (Die Kälteschockreaktion) beschrieben. Durch das vollständige Eintauchen entfaltet der hydrostatische Druck seine Wirkung, was beim Kaltduschen nicht geschieht. Die vollständige Immersion stimuliert die Barorezeptoren, hemmt das sympathische Nervensystem und steigert die Aktivität des Vagus. Das senkt durch Aktivierung des Parasympathikus die Herzfrequenz und den Blutdruck. Der Parasympathikus steuert auch die Cortisol- und Serotoninlevel und könnte für den gesundheitlichen Nutzen des Winterschwimmens verantwortlich sein. Vermutlich erzielt das Kaltduschen also nicht dieselbe gesundheitsfördernde Wirkung wie das vollständige Eintauchen.

KALTE FAKTEN:

Ausrüstung und Vorbereitung

- Trage Bademütze, Schwimmbrille und wasserfeste Ohrenstöpsel, dann fühlst du dich wie von einer Schutzblase umgeben.
- Lege fest, wie lange du schwimmen willst, bevor du ins Wasser steigst.
- Begib dich langsam, aber mit Entschlossenheit ins Wasser. Akzeptiere, dass das Wasser kalt ist.
- Kaltes Wasser besitzt eine gesunde Energie. Lerne, es zu lieben!
- Lerne, deine Atmung zu kontrollieren, und vermeide es, in Panik zu geraten.
- Verweile eine Minute lang ruhig im Wasser. Hole tief Luft und atme wieder aus. Mach so weiter, bis du zum Schwimmen bereit bist.
- Fange mit drei bis fünf Zügen hin und zurück an. Du kannst anschließend entweder die Zahl der Schwimmzüge erhöhen oder die Verweildauer im Wasser.
- Eine wasserdichte Triathlon-Pulsuhr ist zu empfehlen. Sie zeichnet Herzfrequenz, die Zahl der Schwimmzüge und die Verweildauer im Wasser auf.
- Bei Dunkelheit ist eine Stirnlampe von Vorteil.

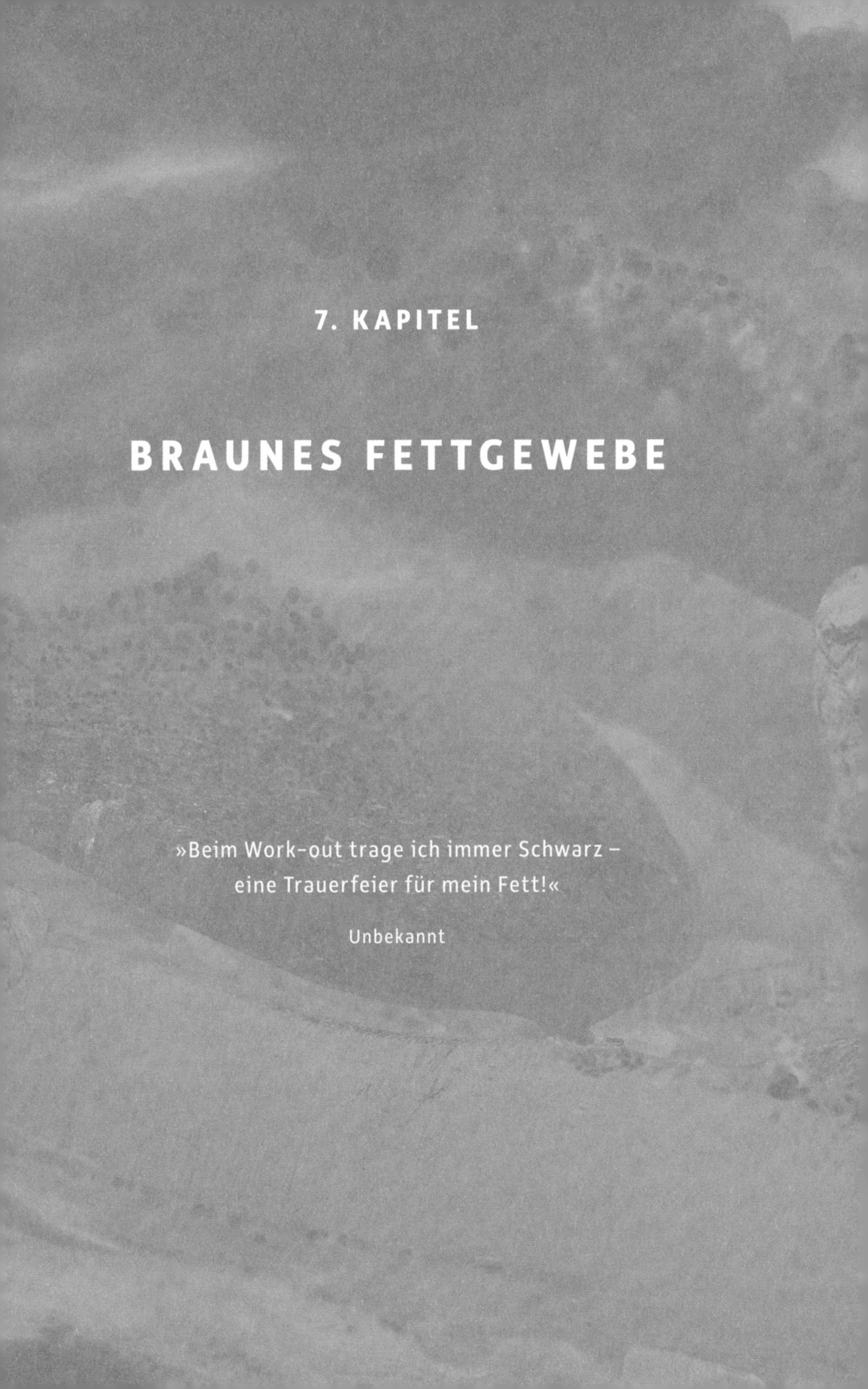

7. KAPITEL

BRAUNES FETTGEWEBE

»Beim Work-out trage ich immer Schwarz –
eine Trauerfeier für mein Fett!«

Unbekannt

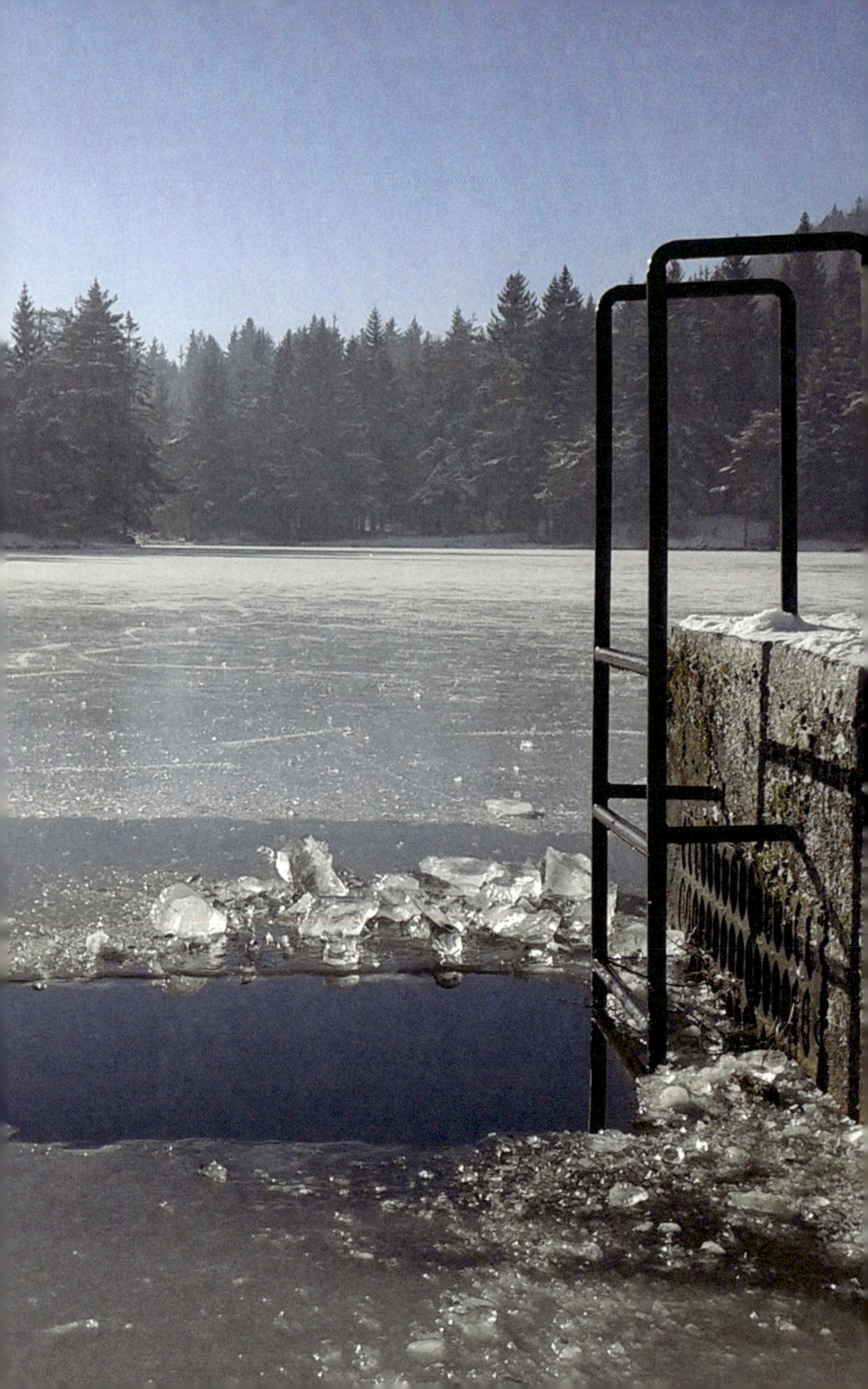

7

Das braune Fettgewebe ist so etwas wie ein Joker, ein fast unbekanntes Organ. Es mag seltsam klingen, dass wir zusätzlich zu dem uns bekannten weißen Fettgewebe auch noch eine Art braunes Fettgewebe besitzen. Es trägt dazu bei, dass wir mehr Fett verbrennen, wenn uns kalt ist oder wenn wir winterbaden. Die braune Farbe des Gewebes erklärt sich durch die größere Zahl der Mitochondrien als in den weißen Fettzellen. Das braune Fettgewebe tut eine Menge für dich. Es hält dich gesund, wenn du isst, schläfst, joggst und frierst. Tatsächlich arbeitet es unablässig.

Ein gesundheitlicher Aspekt des Winterschwimmens, über den wir am wenigsten wissen, ist der Metabolismus, also die Fettverbrennung. Es liegen nur wenige Studien vor, die den Energiemetabolismus in Kältesituationen gemessen haben. Diese wenigen sind jedoch sehr vielversprechend. Angesichts allgemein zunehmenden Übergewichts und der weiten Verbreitung der Diabetes Typ 2 lohnt es sich, neue Ansätze und medikamentenfreie Behandlungsmethoden zu untersuchen. Vielleicht kann ja etwas so Einfaches wie die Kälte zur Lösung beitragen, indem sie das braune Fettgewebe aktiviert.

Ein weltweites Problem

In den USA allein leiden 29 Millionen Menschen aufgrund ihres ungesunden Lebensstils an Diabetes. Fast 86 Millionen Menschen befinden sich im prädiabetischen Stadium. Gleichzeitig gibt es unglaublich viele Menschen mit einem erhöhten Risiko für Herz-Kreislauf-Erkrankungen und frühzeitigen Tod, weil ihr Blutzucker schlecht reguliert ist. Die Hauptursache dafür ist die Aufnahme überschüssiger Energie, die zu Übergewicht, also zur übermäßigen Bildung weißen Fettgewebes führt. Das weiße Fett befindet sich hauptsächlich unter der Haut, um die inneren Organe, in der Leber und in den Muskeln. Es ist im ganzen Körper verteilt. Zu viel weißes Fett macht uns krank. Die Fettdepots können so groß werden, dass der Fettanteil den von Blut, Wasser, Muskelmasse und Knochen übersteigt. Viele Menschen erleben das als ihre Wirklichkeit. Wir wissen, dass das weiße Fettgewebe Signale im Körper aussendet, als würde es sich mit den inneren Organen und besonders mit dem Gehirn »unterhalten«. Wenn das weiße Fett zunimmt und alles dominiert, kann es einen zu großen Einfluss gewinnen.

Die Hauptursachen von Diabetes werden noch immer erforscht, aber eine Abnahme der Insulinsensitivität gilt als einer der wichtigsten Gründe für dieses Blutzuckerungleichgewicht. Wie erklärt sich das? Ob du Diabetes entwickelst oder nicht, hängt ganz davon ab, wie empfindlich deine Zellen auf Insulin reagieren, und von deiner Fähigkeit, Insulin in der Bauchspeicheldrüse zu produzieren. Wenn Zellen Insulin nicht erkennen, wird es nicht absorbiert, und das Ergebnis ist ein erhöhter Blutzuckerspiegel, der zu Diabetes führt. Dies bringt eine Flut von Folgeerscheinungen mit sich, darunter auch Fettablagerung in den Blutgefäßen, was wiederum

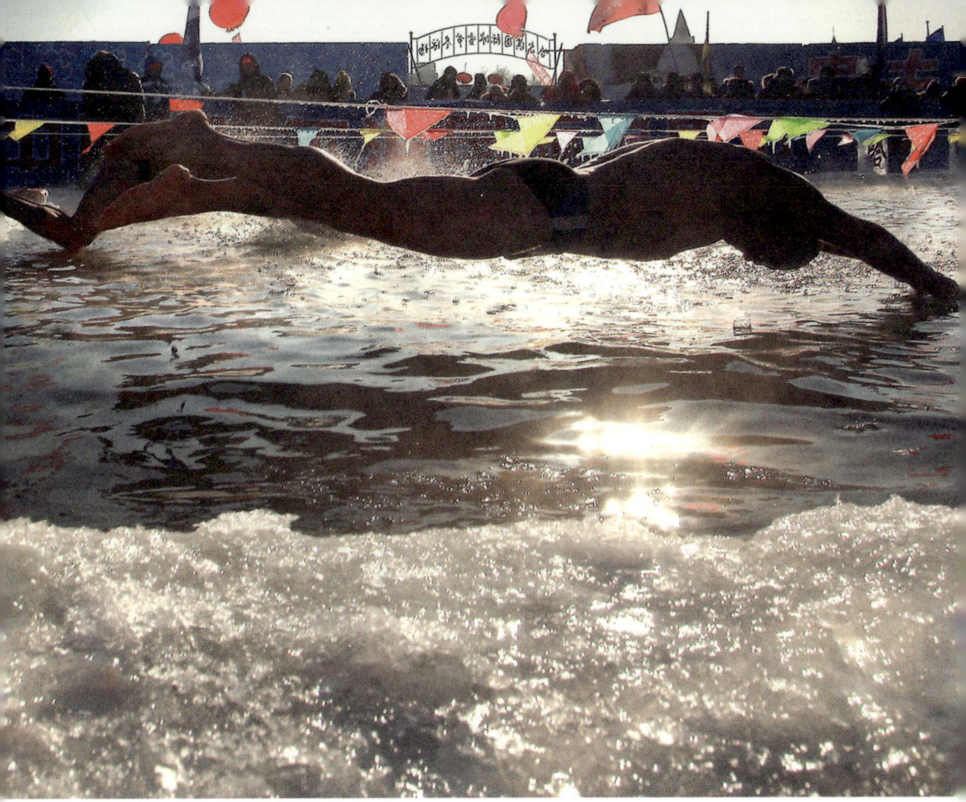

Das »Schnee und Eis«-Festival im chinesischen Harbin.

das Risiko für Leiden wie Thrombose, Neuropathie, Gefühllosigkeit in Fingern, Zehen, Beinen und Händen und Sehschwäche erhöht. In letzter Konsequenz reduziert es die Zahl der gesunden Lebensjahre, die Lebensqualität und die Lebenserwartung der Betroffenen. Wenn du dich in dieser Lage befindest (oder jemand, den du kennst), dann lass dir gesagt sein, dass du etwas dagegen unternehmen kannst!

Bereits die kleinste Veränderung der Lebensgewohnheiten kann einen großen Einfluss auf deine Gesundheit haben. Die aktuelle Forschung sucht nach neuen Lösungen, die möglichst schon ansetzen, bevor das Problem beginnt, und arbeitet an Methoden, um die Insulinsensitivität der Zellen zu erhöhen, wofür ein gesteigerter Energieverbrauch wesentlich ist. Dann sind die Zellen sowohl dazu in der Lage, den Zucker aus dem Blutkreislauf zu entfernen, als auch Zucker und Fett aus den Körperreserven als Energie zu verwenden. So verliert der Körper Gewicht.

Warum diskutieren wir immer noch über Gewichtsabnahme? Wir wissen bereits, was funktioniert: gesunde Ernährung, Sport und Medikamente. Das stimmt alles, doch angesichts der weltweit zunehmenden Adipositas sollten wir nie aufhören, uns nach alternativen Behandlungsmethoden umzusehen. Die Lösungen halten mit dem Problem ganz offensichtlich nicht Schritt.

Lassen wir die Medizin einen Moment lang außer Acht, um uns den Veränderungen in der Lebensführung zuzuwenden, die den Stoffwechsel erhöhen. Ernährung und Sport haben erwiesenermaßen einen positiven Effekt bei der Behandlung von Diabetes, aber eine Reihe von Studien lässt darauf schließen, dass sich Kälte ebenfalls positiv auf die Insulinsensitivität auswirkt. Hier spielt dein braunes Fettgewebe eine Rolle.

Was ist braunes Fettgewebe?

Das braune Fettgewebe wurde 1551 von dem Naturforscher Conrad Gessner entdeckt, der ein »braunes« Organ der Murmeltiere beschrieb, das »weder Muskel noch Fett war, sondern etwas dazwischen«. Ist braunes Fett wirklich braun? Man könnte es zumindest als bräunlich bezeichnen, da es anfänglich ausschließlich aufgrund seiner Farbe identifiziert wurde. Wie bereits erwähnt, beruht die Farbe auf der großen Zahl der Mitochondrien (dem Kraftzentrum der Zellen und Motor des Metabolismus). Eine braune Fettzelle

KALTE FAKTEN:

Was ist Diabetes Typ 2?

Die World Health Organization definiert Diabetes Typ 2 folgendermaßen: »Diabetes ist eine chronische Stoffwechselerkrankung, die durch einen erhöhten Blutzuckerspiegel gekennzeichnet wird. Das führt mit der Zeit zu einer schweren Schädigung des Herzens, der Blutgefäße, Augen, Nieren und Nerven. Am häufigsten tritt Diabetes Typ 2 bei Erwachsenen auf, wenn der Körper eine Insulinresistenz entwickelt oder zu wenig Insulin produziert.«

- In den vergangenen drei Jahrzehnten hat die Zahl der an Diabetes Typ 2 Erkrankten in allen Einkommensklassen und allen Ländern dramatisch zugenommen. Eine globale Vereinbarung hat es sich zum Ziel gesetzt, den Anstieg der Diabetes und des Übergewichts vor 2025 zum Stillstand zu bringen.
- Die Zahl der Diabetiker ist in den Jahren 1980 bis 2014 von 108 auf 422 Millionen angestiegen.
- Im selben Zeitraum ist die Verbreitung von Diabetes bei Erwachsenen über 18 Jahre von 4,7% auf 8,5% gestiegen.

Prädiabetes lässt sich mittels einer Blutuntersuchung auf nüchternen Magen feststellen, die eine eventuell eingeschränkte Aufnahme von Zucker aus dem Blutkreislauf in die Zellen (und infolgedessen ein erhöhtes Blutzuckerniveau) ermittelt. Menschen mit Prädiabetes tragen ein erhöhtes Risiko, an Diabetes Typ 2 zu erkranken, können dem aber mit folgenden einfachen Änderungen ihres Lebensstils vorbeugen:

- Gesundes Körpergewicht.
- Körperliche Aktivität mindestens 30 Minuten täglich.
- Gesunde Ernährung mit möglichst wenig Zucker und gesättigten Fettsäuren.
- Verzicht auf Tabak. Rauchen erhöht die Gefahr von Diabetes und von Herz-Kreislauf-Erkrankungen.

enthält Triglyceride, einen Nukleus und eine Menge Mitochondrien. Wenn so eine Zelle aktiviert wird, spalten die Mitochondrien das Fett aus der Produktion des Adenosintriphosphats (ATP), also des Energieträgers der Zelle, in der Zelle auf, und diese Energie wird direkt als Wärme an den Körper abgegeben. Um diese Energie zu erzeugen, holt sich die braune Fettzelle Zucker und Fett aus dem Blutkreislauf. Braunes Fettgewebe ist einzigartig, weil es sich zur Energieverbrennung aktivieren lässt. Es erzeugt Wärme in einem Prozess, der folgendermaßen verläuft: Kälte wird von der Haut entdeckt, die diese Information über die Nerven an das Gehirn weiterleitet. Noradrenalin wird ausgeschüttet und aktiviert die braunen Fettzellen, um einen Mechanismus namens *Thermogenese*, also Wärmeproduktion, durchzuführen. Diese Thermogenese findet in den Mitochondrien der braunen Fettzellen statt.

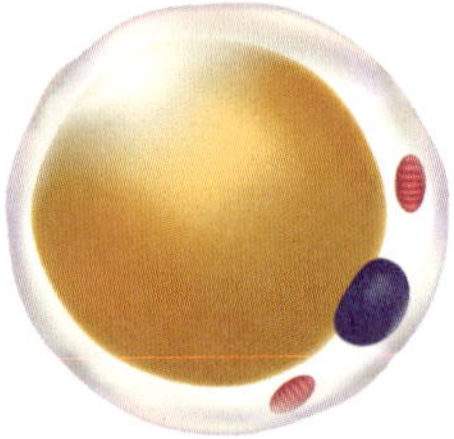

Weiße Fettzelle

In der Mitte der Zelle lagert ein großer Fetttropfen (Triglycerid). Daher kommen der Nukleus (lila) und die Mitochondrien der Zellwand sehr nahe, und den Mitochondrien fällt es sehr schwer, Energie zu erzeugen. Fettverbrennung geschieht sehr langsam.

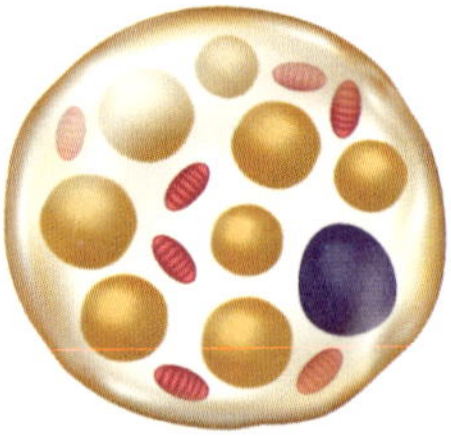

Braune Fettzelle

Jede Zelle enthält zahlreiche kleinere Fetttropfen und mehr Mitochondrien, die in der ganzen Zelle verteilt sind und daher schneller Energie herstellen. Fett und Zucker werden als Brennstoff für Wärmeproduktion aus dem Blut gewonnen.

Bis vor 15 oder 20 Jahren glaubte man, braunes Fettgewebe sei bei Erwachsenen von geringem Belang. Die Wissenschaft nahm an, es existiere nur bei Neugeborenen in größeren Mengen. Diese benötigen es zur Gewährleistung einer bestimmten Körperkerntemperatur, da sie noch kein Muskelzittern entwickelt haben. Außerdem glaubte man, dass dieses Gewebe mit zunehmendem Alter verschwinden würde. Erst nach 1970 entdeckte man mithilfe der Computertomografie bzw. Positronen-Emissions-Tomografie (PET/CT), dass auch Erwachsene braunes Fettgewebe besitzen. Möglicherweise wurden frühere Indizien in dieser Hinsicht vernachlässigt. Aber die Wiederentdeckung war eine aufregende Neuigkeit! Nun stellt sich die Frage, welchen Zweck dieses braune Fettgewebe bei Erwachsenen erfüllt. Es muss wichtige Funktionen haben, sonst hätten wir es evolutionär verloren.

Die größten Depots von braunem Fett, die mithilfe der Computertomografie entdeckt wurden, finden sich am Hals (Schlüsselbein) und an der Wirbelsäule; kleinere umgeben das Herz und die Nieren. Früher glaubte man, das braune Fettgewebe spiele bei der Thermoregulierung des Bluts auf dem Weg zum Gehirn eine Rolle. Somit übernähme es die lebenswichtige Funktion, in kalten Situationen eine gleichmäßige Temperatur des Gehirns zu gewährleisten. Der PET/CT-Scan stellt weiterhin die beste Methode dar, um braunes Fettgewebe sichtbar zu machen, doch dazu muss es aktiviert werden. Und was aktiviert das sympathische Nervensystem? Winterschwimmer*innen wissen die Antwort: Kälte! Kälte ist der schnellste und effektivste »Aktivator«. Während eines solchen Scans wird ein spezieller radioaktiver Zucker, die Fluorodeoxyglucose (FDG), in ein Blutgefäß gespritzt. Er lagert sich in metabolisch aktivem Gewebe ab – nämlich dem braunen Fett. Weil aktives braunes Fett Zucker aus dem Blutkreislauf als Brennstoff verbraucht, verarbeitet es auch den radioaktiven Zucker. Dieser ist im Scan eine kurze Zeit lang in den Zellen sichtbar. Dann wird er mit dem Urin ausgeschieden. Man benötigt also eine große Maschine, Kälte und radioaktiven Zucker, um dieses braune Fett sichtbar zu machen, und das ganze Prozedere nennt sich FDG-PET/CT.

Wie aktiviert die Kälte das braune Fett?

Die Rezeptoren der Haut registrieren die Kälte und aktivieren das sympathische Nervensystem. Das Signal geht an das Temperatursteuerungszentrum des Hypothalamus, der den neuralen Noradrenalinausstoß erhöht. Noradrenalin dockt an speziellen Beta-Rezeptoren an der Oberfläche der braunen Fettzelle an. Das triggert die Abgabe von ATP (Energie) und Wärme.

Die Existenz des braunen Fetts wurde seit seiner Wiederentdeckung mittels Biopsien bei Mäusen und Menschen nachgewiesen. Wir wissen, dass wir braunes Fettgewebe haben, aber viele Fragen sind noch offen, weil die Forschung dazu noch in den Kinderschuhen steckt. Wir würden gerne mehr darüber erfahren, wer braunes Fett hat und ob seine Funktion vom Winterschwimmen beeinflusst wird.

Entsteht durch Kälte mehr braunes Fettgewebe?

Bei wissenschaftlichen Experimenten werden Hypothesen oft zuerst an Tieren getestet. Legen die Resultate ähnliche Ergebnisse bei Menschen nahe, geht die Forschung einen Schritt weiter. Daher gibt es eine Reihe von Studien sowohl an Nagern als auch Menschen, die Beweise dafür liefern, dass Kälte das braune Fett aktiviert

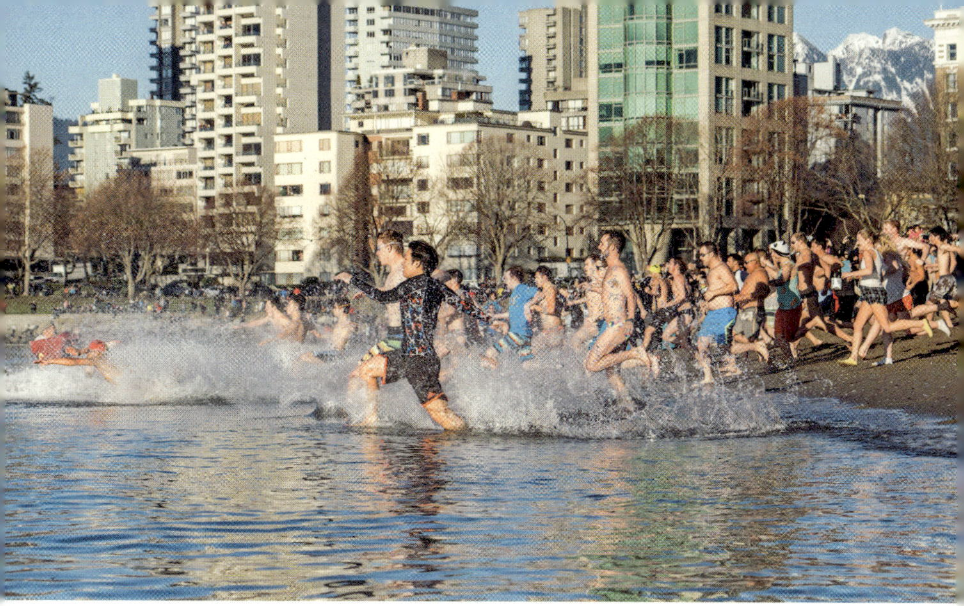

Neujahr in Kanada beim traidionellen »Vancouver-Polar-Bear-Swim«.

und weiteres Gewebe bildet, den Energiestoffwechsel erhöht, die Insulinsensitivität steigert und den Blutzuckerspiegel ausgleicht. Das sind gute Neuigkeiten, und wir wissen jetzt, dass uns das braune Fett nicht nur warm hält, sondern es auch gesundheitsfördernde Eigenschaften besitzt. Die Wissenschaft bemüht sich um Antworten, wie sich dieser Nutzen bestmöglich vergrößern lässt. Dazu sollten wir uns noch einmal ansehen, was passiert, wenn man sich über einen längeren Zeitraum der Kälte aussetzt.

Eine Studie, die eine Saison lang Winterschwimmerinnen mittleren Alters begleitete, ergab eine erhöhte Insulinsensitivität der Zellen, was bedeuten könnte, dass kaltes Wasser eine positive Langzeitwirkung auf den Blutzuckerspiegel hat. Die Studie konnte zwar nicht feststellen, ob die Verbesserungen auf das braune Fettgewebe zurückzuführen waren, doch ausgeschlossen wurde es nicht.

Eine andere Studie untersuchte die Auswirkung anhaltender kalter Zimmertemperaturen auf die Aktivität und Menge braunen Fettes. Erwachsene Proband*innen schliefen einen Monat lang in Zimmern mit einer Raumtemperatur von 24 °C. Die PET-Scans zeigten, dass sie sehr wenig braunes Fettgewebe besaßen. Dann schliefen dieselben Personen einen Monat lang bei einer Temperatur von 19 °C, woraufhin die Menge des braunen Fettgewebes deutlich zunahm. Im folgenden Monat schliefen sie wieder bei 24 °C, und die Menge an braunem Fettgewebe nahm wieder ab. Im letzten Monat des Experiments schliefen sie bei 27 °C: Das braune Fettgewebe verschwand fast vollständig. Zudem wiesen die Teilnehmenden im kalten Monat eine erhöhte Insulinsensitivität auf.

Die Studie bestätigt also, dass anhaltende Kälteeinwirkung sowohl die Bildung braunen Fettgewebes als auch die Insulinsensitivität fördert. Andere Untersuchungen zeigen ähnliche Ergebnisse. In einer Studie trugen Übergewichtige und Diabetiker*innen zehn Tage lang Kühlwesten mit einer Temperatur von 14–15 °C. PET-Scans zeigten, dass die Menge braunen Fettgewebes zunahm und die Insulinsensitivität sich verbesserte.

In einer weiteren Studie saßen Proband*innen zwanzig Tage lang je eine halbe Stunde an einem offenen Fenster: Auch bei ihnen nahm die Menge braunen Fettgewebes zu. All diese Studien bedienten sich jeweils unterschiedlicher Kühlmethoden, kamen allerdings ausnahmslos zu dem Schluss, dass sich die Insulinsensitivität verbesserte, die den Blutzuckerspiegel reguliert. Es ist jedoch nicht bekannt, wie sehr die Verbesserung auf die Aktivität der Muskeln oder des braunen Fetts zurückzuführen ist.

Sowohl die Menge als auch die Aktivität des braunen Fettgewebes entscheiden darüber, wie viel Energie verbrannt wird, wenn ein Mensch friert. Es ist schon recht erstaunlich, dass der Körper ein gesundes Fett besitzt, das von der Kälte aktiviert wird und die Zucker- und Fettreserven anzapft. Zunächst verbrennt das braune Fett den Zucker und das Fett aus dem Blutkreislauf, und das führt zu einer Ausschüttung von Lipiden aus den weißen Fettreserven und von Zucker aus den Leber- und Muskeldepots. Im Unterschied zum weißen Fettgewebe wird das braune unglaublich schnell aktiviert, wenn es der Kälte ausgesetzt ist, und beginnt unmittelbar mit der Energieverbrennung. Studien haben ergeben, dass eine Hand oder ein Fuß in einen Eimer mit Eiswasser getaucht innerhalb weniger Sekunden oder Minuten zur Aktivierung des braunen Fetts führt. Das ist mittels PET-Scan nachweisbar. Leider ist dies bei weißem Fett nicht der Fall.

Ich finde es sehr spannend, dass wir die Menge unseres braunen Fettgewebes und damit unsere Gesundheit beeinflussen können! Du kannst es dir wie einen inneren Holzofen vorstellen, der Energie verbrennt, auch wenn du nicht gerade joggst oder trainierst – und sogar wenn dir gar nicht kalt ist. Braunes Fettgewebe ist ein zusätzlicher Kalorienfresser, der unsere Energiebilanz nach oben treibt. Wir wissen jedoch immer noch nicht, auf welchem Wege sich das braune Fettgewebe am besten aktivieren lässt – und ob Winterschwimmen eine praktikable Methode dazu sein könnte.

Braunes Fettgewebe und Winterschwimmen

Sammeln wir unsere bisherigen Erkenntnisse. Man könnte allen Menschen also den Gebrauch von Kühlwesten, nächtliche Zimmertemperaturen von 19 °C, Fußbäder oder Sitzpausen am offenen Fenster empfehlen. Es ist aber weder vergnüglich noch praktisch, in der Öffentlichkeit mit Kühlwesten herumzulaufen. Ebenso unpraktisch ist es, zu Hause die Temperatur zu senken, schließlich müssen alle Haushaltsmitglieder damit einverstanden sein. Das soll nicht heißen, dass die Zimmertemperatur nicht durchaus von 24 auf 22 °C sinken dürfte. Ein kühles Schlafzimmer ist sicher ebenfalls anzuraten. Gibt es zu diesen Maßnahmen, die die Zunahme braunen Fettgewebes fördern, noch andere Alternativen?

Wenn du braunes Fettgewebe bilden kannst, indem du in kalten Zimmern schläfst oder eine Kühlweste trägst, dann ist es denkbar, dass konsequentes Winterschwimmen in noch größerem Maße dazu beiträgt, und zwar aufgrund mehrerer, sowohl verhaltensbezogener als auch physiologischer Aspekte: Der direkte positive Effekt des kalten Wassers stimuliert im Körper eine Flut an Neurotransmittern und Hormonen und motiviert immer wieder zum Winterschwimmen, schon allein des reinen Nervenkitzels wegen. Es veranlasst Menschen, sich von der Couch zu wuchten und in die Kälte zu begeben, wodurch das sympathische Nervensystem aktiviert wird. Sobald du ins kalte Wasser gleitest, steigt der Noradrenalinpegel innerhalb zweier Minuten auf 180 % über sein Grundniveau. Er sinkt rasch wieder ab, nachdem du das Wasser verlassen hast. Studien haben gezeigt, dass die plötzliche intensive Abkühlung der Haut den dramatischen Anstieg des Noradrenalins erklärt, das wie bereits erläutert das braune Fettgewebe aktiviert.

Wir wissen immer noch zu wenig darüber, wie viel braunes Fettgewebe wir Menschen haben und wie viele Kalorien beim Abkühlen und auch nach dem Eintauchen ins Wasser verbrannt werden. Ein interessanter Baustein dieser Frage ist der Langzeiteffekt einer ganzen Winterschwimmsaison auf das braune Fettgewebe. Und genau das habe ich in den Studien zu meiner Doktorarbeit durch Messungen untersucht. Wir arbeiten momentan an der Veröffentlichung des Materials.

Warum wir braunes Fettgewebe besitzen

Wir kommen mit braunem Fettgewebe zur Welt. Neugeborene weisen verhältnismäßig viel davon zwischen den Schulterblättern auf. Wie viel braunes Fett Erwachsene besitzen, ist nicht genau bekannt. Die Menge wird auf 200 bis 1500 Gramm geschätzt, wobei einige Erwachsenen keines haben oder nie hatten. Studien haben gezeigt, dass die Menge des braunen Fettgewebes mit dem Alter abnimmt. Wir müssen es ständig aktivieren, um es zu bewahren. Vielleicht ist es ja wie mit den Muskeln – du investierst jeden Tag ein wenig Zeit und Energie, um sie zu aktivieren, und damit deiner Gesundheit etwas Gutes zu tun.

Was mit unserem braunen Fettgewebe zwischen Säuglings- und Greisenalter geschieht, ist interessant. Die Muskeln von Säuglingen unter sechs Monaten besitzen noch nicht die Fähigkeit, sich zusammenzuziehen und durch Zittern Wärme zu erzeugen. Die Wissenschaft sieht den evolutionären Zweck des braunen Fettgewebes darin, bei Neugeborenen Wärme zu erzeugen, wenn sie frieren, um damit ihre Überlebenschancen zu erhöhen.

Angesichts unserer heutigen bequemen Lebensumstände mag es

sinnlos wirken, braunes Fettgewebe als lebenswichtig zu bezeichnen. Man kann sich also fragen, ob wir dieses braune Fettgewebe wirklich brauchen. Doch trotz wohlig warmer Häuser und Kleider ist es dem Menschen als Spezies gelungen, sich das blitzschnell erwärmende braune Fettgewebe zu erhalten.

Dass mit dem Alter die Menge braunen Fettgewebes abnimmt, liegt vermutlich an unserer sich vergrößernden Körperoberfläche, die geringere Temperaturschwankungen zur Folge hat. Der Körper verbessert seine Fähigkeit, die Temperatur stabil zu halten, was die Hauptfunktion des braunen Fettgewebes überflüssig macht. Es könnte daraufhin sogar vollständig verschwinden.

Erstaunlicherweise haben Studien ergeben, dass die meisten gesunden und normalgewichtigen Erwachsenen unter 40 Jahren immer noch braunes Fettgewebe besitzen. Das ist fantastisch, denn so besteht Hoffnung, dass wir auch als Erwachsene die Hilfe dieses kalorienverschlingenden Organs in Anspruch nehmen können, zumal wir mit fortschreitendem Alter schnell Gewicht ansetzen. Mit etwa 40 Jahren geschieht nämlich etwas Interessantes und Unerfreuliches mit unserem Energieverbrauch. Viele Funktionen des Körpers verändern sich spürbar, und vor allem verschlechtert sich die Fähigkeit, Energie zu verbrennen. Gerade in einer Phase, in der man von Kindern und Karriere in Anspruch genommen wird und mehr Geld für die Annehmlichkeiten des Lebens zur Verfügung hat, ist das sehr unpraktisch. Manche Menschen geraten in diesem Alter in eine existenzielle Krise und müssen genau dann verschiedenste Herausforderungen bewältigen, wenn der Energieverbrauch abnimmt. Für Sport und Gesundheitsvorsorge bleibt wenig Zeit, aber das Verlangen nach Entspannung und den schönen Dingen des Lebens nimmt zu.

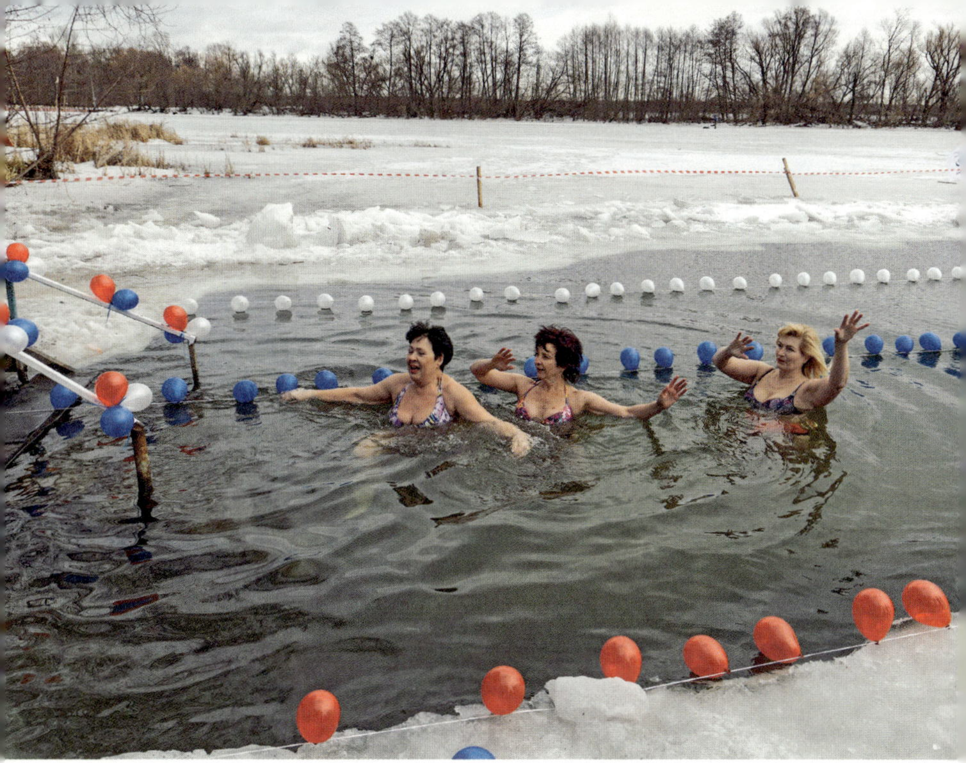

Winterschwimmerinnen im russischen Lipetsk.

Studien zeigen, dass insbesondere Personen mit Diabetes und Übergewicht kaum mehr über braunes Fettgewebe verfügen. Einige von ihnen besitzen gar keines mehr. Die Abnahme des braunen Fettgewebes kann natürlich auch die Erklärung für die Gewichtszunahme und den verlangsamten Stoffwechsel sein. Wahrscheinlich handelt es sich hierbei um ein typisches Henne-oder-Ei-Problem: Was kam zuerst? Dieses Buch kann diese Frage nicht beantworten. Aber jede Regel hat eine Ausnahme. Im Zuge meiner Experimente konnte ich beobachten, dass einige Menschen über 40 Jahre braunes Fettgewebe besitzen, auch Übergewichtige und Diabetiker. Wir können diese Unterschiede nicht erklären. Faktoren wie Genetik, Lebensgewohnheiten und Umwelt spielen offenbar eine Rolle. Wenn du viel Zeit bei Kälte oder bei wechselhaftem Wetter im Freien verbringst, in einem kalten Land lebst oder bei jedem Wetter im Freien arbeitest, steigert das wahrscheinlich deine Chancen, dir dein braunes Fettgewebe auch noch im Erwachsenenalter zu erhalten. Außerdem ist vermutlich kontinuierliche Aktivierung des braunen Fettgewebes nötig, um es zu bewahren.

Braunes Fettgewebe in der Praxis

Weißes Fettgewebe ist nicht einfach nur böse – wir haben es bitter nötig. Funktionsstörungen der weißen Fettdepots können dich sehr krank machen. Diesen »kleinen Energiespeicher«, wie man ihn nennen könnte, brauchen wir. Ein zu großer Energiespeicher kann allerdings schädlich sein und Krankheiten auslösen. Weißes Fettgewebe speichert im Körper die Energie, während das braune Fettgewebe die Energie weitgehend verbraucht. Wer sich immer wieder der Kälte aussetzt, aktiviert das braune Fettgewebe und steigert dessen Energieverbrennung. In meinen Studien gingen wir von der Hypothese aus, dass wiederholtes Eintauchen in kaltes Wasser die Aktivierung des braunen Fettgewebes erhöht. Es könnte auch, wie bereits erwähnt, der Kälteschock sein, der das braune Fettgewebe aktiviert. Demzufolge erwarten wir, dass Winterschwimmen den Energiestoffwechsel erhöhen, die Insulinsensitivität verbessern und bei Menschen mit gestörtem Energiestoffwechsel möglicherweise den Blutzuckerspiegel senken würde. Um eventuelle Verbesserungen auf diesen Gebieten zu messen, haben wir sie an übergewichtigen Proband*innen über 40 Jahren mit Prädiabetes getestet.

Prädiabetes bedeutet, dass der Blutzuckerspiegel in einer Grauzone zwischen normal und hoch (d. h. Diabetes Typ 2) liegt. Diabetes im Frühstadium zu erkennen, ist häufig schwer, da diese Krankheit oft weitgehend asymptomatisch verläuft.

Sollte es dir jedoch gelingen, dir deiner Blutzuckerwerte bereits in dieser Grauzone bewusst zu werden, dann lässt sich noch viel unternehmen, um diese zu senken. Wenig verwunderlich ist es jetzt an der Zeit, das Sofa zu verlassen und Sport zu treiben!

In der Hoffnung, durch Winterschwimmen ihren Energiestoffwechsel anzukurbeln, aber auch um ein wenig Spaß zu haben, meldeten sich eine ganze Reihe von Personen mit Blutzuckerwerten im Graubereich zu unserer Studie an.

Während des Anmeldeverfahrens erhielten wir oft die Frage: »Braunes Fettgewebe, was ist denn das? Geht es hier nicht ums Winterschwimmen?«

»Doch, natürlich«, erwiderte ich dann. »Aber an der Sache ist noch mehr dran. Das braune Fettgewebe ist der eigentliche Grund für dieses Projekt. Wenn wir den Energieverbrauch steigern können, indem wir mehr braunes Fettgewebe durch Winterschwimmen aktivieren, dann können wir die Funktion vielleicht auch steigern, wenn wir nicht gerade Sport treiben.«

Wenn das existierende braune Fettgewebe aktiviert werden kann oder wenn wir mehr braunes Fettgewebe erzeugen können, verbrennen wir möglicherweise sogar ohne Work-out überschüssiges weißes Fett. Dafür allerdings müssen wir mehr über die noch unbekannten Aspekte des braunen Fettgewebes und die Unterschiede, Ähnlichkeiten und Interaktionen der beiden Fettgewebstypen in Erfahrung bringen.

Nicht braun, nicht weiß – beige!

Die Forschung der letzten zehn Jahre hat ergeben, dass das weiße Fettgewebe Zellen aufweist, die sich bei Kälte in so etwas Ähnliches wie braune Fettzellen verwandeln lassen und so ihre Eigenschaften annehmen. Die neuen Fettzellen werden als »beige« bezeichnet und der Umwandlungsprozess als »Browning«. Möglicherweise tritt Browning bei Kälteexposition mittels Winterschwimmen, Kühlweste, Sitzpausen am offenen Fenster, kalter Duschen, kühler Schlafzimmertemperaturen oder chemischer Hilfsmittel ein. Ebenso wie das braune Fettgewebe durch Kälte aktiviert werden kann, müsste es möglich sein, weiße Fettzellen chemisch dazu zu bringen, beige Zellen zu bilden. Experimente haben uns gezeigt, dass beige Fettzellen an ihrer ursprünglichen Stelle im weißen Fettgewebe verharren, jedoch schneller Fett verbrennen als ihre weißen Nachbarn. Browning verhindert so Übergewicht und Diabetes, und daher wird intensiv nach Methoden gesucht, die den Browningprozess im Körper auslösen.

Braunes Fett in einer Flasche

In den letzten Jahren haben sich mehrere Studien darauf konzentriert, braunes Fettgewebe zu aktivieren, um den Energieverbrauch zu steigern. Es ist jedoch nur wenig darüber bekannt, wie das braune Fettgewebe mit den anderen Organen kommuniziert und weitere Körperfunktionen beeinflusst. Vermutlich sendet das braune Fettgewebe, wenn stimuliert, verschiedene Botenstoffe aus, sogenannte Batokine, die Funktionen anderer Organe aktivieren können. Beispielsweise könnte das braune Fettgewebe Batokine verschicken, um das Browning zu erhöhen oder um den Appetit im entsprechenden Kontrollzentrum des Gehirns zu zügeln. Auf jeden Fall ist dies ein hochaktuelles Forschungsgebiet, da Batokine eventuell im Kampf gegen unsere Zivilisationskrankheiten helfen könnten. Bis wir mehr wissen, können wir einfach die natürliche gesundheitsfördernde Wirkung des Winterschwimmens und des kälteaktivierten braunen Fettgewebes genießen.

8. KAPITEL

IN EINEM KLUB ODER ALLEIN

»Du kannst dir kein Glück kaufen. ABER … du kannst mit deinen Freunden im kalten Meer schwimmen und anschließend Kakao mit Marshmallows trinken. Das ist in etwa dasselbe.«

S. S.

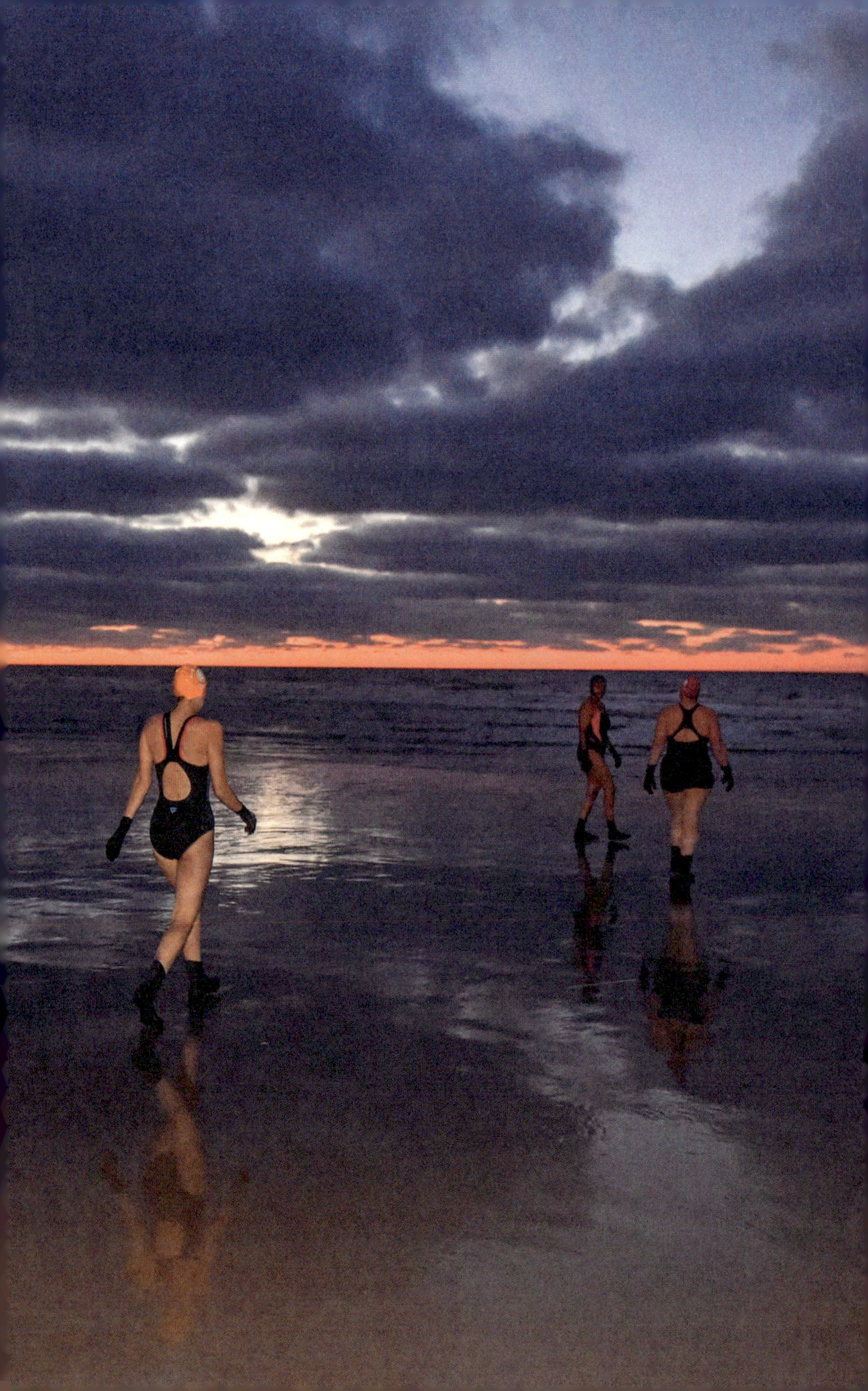

8

Immer mehr Menschen würden gerne mit dem Winterschwimmen anfangen – weit mehr als die Winterbadeklubs aufnehmen können. Viele sagen, sie würden lieber einem Klub beitreten, als auf eigene Faust zu beginnen, weil allein das schon sehr motiviert. Leider stellt der Mangel an Klubs für Neulinge eines der größten Hindernisse dar. Häufig beträgt die Wartezeit mehrere Jahre. Für andere kann man sich nur an einem bestimmten Tag des Jahres online anmelden.

Der Klub – eine Oase

Ich habe mich bei Mitgliedern der Winterschwimmklubs umgehört, und diese beschreiben ihre Klubs sehr positiv. Manche bezeichnen den Klub als ihre »Oase«, die sie mehrmals in der Woche oder sogar mehrmals täglich aufsuchen! Ich hatte das Glück, zusammen mit meinen Proband*innen befristete Mitgliedschaften in einem Winterbadeklub in Kopenhagen zu ergattern. Einige Damen, denen ich oft im Aufenthaltsraum begegnete, erzählten mir, dass sie sich dort immer vor und nach dem Schwimmen treffen. Erst Schwimmen, dann Saunabesuch und zum Schluss Kaffeetrinken in der Lounge. Viele Menschen finden sich hier und treffen sich dann auch außerhalb des Klubs. Sie knüpfen Freundschaften.

Gemeinschaft und Zusammenhalt

Hätte ich nicht zu meinem Glück die einzigartige Möglichkeit erhalten, eine Saison lang Mitglied in einem Winterbadeklub zu werden, hätte ich nie begriffen, warum das so etwas Besonderes ist. Das Miteinander, die Kultur, die offene und positive Stimmung – das steckt in höchstem Grade an! Du freust dich auf die frische Luft, das Schwimmen, auf die Sauna mit all den anderen. Du kommst als ein glücklicherer Mensch nach Hause. Dieses anschließende Glücksgefühl ist vermutlich auf das sogenannte »Winterschwimm-High« zurückzuführen, wie der Rausch nach dem Kälteschock auch genannt wird, aber zudem sicherlich auf die Zufriedenheit, die sich nach zwangloser Geselligkeit häufig einstellt. Der Klub ist eine stressfreie Zone. Darauf legen sowohl das Personal als auch die Mitglieder Wert. Allerdings gibt es Regeln, sowohl in Bezug auf die praktischen Abläufe als auch auf die Umgangsformen. Diese Regeln dienen dazu, die positive und entspannte Atmosphäre zu gewährleisten. In manchen Klubs besteht eine »Grußpflicht«. Das heißt, dass alle sich grüßen müssen, wenn sie sich auf dem Steg oder in der Klub-Lounge begegnen. Die Ruhe in der Sauna ist ebenfalls zu respektieren. Für Unterhaltung und Geselligkeit ist in der Lounge, die allen Altersgruppen offensteht, Platz.

Klubkultur

Die meisten Vereine in Dänemark veranstalten Einführungstreffen in ihren Räumlichkeiten, bei denen sie über die Sicherheitsvorkehrungen informieren, also zum Beispiel, wo Defibrillator und Rettungsringe zu finden sind. Vermittelt werden auch die Werte des Vereins, und den Mitgliedern wird ans Herz gelegt, ihre Sorgen zu

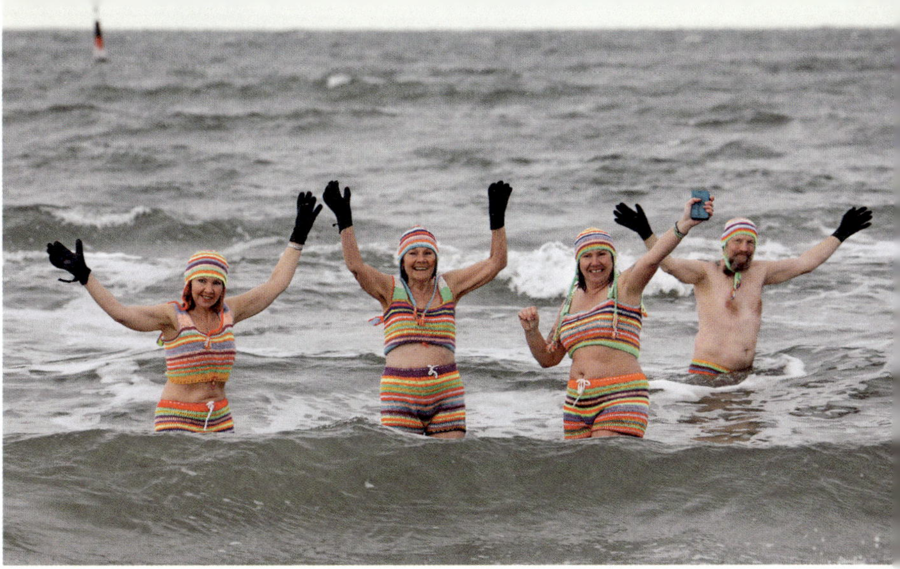

Die »Rostocker Seehunde« in der 1,5 Grad kalten Ostsee.

Hause zu lassen. Das hilft allen, zu relaxen und den Klub als Oase zu betrachten, losgelöst von der Geschäftigkeit des Alltags.

In der finnischen Saunakultur dient die Sauna unter anderem dazu, vor einer Abendeinladung oder einem wichtigen Geschäftstermin das Eis zu brechen. Hier bietet die Sauna einen sozialen Begegnungsraum, in dem Unterhaltungen selbstverständlich sind. In Dänemark hingegen geht die Tendenz dahin, zu schweigen, damit die Saunabesucher meditieren und den Blick nach innen richten können, um so Gelassenheit zu finden. Beides trägt positiv zur mentalen Gesundheit bei.

Dazu gehört auch, dass man sich in der Sauna von Förmlichkeiten und jeglicher Hierarchie verabschiedet. Dann können sich alle entspannen und sie selbst sein. In der Sauna sind alle einfach nur Menschen. Das schafft eine Atmosphäre der Freiheit, Ruhe und positiven Energie, die an die Winterbadeklubs in Dänemark erinnert. In den größeren Klubs können sich natürlich nicht alle kennen, aber es gelten dieselben Regeln, um eine positive Atmosphäre der Wertschätzung aufrechtzuerhalten, indem man sich grüßt und alle so akzeptiert, wie sie sind.

Alle Wege führen ans Meer

Doch zurück zu der Frage: Könnte man die Gesundheit nicht genauso gut auf einem Badesteg zusammen mit Freunden fördern? Natürlich kann man das, und mir sind viele Winterschwimmer*innen begegnet, die genau das tun. Sie treffen sich zum Work-out, zum Joggen oder zu einer anderen Aktivität und beenden den Tag mit einem Sprung ins kalte Wasser. Menschen, die in Wassernähe wohnen, nehmen häufig vor der Arbeit noch ein Winterbad, ohne erst einen Klub aufzusuchen. Zugang zu einer Sauna und einer Lounge sind der Hauptvorteil der Klubmitgliedschaft, aber die Umkleiden und Duschen sind natürlich ebenfalls nicht zu verachten. Neuerdings tauchen in Dänemark auch immer mehr mobile Saunen auf.

Nacktheit

Viele Menschen fragen sich, ob Winterschwimmen mit oder ohne Badekleidung betrieben wird. Das hängt ganz von den Vorlieben ab, aber in manchen Klubs gibt es auch dazu Vorschriften. In den letzten Jahren habe ich eingesehen, warum so viele einfach nackt baden. Mit Badeanzug wird es schnell zu kalt, und das Vergnügen sowohl im Wasser als auch danach wird geschmälert. Erlebniswert und Nutzen der Kälteschockreaktion und des anschließenden Aufwärmens sind optimiert, wenn im Körper keine Zweifel aufkommen. Ein kalter und nasser Badeanzug sendet jedoch widersprüchliche Signale ans Gehirn, weil er eiskalt ist und Wasser aufsaugt. Dein Körper reagiert, als wärst du weiterhin der Kälte ausgesetzt, und deswegen wirst du nicht wieder warm, weil sich die Blutgefäße weiterhin zusammenziehen. Ohne Badeanzug trocknet deine Haut schneller, und dein Gehirn empfängt die Information: Entspann dich! Deswegen wird dir schneller warm.

Nacktsein ist auch deswegen praktisch, weil Badekleidung in den meisten skandinavischen Saunen nicht erlaubt ist. Nach der Sauna muss man, wenn man Pech hat, seinen eiskalten, nassen Badeanzug wieder überstreifen, und das ist wirklich nicht angenehm, glaub mir! Er klebt an der Haut, an den Oberschenkeln, und sitzt nicht vernünftig – deine Finger sind klamm und zittern – du verlierst fast das Gleichgewicht, stolperst. AAAAARHHHH! – So ist es mir anfangs ergangen. Eine Freundin, eine erfahrene Winterschwimmerin, hatte mich mitgenommen. Nach der Sauna trat sie – nackt – wieder auf den Badesteg und Richtung Wasser. Sie drehte sich um, um zu sehen, wo ich blieb, aber ich kämpfte noch mit meinem Badeanzug.

»Kommst du jetzt, oder hast du es dir anders überlegt?«, fragte sie neckend.

»Ich zieh mir nur noch eben meinen Badeanzug an!« Es wollte mir fast nicht gelingen, weil er so an der Haut klebte. Alle schauten mich an, jedenfalls kam mir das so vor. Ich holte meine Freundin ein, aber mein Experiment mit dem Badeanzug hatte meine Kälteschockreaktion in dem kalten Wind bereits ausgelöst, obwohl ich mich noch nicht einmal im Wasser befand. Ich zitterte wie Espenlaub, als ich die Leiter hinunterkletterte. Den Badeanzug aus- und wieder anzuziehen war – angesichts der Tatsache, dass ich nur wenige Sekunden im Wasser bleiben würde – wirklich keine gute Idee.

Einige meiner Probandinnen haben ebenfalls mit dem Badeanzug herumexperimentiert. Bei ihnen hat es besser funktioniert, obwohl Badeanzüge beim Saunieren wirklich nicht optimal sind. Viele waren mutig – oder ungeduldig – und verzichteten auf ihren Badeanzug, nachdem sie erst versucht hatten, ihn mit klammen Fingern anzuziehen. Viele zogen es vor, in dem für Frauen reservierten Bereich zu schwimmen, und da war ihnen ihre Blöße egal. Etliche Klubs in Dänemark verfügen über nach Geschlechtern getrennte Bereiche. In den meisten Klubs ist das jedoch nicht der Fall, und alle schwimmen in Badekleidung oder wenden sich höflich ab.

Möglicherweise ist Nacktheit nur ein Thema für Neulinge, besonders unter den Frauen. Es kann beängstigend sein, nackt auf den Badesteg zu gehen, aber mit der Zeit lässt die Verlegenheit nach, und man konzentriert sich darauf, das Wasser, die Natur und die Wirkung der Kälte zu genießen.

Erfahrene Winterschwimmer*innen berichten, dass ihnen das Nacktsein größere Bewegungsfreiheit gewährt. Sie empfinden eine stärkere Verbundenheit mit dem Wasser und der Natur. Ich habe mir aber auch aus Klubs erzählen lassen, in denen Geschlechtertrennung nicht möglich ist, dass man sich an Badekleidung gewöhnt und dass die Erfahrung des Winterbadens trotzdem wundervoll ist. Du musst einfach tun, was sich für dich richtig anfühlt, egal, ob du dein Schamgefühl überwindest, indem du nackt schwimmst, oder deinen Badeanzug anbehältst, um dich zu entspannen und das Erlebnis genießen zu können.

An einem Wintertag saß ich in der gemütlichen kleinen Lounge des Klubs. Auf dem langen Tisch brannten Teelichter. Ich wartete auf einige Teilnehmerinnen meiner Studie, um mich ihnen beim Baden anzuschließen. Ich machte mir einen Tee in der Küche und setzte mich mit meiner Tasse, meinem Badeanzug und Handtuch an den Tisch. Dort saßen bereits drei ältere Frauen. Ihr Haar war nass, also waren sie schon schwimmen gewesen. Sie tranken ebenfalls Tee und unterhielten sich. Zwei von ihnen strickten. Offensichtlich kannten sie sich recht gut. Am anderen Ende des Aufenthaltsraums saßen ein paar jüngere Klubmitglieder, so um die zwanzig Jahre. Einige arbeiteten am Computer, zwei unterhielten sich leise. Zwei Männer schauten aus dem großen Fenster und unterhielten sich über das Wetter. In ein paar Tagen würde es Frost geben. Dann könnten sie im Eis schwimmen, oder im »slush ice«, dem matschigen Eis mit kleinen Schollen darin. Angeblich ein sehr spezielles Erlebnis.

»Schwimmst du lieber mit Badeanzug?«, fragte mich eine der älteren Damen. »Ja. Ich habe noch nicht den Mut, darauf zu verzichten«, antwortete ich recht verlegen.

»Es ist wunderbar befreiend, wenn man merkt, dass einem hier niemand zuschaut. Der Körper ist, wie er ist, und mit der Zeit ist es einem egal«, meinte eine der beiden anderen.

Ich nickte zustimmend. Sie hatte sicherlich recht, denn draußen vor dem Fenster gingen ausschließlich Unbekleidete vorbei, alt wie jung. Jetzt fiel mir auf, dass ich keinerlei Gedanken daran verschwendet hatte, dass sie nackt waren. Sie waren Winterschwimmer*innen, und da war Nacktsein normal. Männer scheinen in dieser Hinsicht entspannter zu sein. Einer der Winterbadeklubs in Kopenhagen verfügt sowohl über einen gemischten Bereich mit Umkleide, Sauna und Steg als auch einen nach Geschlechtern getrennten Bereich. Die Abteilung der Männer wird weniger frequentiert als die der Frauen. Die meisten Männer benutzen die gemischte Abteilung.

Der verschwundene Penis

An einem kalten Oktobertag begleitete ich ein paar Winterschwimmer*innen und einen Anfänger zu einem Bad im Meer. Der Anfänger redete viel und war offenbar sehr gespannt.

»Los geht's«, meinte er. Er wirkte nervös, weswegen er die Angelegenheit sicher möglichst schnell hinter sich bringen wollte. Alle beeilten sich mit dem Umziehen, und er erschien nackt wie alle anderen Männer und Frauen. Obwohl es das erste Mal für ihn war, schien er kein Problem damit zu haben, sich nackt auf den Steg zu begeben. Er konzentrierte sich auf das Wasser und sein bevorstehendes erstes eisiges Bad. Alle kletterten ins Wasser, und ich behielt sie im Auge und feuerte sie an. Wie alle Winterschwimm-Neulinge keuchte er lautstark und bewegte sich aufgeregt im Wasser hin und her. Wenig später kletterte er die Leiter wieder hoch. »Mein Penis ist weg«, rief er, als er wieder bei den anderen auf dem Steg stand. Wir lachten alle. Das zeigt, dass sowohl Männer als auch Frauen sich ihrer Nacktheit sehr wohl bewusst sind. Du kannst deine Verlegenheit überwinden, aber das erfordert Mut und mentale Stärke. Man verspürt einen natürlichen Widerstand dagegen, sich in der Öffentlichkeit auszuziehen. Doch Nacktheit als Teil des Winterschwimmens in der freien Natur ist – zumindest in Dänemark – eher akzeptiert. Der Kontext und die kulturelle Umgebung sind wichtig und machen es normal.

Die Motivation aufbringen

Ich schaue aus dem Fenster und müsste mich eigentlich auf den Weg machen, aber … draußen sieht es so kalt aus. Dunkel ist es auch noch. Und mein Fahrrad steht noch am Bahnhof. Wo ist das Auto?

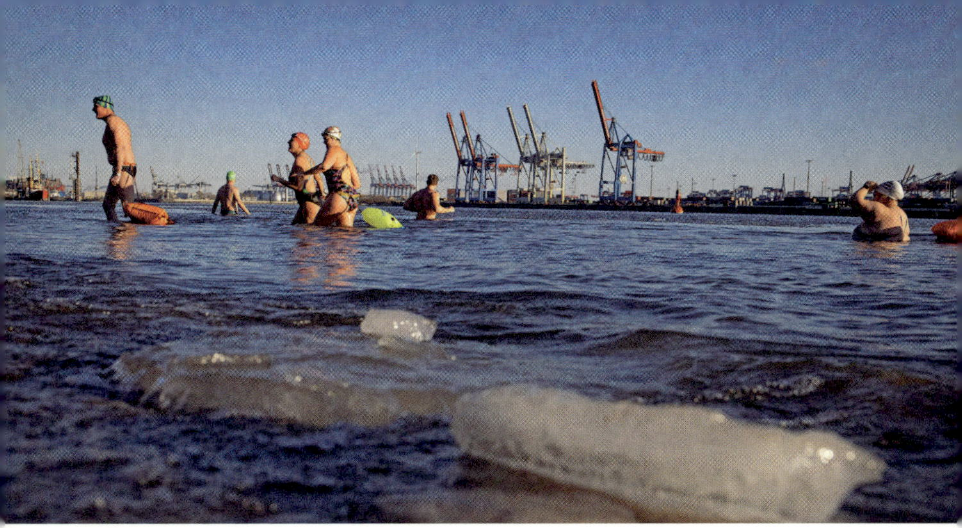

Eisbadende im Februar in der drei Grad kalten Elbe bei Övelgönne.

Richtig, mein Mann ist damit unterwegs. Also muss ich zu Fuß gehen, joggen oder das andere Fahrrad nehmen. Ja! Gute Idee. Nein, das scheppert so wahnsinnig. Also, was tun? Irgendwie ist mir so gar nicht danach. Außerdem ist noch Kuchen von gestern da.

So oder ähnlich könnte durchaus einer meiner Gedankengänge aussehen, wenn eine gute Idee auf dem Friedhof guter Vorsätze landet. Was machst du, wenn du einfach nicht die Energie aufbringst und es draußen kalt ist? Hier kommen sieben Tipps, die dir helfen, deine Motivation zu bewahren.

1. LEGE DIR GUTE GEWOHNHEITEN ZU

Sich zu motivieren, kann ab und zu schwerfallen. Das passiert allen, egal, welches Projekt man in Angriff genommen hat. Deswegen ist es wichtig, von Anfang an alles richtig zu durchdenken. Wie sieht deine Strategie aus? Menschen sind Gewohnheitstiere, also entwickle ein paar praktikable Routinen, die dich bei der Stange halten! Du könntest dir eine Winterschwimmtasche für deine Ausrüstung zulegen, mit Handtüchern, die du rasch auswechselst, wenn du wieder zu Hause bist. Eine gepackte Tasche ist praktisch und erleichtert den Aufbruch. Wähle einen Zeitpunkt, der dir immer gut in den Tag passt, oder plane eine Woche im Voraus und trage die Zeiten in deinen Kalender ein!

2. SUCHE DIR SCHWIMMKUMPEL

Außerdem hilft es, sich Unterstützung zu suchen, eine Person oder vorzugsweise mehrere, mit denen du dich triffst. Im Freundeskreis ist es lustiger, dann schwimmst du auch nicht allein. Du kannst auch andere Gleichgesinnte ansprechen, die du auf dem Steg oder am Ufer triffst. Oder schließe dich den Leuten im Winterbadeklub an, falls du eine Mitgliedschaft ergattern konntest.

3. BLEIBE HARTNÄCKIG

Manchmal schwindet das Durchhaltevermögen, wenn man auf kleine Hindernisse stößt und Erwartungen nicht erfüllt werden. Oft reicht schon ein kleiner Stolperstein, und Leute geben ihre Ziele auf, sei es, die paar Pfund zu viel abzuspecken oder das Winterschwimmen fortzusetzen. Vereinzelte Rückschläge sind vollkommen normal – du überspringst ein, zwei Badetermine, vielleicht auch mehr. Das solltest du aber nicht als Niederlage ansehen, sondern als eine Pause. Du solltest nicht einfach mit dem Winterschwimmen aufhören, bloß weil du eine Woche oder zwei oder noch mehr versäumt hast. Dein Körper erinnert sich, so brutal das klingt, sehr lange an den Kälteschock. Das bedeutet allerdings auch, dass du nicht mehr bei null anfangen musst. Statt aufzugeben, solltest du dich wieder zum Baden verabreden. Bis das Winterschwimmen fester Bestandteil deines Lifestyles geworden ist und Gewöhnung einsetzt, musst du planen und hartnäckig bleiben.

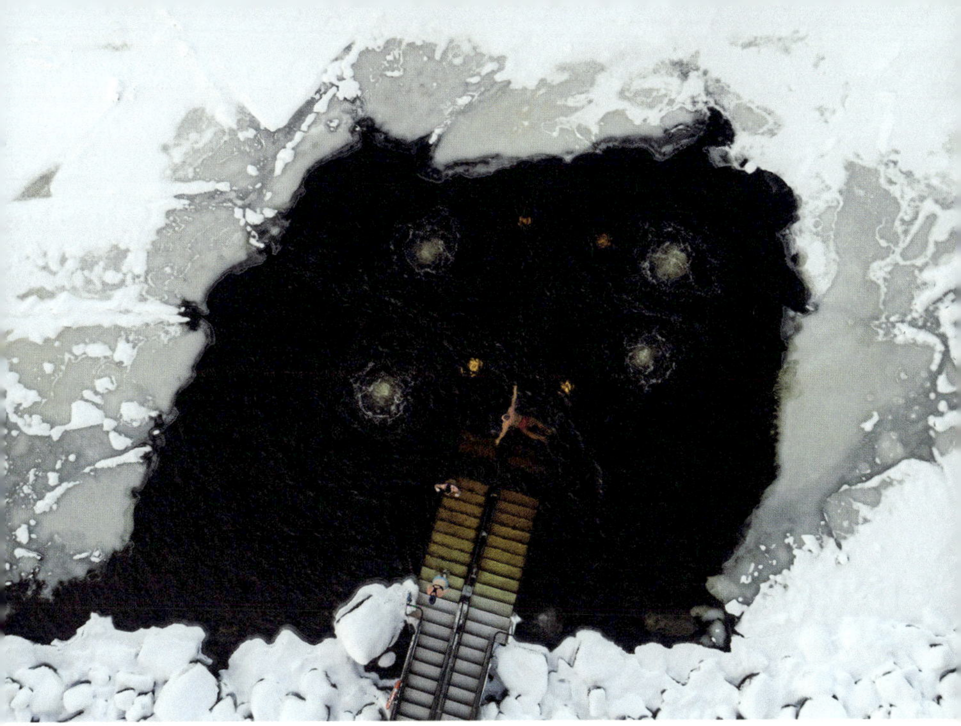

4. HÄNG'S AN DIE GROSSE GLOCKE

Erzähle anderen von deinen Plänen und deinen Erfolgen. Oft hilft es, Freund*innen, Kolleg*innen und die Familie zum Winterschwimmen einzuladen. Das setzt dich unter Druck und ermutigt dich zum Weitermachen.

5. BEHALTE DEINE FORTSCHRITTE IM BLICK

Es ist immer eine gute Idee, die Zeit im Wasser zu stoppen. Anfangs kannst du trainieren, indem du bis fünf oder zehn zählst und die Zeit langsam steigerst. Bei meinen Studien habe ich gute Erfahrungen mit einer Triathlon-Pulsuhr mit wasserdichtem Brustgurt zum Erfassen der Herzfrequenz gemacht. Mit der dazugehörigen App kannst du deine Fortschritte verfolgen, was hoch motivierend ist!

Es lohnt sich auch, sich die Wassertemperatur zu notieren, die täglich am Badesteg oder Pool angeschrieben wird.

6. SETZE DIR KONKRETE UND REALISTISCHE ZIELE

Dein Ziel sollte konkret sein. Statt »Winterbaden gehen« sollte es heißen »in den ersten drei Wochen einmal wöchentlich Winterbaden gehen«. Anschließend kannst du die Ziele hochschrauben und beispielsweise ergänzen, wie oft du pro Mal untertauchen willst. Bleibe dabei aber realistisch. Du kannst nicht im Handumdrehen von der Couch-Potato zum Wettkampfwinterschwimmprofi mutieren. Bescheidene Zwischenziele sind also sinnvoll, beispielsweise im ersten Winter zweimal in der Woche zu schwimmen. Danach kannst du dir neue Ziele setzen, beispielsweise häufiger zu schwimmen oder Eisbaden auszuprobieren.

7. LERNE DEINE SCHWÄCHEN KENNEN

Es gibt viele individuelle Schwächen, da es viele verschiedene Hemmschwellen gibt. Vielleicht gehörst du zu den Leuten, deren Füße oder Finger bei Kälte schmerzen. Die Lösung für dieses Problem kann sehr einfach sein: Badeschuhe und Handschuhe aus Neopren. Falls du auf dem Nachhauseweg frierst, dann nimm eine Thermosflasche Tee mit und trinke sie nach dem Winterschwimmen.

KALTE FAKTEN:

Die Sprache des Winterschwimmens

- Walküre, Seeräuber, Wikinger: ein*e Winterschwimmer*in
- Feuertaufe: das erste Bad im kalten Wasser, oft mit anschließender Feier
- Heizungsschwimmer oder Trockenschwimmer: Menschen, die vor dem Schwimmen in die Sauna gehen
- Teebeutel: jemand, der nur kurz die Extremitäten ins Wasser taucht
- Dopamin-Fanatiker: Menschen, die lange im Wasser verweilen oder einfach das Winterschwimmen lieben
- Champagner unter der Haut: dieses prickelnde Gefühl, wenn du zum zweiten Mal ins Wasser gehst oder es wieder verlässt
- Augen in Augenhöhe: sich in die Augen schauen, Nacktheit ignorieren
- Auf der Leiter rechts halten! So erinnern die Mitglieder einander daran, Platz auf der Leiter zu machen und Gedränge auf dem Badesteg zu vermeiden

9. KAPITEL

VORSICHTS-MASSNAHMEN IN KALTEM WASSER

»Schwimmen ist ein merkwürdiger Sport:
Manchmal schwimmt man zum Spaß, dann wieder,
um nicht zu sterben!«

Demetri Martin, *Komiker und Autor*

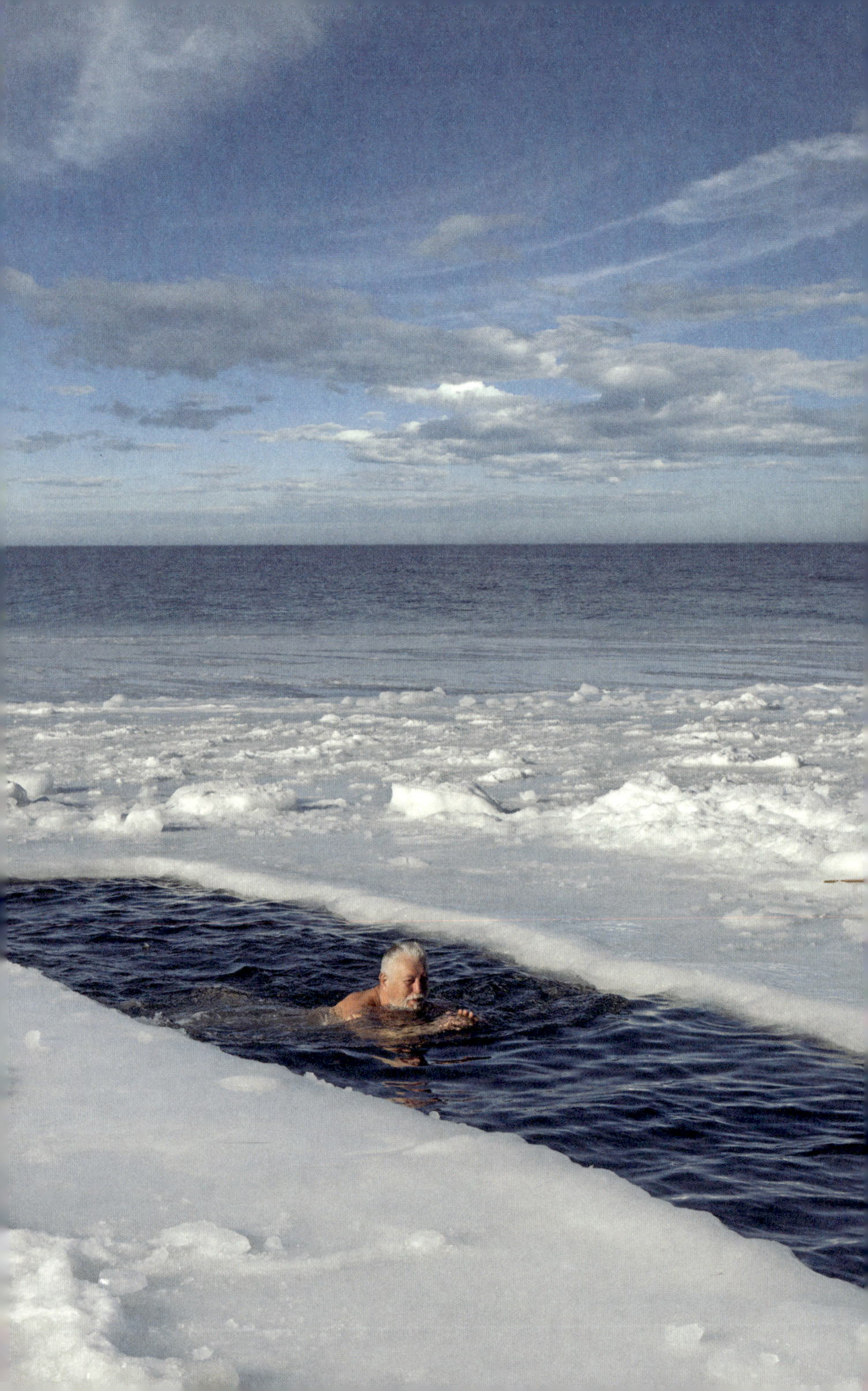

9

Um deine Bedenken, falls vorhanden, zu zerstreuen, will ich mit dem Fazit beginnen: Winterschwimmen ist sicher, sofern du gut vorsorgst. Wie ist das möglich?, fragst du dich vielleicht. An dieser Stelle darf ich dir die aufregende Forschung zur physiologischen Reaktion auf kaltes Wasser vorstellen und unter anderem diese Fragen beantworten: Ab welcher Temperatur wird Wasser als »kalt« definiert? Woran erkennt man Hypothermie? Warum gehen Menschen mit Herzkrankheiten Risiken ein? Und: Kann Gewöhnung an kaltes Wasser die Überlebenschancen erhöhen? Ich hoffe, dass dieses Kapitel dir bei deiner Reise als Winterschwimmer*in helfen wird, damit du dich beim Baden sicher fühlst und alles im Griff hast.

Die Statistik

Tod durch Ertrinken ist ungeachtet der Wassertemperatur weltweit mit 7 % die dritthäufigste Ursache von Unfalltod. Die Weltgesundheitsbehörde (WHO) schätzt, dass allein im Jahr 2015 360 000 Menschen ertranken, also 41 pro Stunde. Vermutlich waren es weitaus mehr, da die Zahlen für Entwicklungsländer unzuverlässig sind. Weil der Tod durch Ertrinken so häufig ist und es berühmte Beispiele wie den Untergang der *Titanic* gibt, interessiert sich die Forschung eher für die tödlichen Eigenschaften kalten Wassers als für die heilsamen.

Eine Studie aus dem Jahr 2014 führt 1.094 Fälle von Badeunfällen in offenen Gewässern in den USA in den Jahren 1975 bis 1995 auf. Die meisten (74 %) endeten mit dem Tod oder mit schweren neurologischen Schäden (4 %). Von den Unverletzten ohne neurologische Folgen hatten sich 88 % weniger als 6 Minuten unter Wasser befunden. Man fand keine Belege für den Schutzeffekt kalten Wassers bei Untertauchen beziehungsweise Submersion, allein die Dauer unter Wasser war ausschlaggebend. Darauf stützten sie dann ihre Empfehlungen für die Einleitung von Rettungsmaßnahmen bei Ertrinkungsunfällen unter Berücksichtigung der geringen Überlebenschancen bei einer Submersion von länger als 10 Minuten. Einschlägige Forschungsliteratur deutete auf einen Schutzeffekt niedriger Wassertemperaturen hin: Die Wissenschaftler*innen kamen zu dem Schluss, dass die Überlebens- / Wiederbelebungschancen bei Wassertemperaturen über 6 °C nach 30 Minuten äußerst gering seien. Bei Wassertemperaturen von 6 °C oder niedriger stiegen die Überlebenschancen auf maximal 90 Minuten. Daher scheinen die Überlebenschancen sowohl von der Temperatur als auch, wenig überraschend, von der Dauer der Submersion beeinflusst zu werden.

Kaltes Wasser – weit gefasst

Kaltes Wasser aktiviert das sympathische Nervensystem, also die Kälteschockreaktion, und bereitet dich darauf vor, eine potenziell lebensbedrohende Situation zu überstehen. Der Körper erlebt den Aufenthalt in Wasser unter 15 °C als Bedrohung. Wenn du dich länger als 30 Minuten in kaltem Wasser befindest, schwebst du mög-

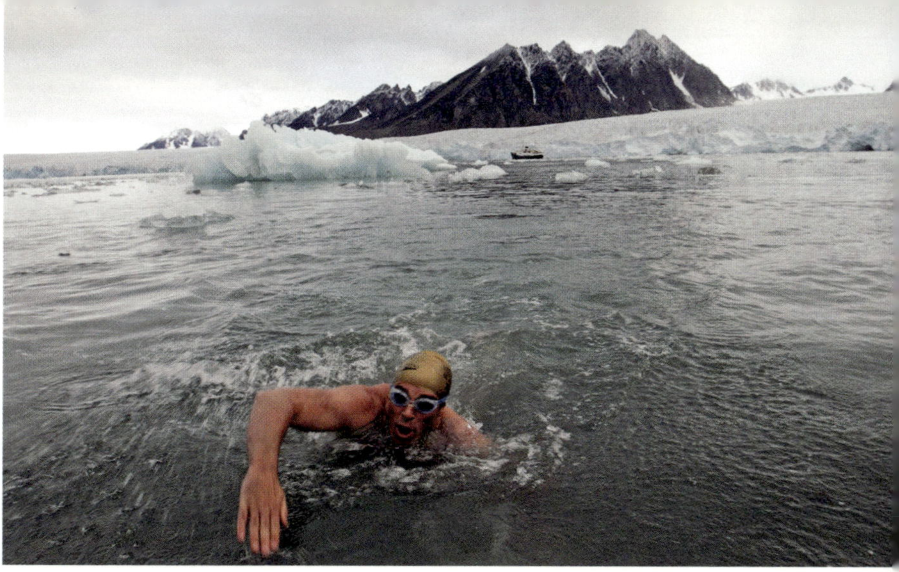

Der britische Langstreckenschwimmer Lewis Gordon Pugh vor dem Monaco-Gletscher bei Spitzbergen.

licherweise bereits in Lebensgefahr. Aber Winterschwimmen als Sport ist eine freiwillige Aktivität unter kontrollierten Bedingungen, und die Unfallgefahr ist gering, wenn du gründliche Vorkehrungen triffst.

Wasser gefriert bei unterschiedlichen Temperaturen. Meerwasser gefriert erst bei –1,9 °C, menschliches Gewebe dagegen bereits bei –0,55 °C. Man kann sich also beim Winterschwimmen Erfrierungen zuziehen, was allerdings selten vorkommt. Außerdem ist unweit der Polarregionen im Winter bei Bädern in Pools und Gewässern Vorsicht geboten. Der Salzgehalt des Meerwassers und der Chlorgehalt in den Pools können dazu führen, dass das Wasser selbst bei Temperaturen unter null flüssig bleibt. Unter diesen Bedingungen stellt das Winterschwimmen eine viel größere Herausforderung und Gefahr dar. Der *Telegraph* berichtete 2012, dass der erfahrene Eisschwimmer Lewis Gordon Pugh unweit des Nordpols bei einer Wassertemperatur von –1,7 °C ins Wasser gestiegen sei. Er zog sich Erfrierungen zu und erlangte erst vier Monate später das Gefühl in den Händen zurück.

Winterbäder können sich trotz gleicher Wassertemperaturen unterschiedlich kalt anfühlen. Das hat mit Umweltfaktoren zu tun, die unsere Temperaturwahrnehmung beeinflussen. Das Kälteempfinden hängt von der Strömung des Wassers und der Windgeschwindigkeit ab, die den sogenannten Windchill-Faktor beeinflusst. Der Wind bläst die Wärme von der nackten Haut, und das subjektive Empfinden kann von der mit dem Thermometer gemessenen Temperatur abweichen. Aus der Temperatur und der Windgeschwindigkeit wird der Windchill-Faktor berechnet. Diese Rechnung berücksichtigt allerdings nicht, ob man nass ist. Chillfaktor x nasse Haut = eisig kalt! So könnte man die »Winterschwimmgleichung« nennen.

Eine neutrale Wassertemperatur für eine unbekleidete Person, die sich nicht bewegt, liegt bei 35 °C. Bei längerer Verweildauer verliert der Körper Wärme, die Körperkerntemperatur sinkt, und die Person beginnt zu frieren.

Hypothermie

Kühlt der Körper ab, fährt er nach und nach vitale Körperfunktionen herunter. Ungeübten Schwimmer*innen bleibt die Beweglichkeit bei Wassertemperaturen unter 5 °C nur etwa 10–13 Minuten lang erhalten. Länger halten nur geübte Eisschwimmer*innen aus. Bei einer Verweildauer über 30 Minuten stellt sich Hypothermie ein, d.h. die Körperkerntemperatur sinkt unter 35 °C. Das kann Schädigungen an Nerven und Gefäßen zur Folge haben und zu schweren Erkrankungen, schlimmstenfalls zum Tod führen. Diese Definition der Hypothermie entstand nach dem katastrophalen Untergang der *Titanic* und wurde nach den Seeschlachten des Zweiten Weltkriegs bestätigt. Eine ähnlich genaue Definition von »kaltem Wasser« fehlt jedoch. Da sich gefährliche Körperreaktionen bereits bei Temperaturen zwischen 10 und 15 °C einstellen, ist es wahrscheinlich gerechtfertigt zu sagen, dass Wasser bei und unter einer Temperatur von 15 °C kalt ist.

Symptome der Hypothermie

Sobald du dich ins kalte Wasser begibst, beginnt die Abkühlung deines Körpers. Zu Beginn spürst du die Kälte. Die Haut schmerzt und kribbelt, erst nur an Fingern und Zehen, dann an Oberschenkeln, Bauch und Rücken. Mit Hypothermie hat dies noch nichts zu tun. Bei Winterschwimm-Neulingen dauert der anfängliche Kälteschmerz etwa 20–60 Sekunden. Danach betäubt die Kälte die Haut, und die Hyperventilation lässt nach. Um den großen Wärmeverlust an das Wasser auszugleichen, erhöht der Körper den Stoffwechsel, indem das braune Fettgewebe und die Skelettmuskeln aktiviert werden. Das nimmst du als leichtes Zittern wahr. Wenn das Zittern einsetzt, ist es angezeigt, das Wasser zu verlassen, bevor die nächste Stufe des Abkühlungsprozesses eintritt, der alle Bewegungen verlangsamt. Du hast das Gefühl, dass sich deine Haut zusammenzieht, deine Muskeln erstarren und du dich kaum noch bewegen kannst. An diesem Punkt fühlt sich dein Kopf erst kalt an, dann setzt ein Kribbeln und Stechen ein, als Nächstes kommt eine Art Lähmung, verbunden mit einer »Hirnstarre«. Deine Atmung wird

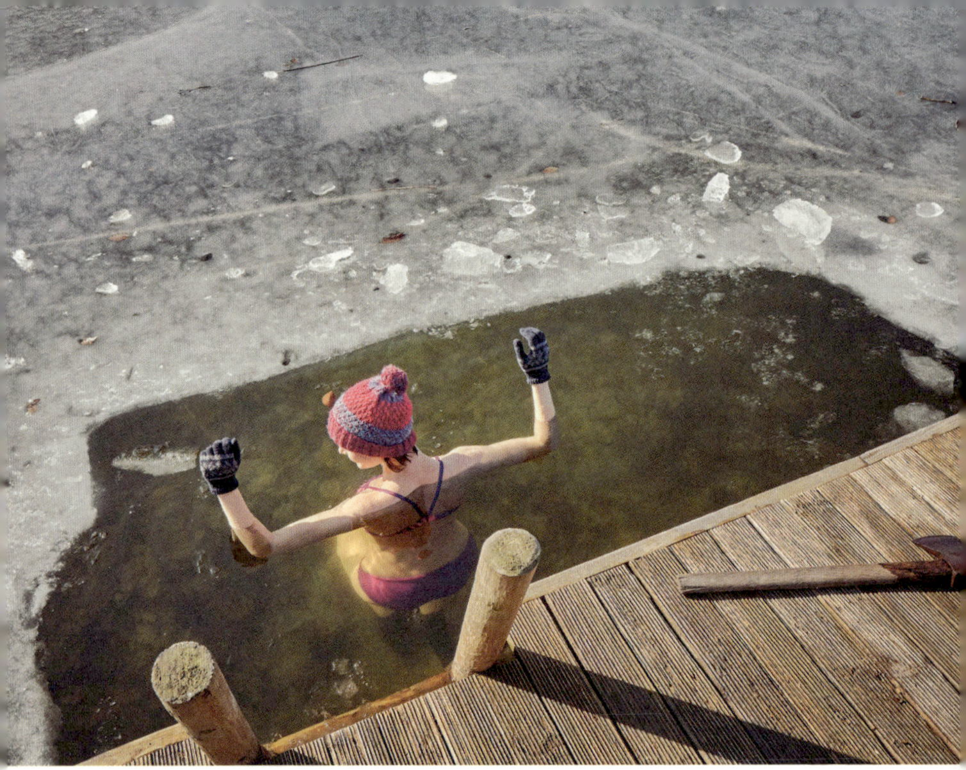

Mütze und Handschuhe senken das Risiko einer Hypothermie.

ebenfalls in Mitleidenschaft gezogen. Sie verlangsamt sich, und das Sprechen fällt dir schwer. Dieser Zustand ist sowohl sicht- als auch hörbar. Dein Körper kämpft, um seine Temperatur aufrechtzuerhalten. Es geht dir nicht gut, und du könntest einen Krampfanfall erleiden.

Natürlich ist es ratsam zu handeln, bevor die ersten Symptome der Hypothermie auftreten. Verlasse das Wasser, ziehe den Bademantel an, lege die Hände in die Achselhöhlen, gehe ins Warme! Lege dich hin, wenn dir schwindlig ist, oder lehne dich vor, damit sich der Kopf auf Herzhöhe befindet, bis das Schwindelgefühl nachlässt. Vor dem Winterschwimmen sollte kein Alkohol konsumiert werden, weil Alkohol eine eventuelle Hypothermie beschleunigt.

Wie bereits erwähnt, reduziert der Kälteschock die Blutzufuhr zum Gehirn um 30 %. Das kann zu Schwindel führen und die Gefahr zu ertrinken erhöhen, falls man im Wasser das Bewusstsein verliert. Die geringe Durchblutung des Gehirns ist ganz offenbar einer der Hauptgründe dafür, weswegen man niemals allein winterschwimmen und den Kopf in kaltem Wasser nicht untertauchen sollte. Rund 80 % unserer Körperwärme verlieren wir über den Kopf. Der Kopf ist nackt, gut durchblutet und hat eine große Oberfläche. Die Kopfvenen besitzen nicht die Kapazität der übrigen Körpervenen, sich zusammenzuziehen und wieder auszudehnen, wenn sie Kälte und Wärme ausgesetzt werden. Wenn der Kopf in kaltem Wasser untertaucht, steigt die Kälteschockreaktion parallel zum Wärmeverlust und Hypothermie-Risiko dramatisch an. Hast du dir je überlegt, warum viele beim Winterschwimmen eine Mütze tragen? Ganz einfach – die Mütze verhindert den Wärmeverlust über den Kopf und hält so den ganzen Körper länger warm.

Allgemein wird angenommen, dass die Gefahr der Hypothermie und des Ertrinkens selbst in Eiswasser erst nach 15 bis 30 Minuten auftritt. Hypothermie beeinträchtigt alle Zellen des Körpers in ihren Funktionen. Bei Hypothermie können die Körperzellen ihre erforderlichen Leistungen nicht mehr erbringen: Blutkreislauf und Nervenfunktionen sind gestört, was sich wie oben beschrieben äußert. Wenn du die Symptome einer langsam abnehmenden Körpertemperatur kennst, kannst du hoffentlich rechtzeitig reagieren.

Symptome der Hypothermie, wenn die Körperkerntemperatur in kaltem Wasser sinkt

- 36 °C: Sichtbares Zittern, gesteigerte Herzfrequenz, beeinträchtigte Atmung. Das ist dein Zeichen! Spätestens jetzt solltest du klugerweise das Wasser verlassen und dich ins Warme begeben
- 35 °C: Verwirrtheit, eingeschränkte Muskelkoordination
- 34 °C: Beginnender Erinnerungsverlust
- 33 °C: Herzrhythmusstörungen setzen ein
- 33–30 °C: Bewusstseinsstörungen, Verkrampfung der Muskeln, das Zittern hört auf
- 30 °C: Bewusstlosigkeit, Hypotonie (Blutunterdruck) und schwache Atmung
- 28 °C: Herzflimmern und kaum noch Atmung
- 25 °C: Herzstillstand und Tod

Manchmal weichen die Angaben zu Körperkerntemperatur und Hypothermie-Symptomen leicht ab. Meist wird die Temperatur, bei der der Tod eintritt, jedoch mit 25 °C angegeben.

Dennoch gibt es Menschen, die tiefere Temperaturen überlebt haben. Bei einem 28 Monate alten Kind wurde nach einem Unfall mit 12,7 °C die bislang niedrigste Körperkerntemperatur gemessen. Der älteste überlebende Erwachsene hatte eine Körperkerntemperatur von 13,7 °C.

Auch die Dauer bis zum Eintreten der Hypothermie kann variieren. Faktoren wie Luft- und Wassertemperatur spielen dabei, wie schon erwähnt, eine Rolle. Hinzu kommen individuelle Merkmale wie die Isolierung des Körpers, also die Menge des weißen Fettgewebes, die Körpergröße, die Muskelmasse, der Blutzucker und das

Geschlecht. Einige dieser Körpermerkmale werden in den folgenden Abschnitten erklärt.

Überleben und Anpassung an die Kälte

Je nach Umständen kann kaltes Wasser gesundheitsfördernd oder schädlich sein. Ausschlaggebend sind, abgesehen von Verweildauer im Wasser und den Umgebungstemperaturen, die Kältegewöhnung und das Verhältnis von Fett und Muskeln. Fett und Muskelmasse sind für die Isolierung und Wärmeproduktion ausschlaggebend und entscheiden daher darüber, wie lange man sich im Wasser aufhalten kann, ehe die Hypothermie einsetzt. Mehrere Studien ergaben, dass Übergewichtige, die kaltes Wasser gewöhnt sind, einen längeren Aufenthalt in kaltem Wasser aushalten als ungeübte Normalgewichtige. Interessanterweise geht aus einer Studie aus dem Jahr 2015 hervor, dass ein übergewichtiger Eisschwimmer mit einem BMI von >35 kg/m² und ca. 45 % Körperfett nie an Hypothermie litt, nicht einmal nach mehreren Aufenthalten in eiskaltem Wasser. Noch faszinierender ist ein Bericht aus dem Jahr 1986 über einen isländischen Fischer, der vermutlich aufgrund seines hohen Anteils an Fettgewebe im eiskalten Wasser überlebte. Sein Boot sank, zwei weitere Fischer ertranken innerhalb von zehn Minuten. Ihm selbst gelang es jedoch, im 5 °C kalten Wasser ans Ufer zurückzuschwimmen – ein Unterfangen, das fast sechs Stunden dauerte.

Andere wissenschaftliche Studien haben gezeigt, dass Gewöhnung an kaltes Wasser die Gesundheit fördern kann und die Überlebensdauer in kaltem Wasser möglicherweise verlängert. Allerdings hat man auch festgestellt, dass die Körperkerntemperatur Normalgewichtiger mit Habituation genauso schnell sinkt wie die Körperkerntemperatur Normalgewichtiger ohne Habituation, wenn sich

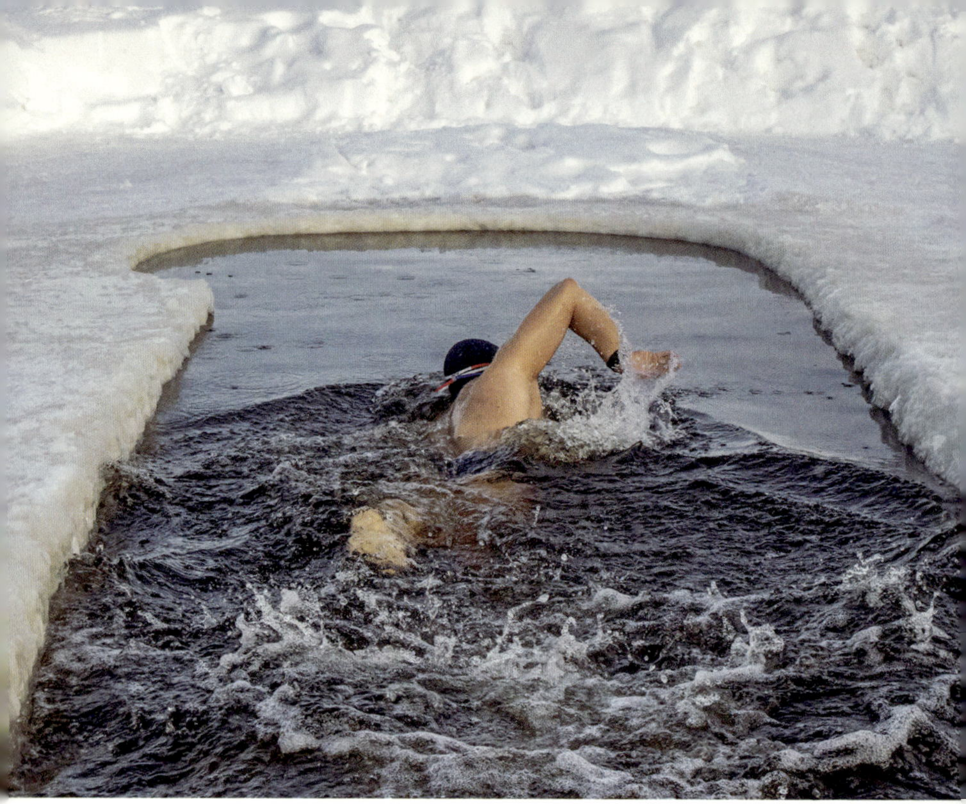

die Proband*innen im Wasser nicht bewegen. Daher hängen die Überlebenschancen vermutlich nicht nur von wärmebewahrenden Faktoren wie dem Anteil weißen Fettgewebes ab. Hingegen erhöhen vielleicht verbesserte Muskelkontrolle, Agilität und Angstbewältigung in kaltem Wasser die Überlebenschancen. Dies zeigt eine Studie aus dem Jahr 1995. Neun Männer in Überlebensanzügen tauchten in Wasser mit einer Temperatur von 3,6 °C ein. Verglichen mit Wärmeproduktion allein durch Muskelzittern, erhöhten einzelne Phasen von Bewegung die Überlebenschancen.

Der entscheidende Unterschied bei direktem Kontakt mit kaltem Wasser liegt jedoch zwischen konvektivem und konduktivem Wärmeverlust. Konvektiver Wärmeverlust ist Wärmetransport vom Körper zu strömenden Gasen oder Flüssigkeiten. Konduktiver Wärmeverlust tritt durch direkten Hautkontakt mit dem den Körper umgebenden Wasser auf. Erwiesenermaßen ist der Wärmeverlust der Haut bei Wind und Wellen, die sich eben in Bewegung befinden, größer. Gleichzeitige Muskelbewegung, wie beim Schwimmen, erhöht allerdings wieder die Wärmeproduktion und damit die Überlebenschance.

Habituation und Leistung hängen vom Kaltwassertraining, vom Wetter und von der Physiologie ab – und nicht nur von der Willensstärke. Vergleiche und Wettkämpfe im Eisschwimmen sollten unter Berücksichtigung der Konstitution angestellt und beurteilt werden, weswegen eine Einteilung der Wettkämpfe in Gewichtsklassen angebracht sein könnte.

Auf Winterschwimmen verzichten sollte, wer an:

- unbehandelten Herz-Kreislauf-Beschwerden/Schmerzen in der Brust (Angina Pectoris)
- unbehandeltem Bluthochdruck
- schweren Herzrhythmusstörungen leidet

Empfehlungen der Danish Heart Association

Schwimmen in kaltem Wasser und kardiologische Risiken

Schwimmen in kaltem Wasser ist weltweit eine bedeutende Todesursache, in den meisten Fällen handelt es sich jedoch um Folgen von Unfällen. Menschen in guter gesundheitlicher Verfassung können sich getrost dem Winterschwimmen widmen.

Neuere Studien legen nahe, dass viele Todesfälle durch Ertrinken auf Herzrhythmusstörungen zurückzuführen sind, die auf der gleichzeitigen Aktivierung des sympathischen und parasympathischen Nervensystems beruhen, einem sogenannten »autonomen Konflikt«. Bei Menschen mit Vorerkrankungen kann die autonome Reaktion eine Arrhythmie auslösen, die zum Herzstillstand führt. Wie bereits in Kapitel 5 über die Kälteschockreaktion erklärt, reagieren die Kälterezeptoren der Haut auf das kalte Wasser und aktivieren das sympathische Nervensystem (Kälteschock). Wellen, die ins Gesicht spritzen, haben eine vagale Stimulation und den Tauchreflex zur Folge. Dieser autonome Konflikt spielt wahrscheinlich eine entscheidende Rolle beim Auslösen der Dysrhythmien und Arrhythmien des Herzens.

Zu den prädisponierenden Faktoren gehören das Long-QT-Syndrom, koronare Herzkrankheit oder Kardiomegalie, die eine Voraussetzung für einen möglicherweise tödlichen Ausgang darstellen. Aber auch nicht tödliche Arrhythmien können indirekt zum Tod führen, wenn gesunde Menschen an Hypothermie leiden und die Kontrolle über ihre Muskeln verlieren, sodass sie Wasser einatmen und ertrinken. Ertrinken führt innerhalb von zwei Minuten zu Herzstillstand. Also sollten auch gesunde Menschen die wesentlichen Sicherheitsvorkehrungen beherzigen und sich auf dem Weg ins Wasser an einer Leiter oder einem Seil festhalten. Bei hohem Wellengang solltest du das Winterbaden auf einen windstilleren Tag verschieben.

Sinn und Zweck der Kältehabituation ist es, den Körper durch Optimierung der Wärmeproduktion, des Stoffwechsels, der Isolation und des Blutkreislaufs vor Hypothermie zu bewahren. Dieser physiologische Schutz der Körpertemperatur ist es, der die gesundheitsfördernde Wirkung mit sich bringt. Dem Körper vorzumachen, dass er sterben könnte, ist eine ziemlich verwegene Art, sich um seine Gesundheit zu bemühen! Gelegentliche Schocks erinnern jedoch an die Lebensbedingungen unserer Vorfahren aus der frühen Steinzeit. Im Unterschied zu der plötzlichen Begegnung mit einem Bären allerdings ist das Winterschwimmen (sofern mit Vorsicht betrieben) als Teil deiner Selbstoptimierung vorhersehbar, kontrollierbar, sicher und trotzdem sehr aufregend.

Kinder und Winterschwimmen

Immer häufiger nehmen auch Kinder mit ihren Eltern oder Großeltern am Winterschwimmen teil. Dabei ist es besonders wichtig, dass die Erwachsenen auf die Sicherheit der Kinder achten und ihnen beibringen, die Signale ihres Körpers zu erkennen. Wenn sie eine Kälteschockreaktion zeigen und hyperventilieren, sollten sie beruhigt werden. Unvorbereitet gerät man leicht einmal in Panik. Im Vergleich zu Erwachsenen weisen Kinder relativ zu ihrem Gewicht eine größere Körperoberfläche und weniger Fettgewebe auf. Eine Studie aus dem Jahr 1973 zeigt, dass dies bei Kindern schon bei 20 °C zu einer größeren Abnahme der Körperkerntemperatur führt. Eine andere Studie aus dem Jahr 1992 zeigt, dass 11- und 12-jährige Jungen mit demselben Körperfettverhältnis wie erwachsene Männer (19 bis 34 Jahre) dieselbe Körperkerntemperatur bei einer Lufttemperatur von 5 °C beibehielten, sowohl beim Sport als auch im Ruhezustand. Der Mechanismus, der dazu führte, war jedoch ein anderer als bei den Männern. Während der Abkühlung wiesen die Blutgefäße der Jungen eine bessere Kontraktionsfähigkeit auf, was in einer niedrigeren Hauttemperatur resultierte. Sie erzielten eine höhere Energieverbrennung als die Männer, vermutlich mittels Muskelzittern. Dies zeigt, dass Kinder zwar schneller abkühlen als Erwachsene, aber die Abnahme der Körperkerntemperatur durch erhöhten Energiestoffwechsel kompensieren. Sie verbrauchen ihre Energie in ihren Muskeln. Daher ermüden Kinder in der Kälte schneller als Erwachsene. Diese Resultate legen nahe, dass Kinder in kaltem Wasser ständig beaufsichtigt werden müssen. Aus Sicherheitsgründen sollten Kinder bei Wassertemperaturen unter 15 °C nicht schwimmen, sondern einfach nur kurz eintauchen, das Wasser wieder verlassen und sich sofort ins Warme begeben.

Atmen. Ein Leitfaden

Bevor du ins Wasser steigst, atme durch den Mund aus, bis deine Lungen vollkommen leer sind. Tauche den ersten Fuß ins Wasser, dann atme tief durch die Nase ein und durch den Mund wieder aus. Klettere energisch die Leiter hinunter, bis dir das Wasser bis zu den Schultern reicht. Konzentriere dich weiterhin darauf, ruhig und tief durchzuatmen. Versuche, dich aktiv zu entspannen und zähle langsam: Eins, zwei, drei ... bis zwanzig. Von diesem Punkt an fällt es dir leichter, zu atmen und ruhig zu bleiben.

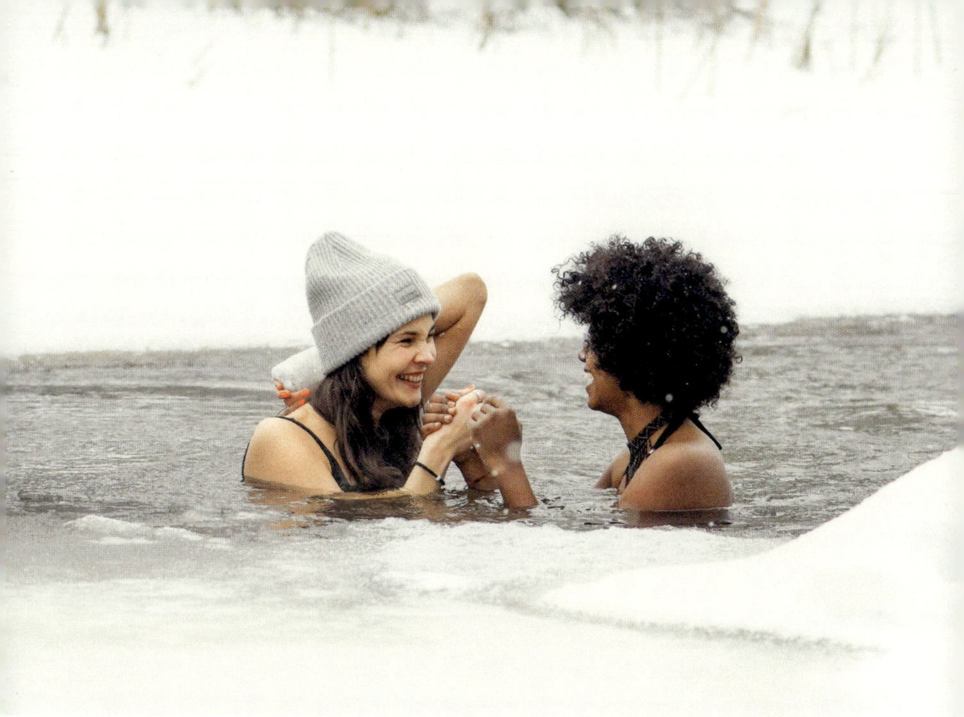

Winterschwimmerinnen in Vilnius, Litauen.

Kann man zu oft winterschwimmen?

Winterschwimmer*innen beschreiben das Winterbaden als ein perfektes Gleichgewicht zwischen warm und kalt, zwischen Ruhe und Energie. Klingt super, oder? Wie viel oder wie wenig Winterbaden erforderlich ist, um dieses Gleichgewicht zu erreichen, ist wahrscheinlich sehr individuell und hängt von mehreren Faktoren ab. Für Anfänger kann tägliches Winterbaden zu viel sein, weil der Körper erst einmal Zeit benötigt, um sich an die Kälte anzupassen. Habituation stellt sich erst nach und nach ein, damit du die Kälte längere Zeit aushältst.

In einer unserer Studien ging ein junger, gesunder Winterschwimmer viele Male wöchentlich baden, vermutlich zu früh zu oft. Er beschrieb einen Zustand, den er »verschleppte Kälte« nannte, der sich jeweils danach zu Hause einstellte. Er blieb nicht länger im Wasser als andere, aber das häufige Baden ließ ihn frösteln, wenn er abends auf dem Sofa lag. Dieses verzögerte Frieren war vermutlich die Reaktion seines Körpers auf das ungewohnt häufige Winterschwimmen. Hätte er in dieser Frequenz weitergemacht, dann hätte sich die Gewöhnung eingestellt, aber aus Sicherheitsgründen rieten wir ihm, weniger häufig zu baden, um sich nicht zu überanstrengen. Das verzögerte Kälteerlebnis und Frösteln verschwanden, und er konnte das Winterschwimmen wieder genießen. Die angemessene Winterbadefrequenz ist ein individuelles Abwägen. Der beste Rat lautet, auf den eigenen Körper zu hören. Weniger ist manchmal mehr, und letztlich sollte Winterschwimmen Spaß machen.

Dreimal durchhalten!

Im Rahmen meiner Studie trafen wir uns mehrmals wöchentlich mit Winterschwimm-Neulingen, um sie anzuleiten und zu motivieren. Einer freudig aufgeregten Teilnehmerin stand nun also die Premiere bevor! Die normale Routine war vorgesehen – auf den Badesteg, ins Wasser, (wenn möglich) ruhig atmen, aus dem Wasser klettern, ins Badetuch wickeln, Sauna.

»Ich will das wirklich, aber ich bin so nervös«, sagte sie entschuldigend.

»Das ist ganz natürlich«, erwiderte ich. »Aber du musst ja nur kurz eintauchen, das schaffst du schon. Sobald du genug hast, kommst du wieder raus.«

Wir gingen ans Ende des Stegs. Es war windstill, aber die Luft war kalt. Die Sonne schaute hinter ein paar weißen Wolken hervor. Die Wassertemperatur betrug 10 °C. In der Luft waren es 11 °C. Es war Oktober. Ein wunderbarer Tag, da waren wir uns einig. Perfekt für ein erstes Winterbad. Auf dem Steg besprachen wir alles noch einmal. Jetzt war sie bereit! Resolut kletterte sie die Leiter hinunter und tauchte ohne Zögern ins Wasser ein, bis es ihre Schultern erreichte. Es lief wie erwartet. Als sie im Wasser war, begann sie zu keuchen und zu hyperventilieren, die Kälteschockreaktion war eindeutig aktiviert. Sie kletterte wieder heraus, und die anderen lobten sie. Sie lachte. Es war großartig! Sie war ganz offensichtlich glücklich und sehr stolz. Wir gingen in die Sauna, und das Ganze wiederholten wir dann noch zweimal. Sie war aufgeregt und befand sich ganz eindeutig in einem Winterschwimm-High. Nach jedem Eintauchen beklagte sie sich aber über die unangenehme Kurzatmigkeit. Wir führten gemeinsame Atemübungen durch, die deutlich halfen. Am nächsten Tag rief sie mich jedoch an und gestand mir ihre Zweifel in Bezug auf das Winterbaden. »Es ist kalt, und mein Körper hat so heftig reagiert! Ich hatte das Gefühl, keine Luft mehr zu bekommen. Ich bin mir nicht sicher, ob ich das schaffe«, sagte sie.

Sie war ganz offensichtlich gestresst und geriet nun bei der Erinnerung an ihr erstes Winterbad in Panik, obwohl alles wie erwartet verlaufen war. Viele Neulinge finden das erste Mal mühsam und müssen sich sehr zu einer Wiederholung überwinden. Wir unterhielten uns, und ich lobte sie, weil sie sich dieser Herausforderung gestellt hatte. Man sollte nicht gleich am Anfang das volle Zen-Feeling erwarten, da der Körper das kalte Wasser nicht gewöhnt ist und die Anspannung leicht einmal überhandnimmt. Das ist sehr normal, ebenso die Kurzatmigkeit. Ein Gefühl der Überwältigung gehört bei den ersten Malen dazu, aber der Körper lernt schnell,

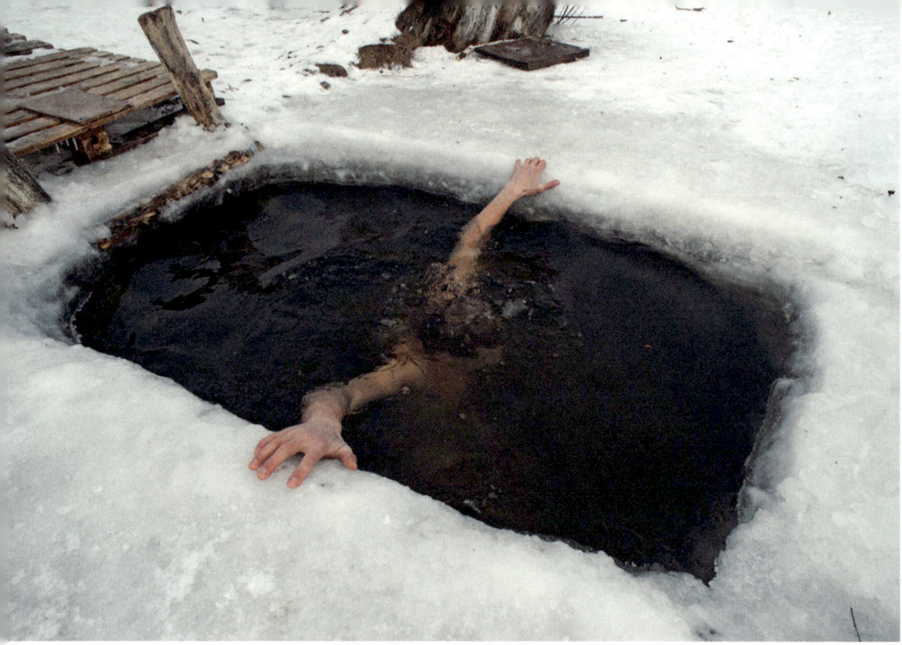

und recht schnell ist eine Veränderung festzustellen. Also: Durchhalten! Glücklicherweise beschloss die nervöse Winterschwimmerin dann doch, am Ball zu bleiben. Unser Forschungsteam stand ihr weiterhin zur Seite. Nach drei oder vier weiteren Ausflügen ins Wasser hatte sie ihre jüngsten Ansichten über das Winterschwimmen vollkommen revidiert.

»Jetzt ist es viel besser. Ich kann meine Atmung besser kontrollieren und genieße das Eintauchen immer mehr. Ich muss jetzt einfach weitermachen!«, sagte sie. Inzwischen war sie eine viel ruhigere, wenn auch immer noch frischgebackene Winterschwimmerin, und sie blieb den Rest der Saison bei der Stange. Das war wirklich großartig. Die bewältigte Herausforderung erfüllte sie mit Stolz und Kraft. Welch ein Triumph!

Der Beistand Gleichgesinnter motiviert dich und gibt dir Sicherheit. Diese Unterstützung ist oft entscheidend dafür, ob sich bei dir ein Schalter umlegt. Winterschwimmer*innen sagen, wenn dieser Punkt erreicht ist, willst du nicht mehr ohne das Winterbad leben. Inzwischen kann ich da nur zustimmen.

Korrekte Atmung

Kurzatmigkeit und Ermüdung der Muskeln stellen bei vielen Sportarten und nicht nur beim Winterschwimmen eine Herausforderung dar. Der Körper braucht Zeit, um sich an eine neue Umgebung und neue Anforderungen anzupassen. Sieh es als eine Reise und entspanne dich. Die wichtigste Strategie gegen Kurzatmigkeit besteht darin, mittels ruhiger, tiefer Atmung Angstzuständen vorzubeugen. Eine solche Atemtechnik gibt deinem Gehirn etwas Konkretes zu tun, worauf du dich konzentrieren kannst, und das führt Ruhe mit sich. So lässt es sich länger im eisigen Wasser aushalten.

Auch wenn dein Gehirn »HILFE« schreit und deine Atmung aus dem Takt geraten ist, kannst du dir sicher sein, dass es nach einigen Versuchen klappt. Damit wird sich dein Winterbade-Erlebnis vollkommen verändern. Tief ausatmen, bevor du ins kalte Wasser eintauchst, erhöht deine Lungenkapazität, und du kannst mehr Luft tiefer einatmen. Auf diese Weise vermeidest du flache Atmung, Panik und Ertrinkungsgefahr. Nach drei Malen im Wasser hast du die Situation plötzlich im Griff, und alle fragen sich, wie du das angestellt hast. Jetzt kannst du diese Tipps an andere Winterschwimmer*innen weitergeben und dadurch die allgemeine Sicherheit erhöhen.

KALTE FAKTEN:

Sicheres Winterschwimmen

- Lerne erst schwimmen, bevor du mit dem Winterschwimmen anfängst.
- Winterschwimmen sollte unterlassen, wer an unbehandelten Herz-Kreislauf-Beschwerden/Brustschmerzen (Angina Pectoris), unbehandeltem Bluthochdruck oder schweren Herzrhythmusstörungen leidet. Konsultiere im Zweifelsfall deinen Arzt oder deine Ärztin.
- Kinder sollten nur kurz und stets unter der Aufsicht Erwachsener eintauchen.
- Schwimme nie allein – sorge dafür, dass du immer jemanden an deiner Seite hast.
- Schwimme nie in offenen Gewässern, wenn du etwas getrunken hast oder krank bist.
- Absolviere einen Erste-Hilfe-Kurs, dann weißt du, was du im Notfall zu tun hast.
- Informiere dich, wo sich Defibrillator und Rettungsringe im Winterbadeklub befinden.
- Trage immer ein aufgeladenes Handy in wasserdichtem Etui bei dir, damit du die Rettung verständigen kannst.
- Nutze eventuell einen Schwimmreifen oder eine andere Schwimmhilfe.
- Trage Schwimmbrille und Stirnlampe, wenn du im Winter nach Einbruch der Dunkelheit schwimmen willst.
- Es ist nicht ratsam, den Kopf unterzutauchen. Das steigert nur den autonomen Konflikt und beschleunigt den Wärmeverlust.
- Trage eine Neoprenmütze, damit dein Kopf warm bleibt und der Wärmeverlust verlangsamt wird.
- Bewege dich mit Bedacht auf Kai, Stegen und Leitern, sie können vereist oder glitschig sein. Neoprenschuhe haben bessere Haftung, und die Füße werden weniger kalt.

- Atme langsam und ruhig, wenn du ins Wasser steigst, um der Hyperventilation entgegenzuwirken.
- Tauche beim ersten Mal nur kurz ins Wasser ein, höchstens zehn Sekunden lang. Du kannst die Dauer ausdehnen, wenn deine Gewöhnung zunimmt und du deine Atmung besser im Griff hast.
- Ziehe nach dem Baden rasch warme Sachen an und trinke viel heißen Tee oder andere Heißgetränke.
- Sei vorsichtig bei Strömung!
- Eisschollen sollten beseitigt werden, bevor du ins Wasser steigst. Eis kann sehr scharfkantig sein, und es besteht die Gefahr, dass du dich schneidest. Wenn das passiert, merkst du es womöglich gar nicht, weil das kalte Wasser deine Haut betäubt.
- Schwimme nie unter das Eis! Du könntest in Panik geraten und ertrinken.

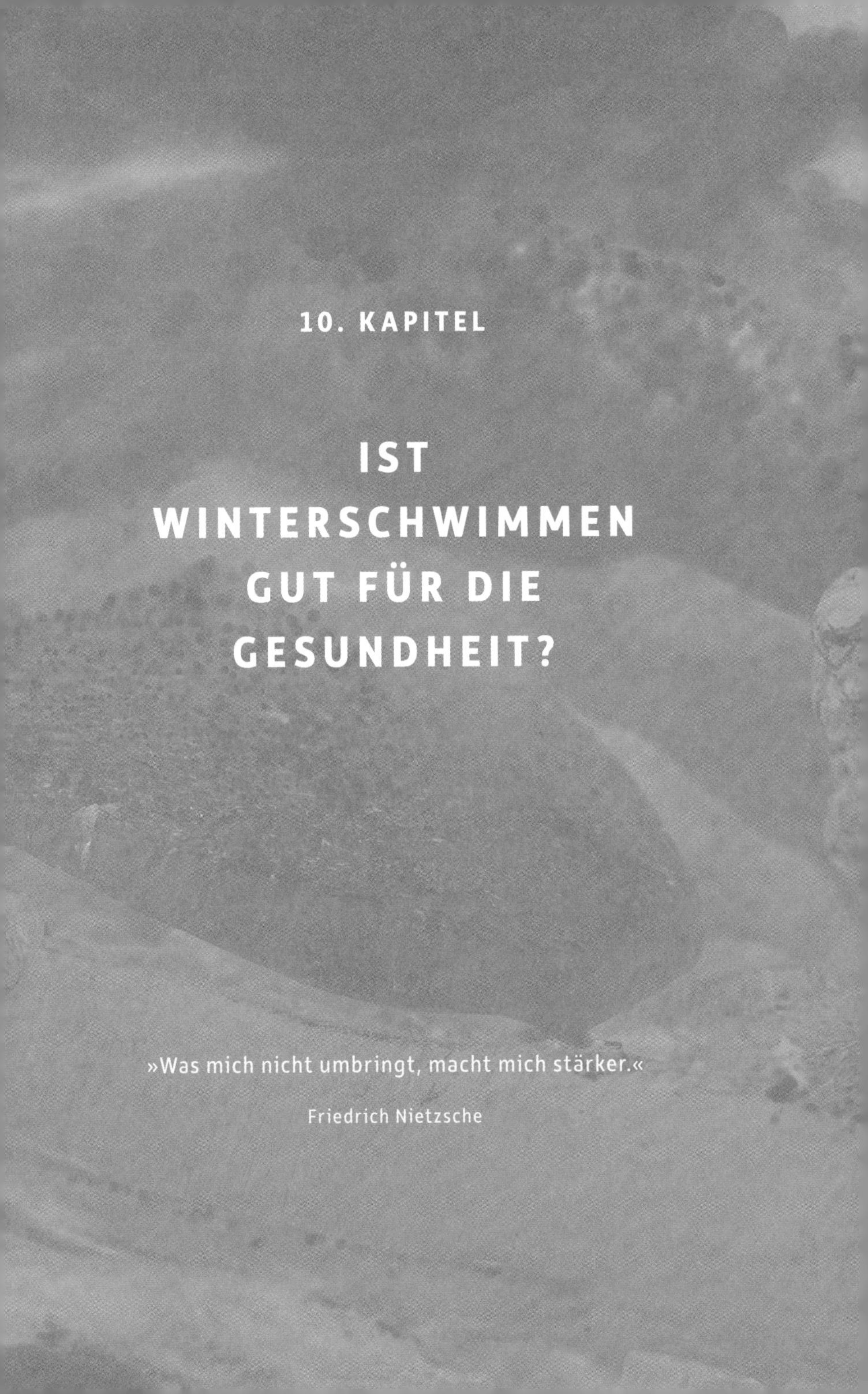

10. KAPITEL

IST WINTERSCHWIMMEN GUT FÜR DIE GESUNDHEIT?

»Was mich nicht umbringt, macht mich stärker.«

Friedrich Nietzsche

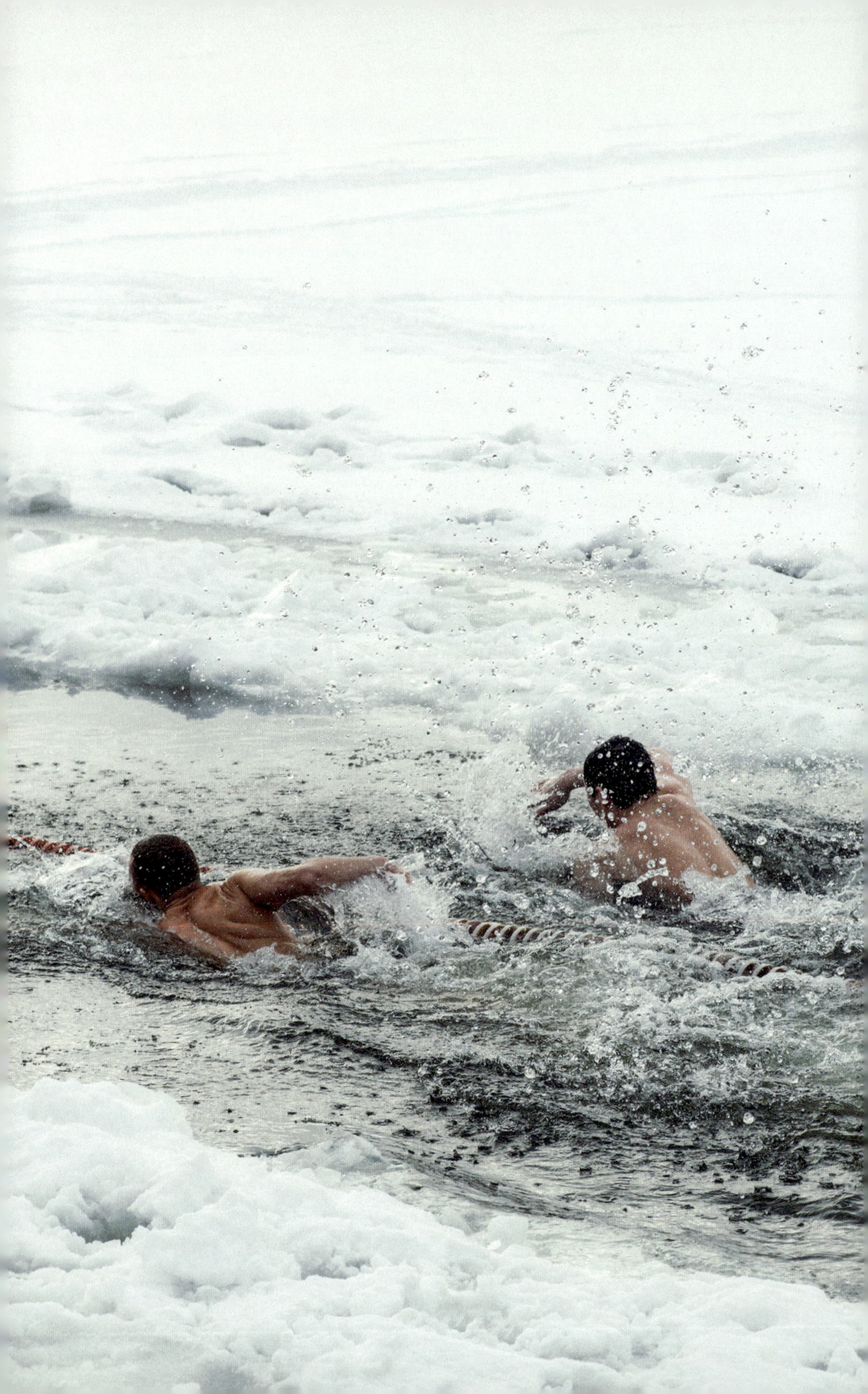

10

Alle Menschen brauchen Bewegung, um gesund zu bleiben, das weiß jeder. Jetzt stellt sich also die Frage: Zählt Winterschwimmen als Sport? Die kurze Antwort lautet: Ja, durchaus! Du trainierst allein schon dadurch, dass du das Haus verlässt und dich auf das Bad vorbereitest. Wie du vermutlich bereits erraten hast, ist das natürlich nicht der Hauptgrund. Kaltes Wasser ist eine besondere Form des Ausdauersports. In diesem Kapitel vertiefen wir uns in die wissenschaftlichen Erkenntnisse zur gesundheitsfördernden Wirkung der Kaltwasserimmersion, damit deutlich wird, warum kaltes Wasser tatsächlich Training ist.

Wenn du mich fragst, handelt es sich um eine kleine Investition mit einem großen gesundheitsfördernden Ertrag! Etliche Studien legen nahe, dass Schwimmen in kaltem Wasser eine ganze Reihe gesundheitsfördernder Effekte erzeugt. Es steigert also nicht nur das allgemeine Wohlbefinden, indem es über Stimmungstiefs hinweghilft, es verändert auch die Insulinsensitivität sowie die hämatologischen und hormonellen Funktionen und vermindert Atemwegsinfektionen. Diesen Nutzen beschreibe ich in diesem Kapitel.

Schwimmen ist ganz allgemein ein gutes Kardiotraining mit gesundheitsfördernden Effekten, die den wichtigsten Zivilisationskrankheiten vorbeugen: Herzkrankheiten, kardiovaskulären Krankheiten und Diabetes. Das kalte Wasser, das uns umgibt, bewirkt ganz wesentliche – positive – körperliche Veränderungen. Die Kältetoleranz nimmt zu, und eine Menge Neurotransmitter und Hormone werden ausgeschüttet. Spüren wir diesen gesundheitlichen Nutzen aber auch? Das kommt auf den allgemeinen Gesundheitszustand an. Studien haben gezeigt, dass Menschen mit Gelenkschmerzen durch kaltes Wasser unverzügliche Linderung erfahren. Davon abgesehen sind die meisten Veränderungen und gesundheitsfördernden Effekte messbar, aber nicht unbedingt direkt spürbar. Der Körper muss eine nicht unerhebliche Stressreaktion bewältigen. Bei Herzbeschwerden ist also gerade zu Beginn Vorsicht angezeigt. Viele Studien zeigen, dass kaltes Wasser wohltuende Auswirkungen auf Gelenkschmerzen, Arteriosklerose, Stress, Erschöpfungszustände und Niedergeschlagenheit hat. Außerdem ist es von prophylaktischem Nutzen. Und es ist zweifellos besser, einer Krankheit vorzubeugen, als sie behandeln zu müssen!

Eine globale Befragung von über 800 Winterschwimmer*innen und Saunabesucher*innen ergab, dass die positive Wirkung von Kaltwasser auf Stimmung und Energie universell und unabhängig von der gesundheitlichen Verfassung ist. Auch mir persönlich erzählen Menschen aus aller Welt Geschichten darüber, wie sich die Verbesserung der Stimmung und der Kräfte auf die Lebensqualität auswirken. Dabei handelt es sich eher um anekdotische Evidenz, doch nicht selten bezeichnen sie das Winterschwimmen als lebensverändernd. Das ist zweifellos sehr faszinierend und inspirierend und bestätigt, dass es noch viel zu erforschen gibt, um die Wirkung des Kaltwasserschwimmens zu verstehen. Aus meiner Perspektive

Womit assoziierst du Winterschwimmen?

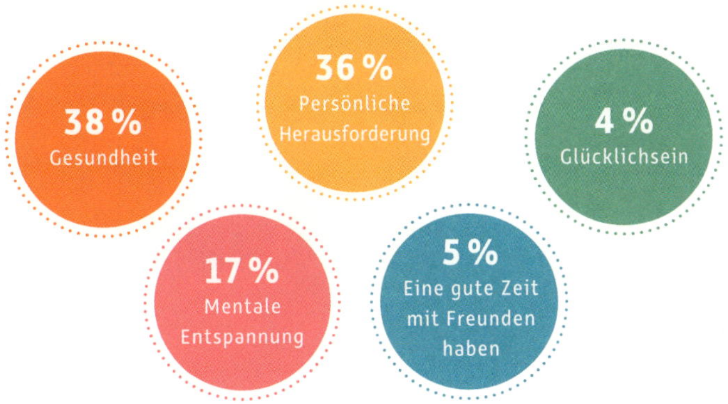

Susanna Søbergs Befragung von Personen, die selbst nicht winterschwimmen

bereichern diese Schilderungen die wissenschaftlichen Studien und hauchen ihnen Leben ein.

Braunes Fettgewebe und Schlaf

Stress und Schlafmangel beeinträchtigen deine Gesundheit und deinen Erfolg beim Winterbaden. Schlaf ist für den Stoffwechsel ungemein wichtig. Ein gestörter circadianer Rhythmus gefährdet die Balance jener Hormone (wie Leptin, Cortisol und Serotonin), die grundlegende Funktionen wie Hunger und Schlaf regulieren. Ein Teufelskreis. Schlafmangel kann zu schlechten Essgewohnheiten führen. Das Zuviel an Kalorien wiederum macht schnell müde.

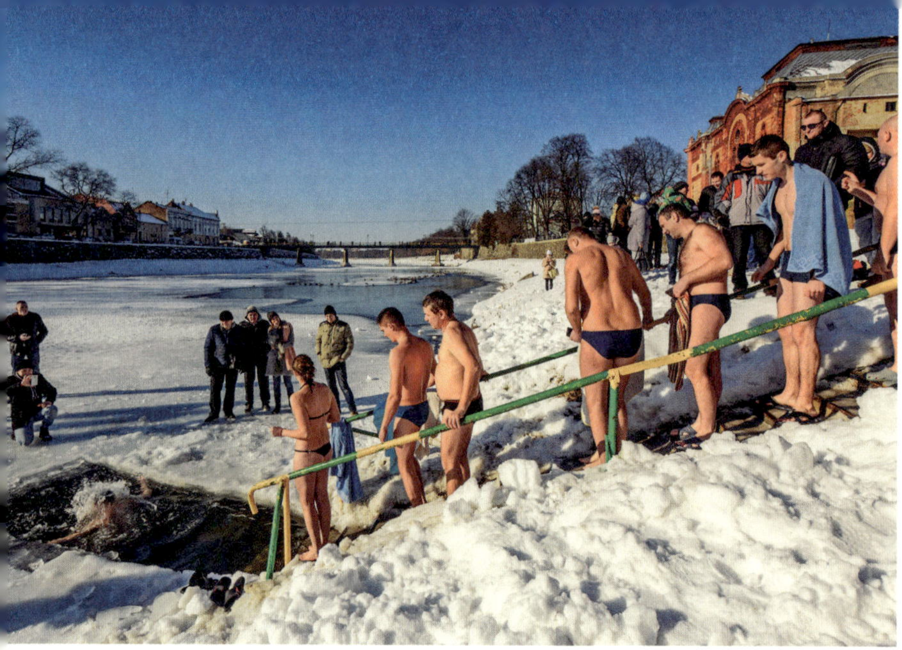

Eisschwimmen am Dreikönigstag in Uschgorod, Ukraine.

Verzögertes Altern?

Tja, Jungbrunnen gibt es nicht, uns kann es hier also lediglich um das Herauszögern des Alterns gehen. In wissenschaftlichen Studien wurden erhöhte Niveaus freier Radikale bei Frühstadien verschiedener Krankheiten wie Arteriosklerose, Alzheimer und Krebs nachgewiesen. Allein schon das Älterwerden bringt ein erhöhtes Niveau freier Radikale mit sich. Igitt! Ich weiß nicht, was dich betrifft, aber ich habe zu tun und keine Zeit zu sterben. Aber würdest du nicht gerne wissen, ob sich das Sterben irgendwie hinauszögern lässt? Bis zu einem gewissen Grad kann man behaupten, dass sämtliches Training die Alterung verzögert, weil es entzündungshemmend wirkt und die Gefahr von Erkrankungen verringert. Es ist nicht erwiesen, dass wir den Alterungsprozess hinauszögern oder entzündliche Krankheiten verhindern können, indem wir durch Winterbaden unser antioxidatives System stärken. Das wäre eine interessante Fragestellung für eine Langzeitstudie mit Winterschwimmer*innen. Sie würde Auskünfte über die gesundheitliche Langzeitwirkung von Winterschwimmen liefern. Vielleicht würde sie sogar zu dem Schluss gelangen, dass Winterschwimmer*innen länger leben! Die vorliegende Forschung lässt zumindest darauf schließen, dass Winterschwimmen das Immunsystem stärkt.

Winterschwimmen hemmt Entzündungen

Entzündungen sind eine Antwort des Körpers auf die Schädigung von Gewebe, Muskeln, Sehnen und Bändern und treten oft in Zusammenhang mit chronischen Leiden wie zum Beispiel Diabetes Typ 2 auf. Entzündungen sind Reaktionen, die vom Immunsystem ausgelöst werden. Eine Eindämmung der inflammatorischen Prozesse des Körpers kann chronische Krankheiten lindern. Stressreaktionen und entzündliche Prozesse sind bei Winterschwimmer*innen weniger ausgeprägt. Sie haben generell niedrigere Niveaus der Stresshormone Cortisol und Noradrenalin als andere Menschen, was auf ein gesteigertes Wohlbefinden hinausläuft. Man ist weniger gestresst, weniger müde, schläft besser, erinnert sich besser und leidet weniger an Arteriosklerose.

Arthritis und Gelenkschmerzen

Winterschwimmer*innen erzählen oft, dass das kalte Wasser Schmerzen lindert, ihren steifen Gelenken guttut und sie ihre Arthritis vergessen lässt. Studien haben ergeben, dass Betroffene, die an Arthritis, Fibromyalgie oder Asthma leiden, nach dem Schwimmen weniger Schmerzen haben und sich ihr Wohlbefinden ganz allgemein verbessert. Im Elitesport werden oft Eisbeutel und Eisbäder bei schmerzhaften Verletzungen oder nach dem Training eingesetzt, da sie die Erholung der Muskeln beschleunigen, indem die Milchsäure schneller abgebaut wird.

Schmerzen schränken die allgemeine Lebensqualität wesentlich ein. Wenn das Winterbaden also sowohl die Schmerzen lindern als auch ganz natürlich das Wohlbefinden steigern kann, ist es verständlich, dass viele Leute mit Gelenkschmerzen und Arthritis ins kalte Wasser springen. Die physiologische Erklärung ist sehr wahrscheinlich die entzündungshemmende Wirkung der Kältehabituation. Die akute Schmerzlinderung nach der Immersion lösen Nervensignale und die Ausschüttung von Hormonen als Teil der Kälteschockreaktion aus.

Wie wird der Blutkreislauf beeinflusst?

Winterschwimmen wird auch als »Kreislauftraining« bezeichnet, da sich beim Eintauchen alle Blutgefäße in den Fingern, Zehen, Armen, Beinen und der Haut zusammenziehen. Gleichzeitig schießt Blut in Bauch und Oberkörper, damit die inneren Organe nicht abkühlen. Das schützt unter anderem Herz, Lungen, Nieren und Leber. Beim Verlassen des Wassers werden die Extremitäten wieder durchblutet, und ein fantastisches Hitzegefühl breitet sich in deinem ganzen Körper aus. Dieses Zusammenziehen und Weiten der Blutgefäße, Vasokonstriktion und -dilatation, wird auch als »Kreislauftraining« bezeichnet. Kontraktion und Dilatation sind ein natürlicher Reflex. Er kann teilweise dem Umstand zugeschrieben werden, dass der Körper versucht, warm zu bleiben. Der Körper verliert über die peripheren Blutgefäße in Armen und Beinen Wärme. Wenn dir also sehr warm ist, dann gibt die Haut Wärme ab.

Das Gegenteil ist in kaltem Wasser der Fall. Dann ziehen sich die Gefäße zusammen und pumpen warmes Blut in die inneren Organe. So gewährleistet der Körper, dass die lebenswichtigen Organe nicht abkühlen.

Arteriosklerose

Arteriosklerose wird gemeinhin auch Arterienverkalkung genannt, was keine gute Bezeichnung ist, da nicht nur Kalk zur Entzündung der Gefäße führt, sondern auch Fett. Auf dem Fett lagert sich der die Entzündung verursachende Kalk ab. Diese Ablagerungen verursachen irgendwann Blutgerinnsel. Das klingt ekelhaft und ist es auch! Vielleicht ist es ja schwierig, sich vorzustellen, wie es in den eigenen entzündeten Blutgefäßen aussieht, also stellt sich die Frage: Warum ist das gefährlich? Sie lässt sich nicht so einfach beantworten.

Der Großteil des medizinischen Personals kommt früher oder später mit verkalkten Gefäßen in Berührung. Bei mir war es erstmals so weit, als ich als Schwesternschülerin im OP arbeitete. Ein eifriger Chirurg nahm sich nach der Operation die Zeit, zu Demonstrationszwecken eine Vene aufzuschlitzen, die er dem Patienten entnommen hatte, und kratzte sie dann mit dem Daumennagel aus. Eine dicke gelblich rosa Fettschicht löste sich. »Ein unglaublich gutes Beispiel für Arteriosklerose!«, sagte er. Sicherlich wurden meine Augen tellergroß und mein Gesicht kreidebleich. Ich war sofort überzeugt!

Die Innenwände der Arterien sind glatt und sehr elastisch, damit sie sich ausdehnen und sich an die großen Blutdruckvariationen anpassen können. Dies gewährleistet, dass das Blut ungehindert durch die Blutgefäße strömt. Am häufigsten erkranken Raucher*innen und Menschen mit hohem Blutcholesterinspiegel, hohem Blutdruck, Übergewicht oder mit Diabetes an Arteriosklerose. Aber wie entsteht Arteriosklerose?

Zuerst attackiert das Cholesterin die Arterienwände. Der Körper versucht, den Schaden zu reparieren, wobei die Gefäßwand vernarbt. Sie wird dicker und verliert an Elastizität. Der Innendurchmesser, das Lumen, nimmt ab. Das Herz muss sich mehr anstrengen, um Blut durch das verengte Gefäß zu pumpen, und der Blutdruck steigt. Wenn jetzt keine Veränderung der Lebensgewohnheiten erfolgt, lagert sich immer mehr Cholesterin ab. Der Blutdurchfluss nimmt ab und kommt schließlich vollkommen zum Erliegen. Dann gibt es richtig Ärger: Ein Blutgerinnsel bildet sich. Das äußert sich meist als Schmerz, Krampf und Kurzatmigkeit.

Der Arteriosklerose vorbeugen

Arteriosklerose tritt typischerweise parallel zu anderen Zivilisationskrankheiten wie Diabetes und Übergewicht auf. Viele Studien belegen, dass die Arteriosklerose Diabetes-Komplikationen wie Nierenversagen, Sehschwäche und Schwächung des Nervensystems verschärft. Erwiesen ist, dass Prädiabetiker*innen an Arteriosklerose leiden, und zwar lange bevor die Krankheit richtig zum Ausbruch kommt. Doch sie kann durchaus verhindert werden. Wenig überraschend liegt der Hebel in deinem Lebensstil: Sport und fettarme Kost tragen zur Gesundheit deiner Blutgefäße bei. Verzichte auf fettes Essen, bewege dich, geh spazieren, joggen, trainieren: Alles zählt! Und Kaltwasserschwimmen? Ist es gesund, die Blutgefäße eiskaltem Wasser auszusetzen?

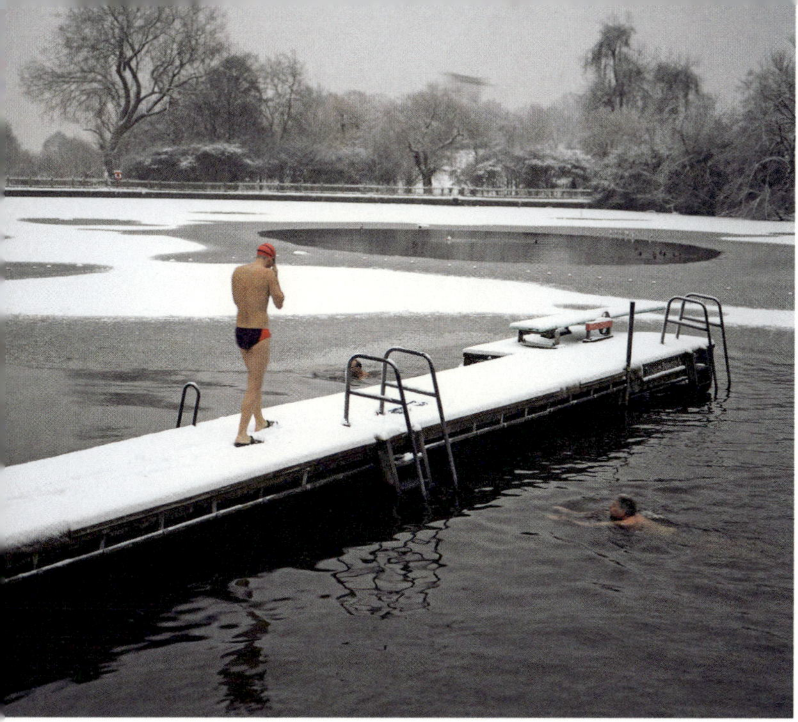

Im »Herrenteich« in Hampstead Heath im Norden von London.

Winterschwimmen und Arteriosklerose

Eine Studie untersuchte Arteriosklerose bei 115 japanischen Perlentaucherinnen, die in kaltem Meereswasser tauchten. Verglichen wurde dabei mit einer körperlich aktiven und einer körperlich inaktiven Kontrollgruppe, die sich aus Städterinnen gleichen Alters zusammensetzten. Die Fragestellung lautete, ob ihnen diese Aktivität eine flexiblere Struktur und Funktion der Blutgefäße bescherte, die auch bei in kaltem Wasser lebenden Säugetieren zu beobachten war. In der Tat litten die Perlentaucherinnen weniger an Arteriosklerose als die beiden Kontrollgruppen.

Und was verraten Studien aus den nordischen Ländern? In Finnland ergaben diese, dass Schwimmen in kaltem Wasser das Vorkommen von Arteriosklerose bei Winterschwimmer*innen (verglichen mit einer Kontrollgruppe) reduziert, wenn sie ihr Bad mit Saunaaufenthalten alternieren.

Es ist wirklich interessant, dass Schwimmen in kaltem Wasser die Blutgefäße trainiert und so die Arteriosklerose in Schach hält.

Die körperlichen und gesundheitlichen Folgen des Winterschwimmens sind vielfach untersucht worden. Ich denke speziell an die erhöhte antioxidative Kapazität der Winterschwimmer*innen, die Kälteschockreaktion und die gesundheitsfördernde Wirkung der Hormone, die möglicherweise das Fett im Blutkreislauf reduziert. Es wirkt sehr plausibel, dass kaltes Wasser Übergewicht reduzieren kann. Aber wie genau? Das braune Fettgewebe wird vom kalten Wasser aktiviert und braucht Brennstoff, um aktiv bleiben und den Körper warm halten zu können. Diesen Brennstoff holt es sich in Form von Zucker und Fett aus dem Blut. So steigt die Fettverbrennung, und die Menge des freien, ungesunden Fetts im Blut wird reduziert. Dieser Aspekt könnte bei der Behandlung von Entzündungen und womöglich auch von Arteriosklerose durch Kälteeinwirkung eine wichtige Rolle spielen.

Zusätzlich zur gesteigerten Fettverbrennung eliminiert ein geboostertes Immunsystem über die Jahre hinweg auch die Entzündungen. Rein mechanisch gesehen geht es um die Durchblutung der peripheren Blutgefäße, aber auch um den Transport der Leukozyten und Monozyten durch die von Arteriosklerose befallenen Partien. Sie dämmen die Entzündung der Blutgefäße ein und reduzieren so die Arteriosklerose. Mit zunehmender Kältetoleranz des Körpers und seiner Gewöhnung an Wechseltemperaturen erhalten die Blutgefäße immer mehr Training. Dies geschieht im Besonderen bei Übergang von kaltem Wasser zu Sauna und umgekehrt. Bei

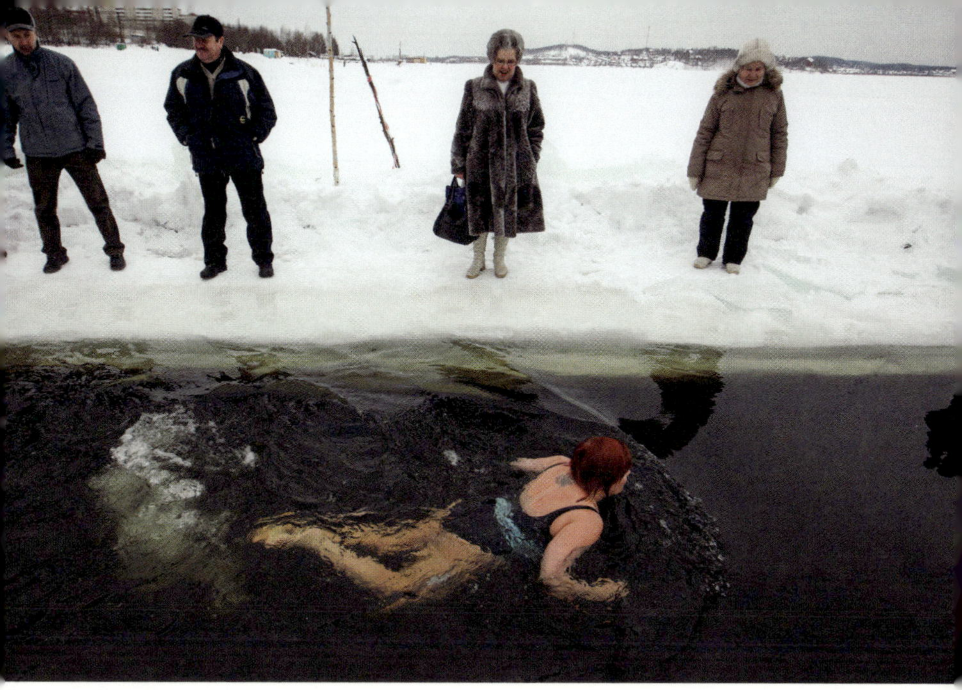

Im russischen Werch-Neiwinski-See.

Kälte ziehen sich die peripheren Blutgefäße zusammen, und in der Sauna erfolgt die Vasodilatation, die Gefäßerweiterung.

Winterschwimmer*innen haben ihre vaskulären Funktionen trainiert und deswegen wird ihnen schneller wieder warm als Neulingen. Letztere sollten nicht daran zweifeln, ob ihnen jemals wieder warm wird, selbst wenn es sich anfangs nicht so anfühlt. Oder wenn das berühmte »Winterschwimmerglühen«, das erfahrene Winterbader*innen so gesund aussehen lässt, auf sich warten lässt. Das kommt schon noch, wenn du nur bei der Stange bleibst. Mit der Zeit wirst du erleben, dass dir nach dem Schwimmen schneller warm wird, weil du deine Blutgefäße »trainiert« hast.

Winterschwimmen oder Sport

Einstweilen liegt noch kein Beweis dafür vor, dass Winterschwimmen ebenso sehr zu Gewichtsabnahme oder Fettverbrennung beiträgt wie andere pulssteigernde Trainingsmethoden. Du solltest deine anderen Fitnessaktivitäten also nicht durch Winterschwimmen ersetzen, sondern es als Ergänzung betrachten. Wahrscheinlich sind die Winterschwimm-Einheiten jeweils von zu kurzer Dauer, als dass sie eine andere dreißigminütige pulserhöhende Aktivität ersetzen könnten. Andererseits gibt es gute Belege dafür, dass auch Aktivitäten, die die Herzfrequenz nicht erhöhen, wie kurze oder lange Spaziergänge, gesund sind. Einfach nur aufzustehen und zu stretchen sowie die kleinen Bewegungen des Alltagslebens könnten unter anderem den Ausschlag dafür geben, dass manche Menschen schlank, andere hingegen übergewichtig sind. »Kleinvieh macht auch Mist« hat in diesem Kontext auch einen Namen: NEAT oder »non-excercise activity thermogenesis«. Das steht für die Energie, die bei sämtlichen spontanen Bewegungen im Laufe eines Tages verbrannt wird. Deine NEAT steigert sich beispielsweise, wenn du zur Kaffeemaschine oder zum Bus gehst, wenn du aufstehst, die Treppe statt den Fahrstuhl benutzt und so weiter.

Winterschwimmen aktiviert dein sympathisches Nervensystem nachhaltiger als die NEAT und verbrennt so mehr Energie Sobald du anfängst, auf dem Badesteg oder am Beckenrand zu bibbern, wird dein innerer Ofen – das Zusammenspiel aus braunem Fettgewebe und Muskeln – aktiviert und verbraucht Energie, um Wärme zu generieren und das Überleben dieses »gefährlichen Experiments« in eisig kaltem Wasser zu gewährleisten. Fügst du Winterschwimmen zu deinem Trainingsprogramm hinzu, kannst du deine Gesundheit noch weiter verbessern.

KALTE FAKTEN:

Was bewirkt kaltes Wasser?

- Temporäre Beeinträchtigung der kognitiven Funktionen → meditativer Zustand
- Zunehmende Kältegewöhnung → »Abhärtung«
- Vermutlich Erhöhung des Dopaminspiegels (wichtiges Hormon und Neurotransmitter für das Wohlbefinden) → Glücksgefühl/gute Laune
- Erhöhung des Endorphinspiegels (wichtige Hormone und Neurotransmitter für Schmerzlinderung und bessere Stimmung) → Glücksgefühl/gute Laune
- Aktivierung des parasympathischen Nervensystems und Stabilisierung des Serotoninspiegels → mentales Gleichgewicht, guter Schlaf
- Aktivierung des sympathischen Nervensystems, das das Noradrenalin steigert (wichtiges Hormon, das deine Kältereaktion sowie dein braunes Fettgewebe aktiviert) → Energieschub! Wärme! Fettverbrennung!
- Erhöhter Noradrenalin- und Cortisolspiegel (Aktivierung der Kälteschockreaktion und aller Muskeln) → bereit zum Überlebenskampf!
- Akuter Anstieg der Immunreaktion (rote und weiße Blutkörperchen) → weniger Infektionen
- Kaltwasserhabituation senkt den Blutdruck, die Blutfettwerte, den Blutzuckerspiegel, das Noradrenalin und das Cortisol → Entzündungshemmung und Verminderung der Arteriosklerose
- Kaltwasserhabituation steigert die Insulinsensitivität → Verhinderung von Diabetes Typ 2
- Linderung von Entzündungen und gesteigerte Fettverbrennung → weg mit dem Fett und weg mit den Schmerzen!

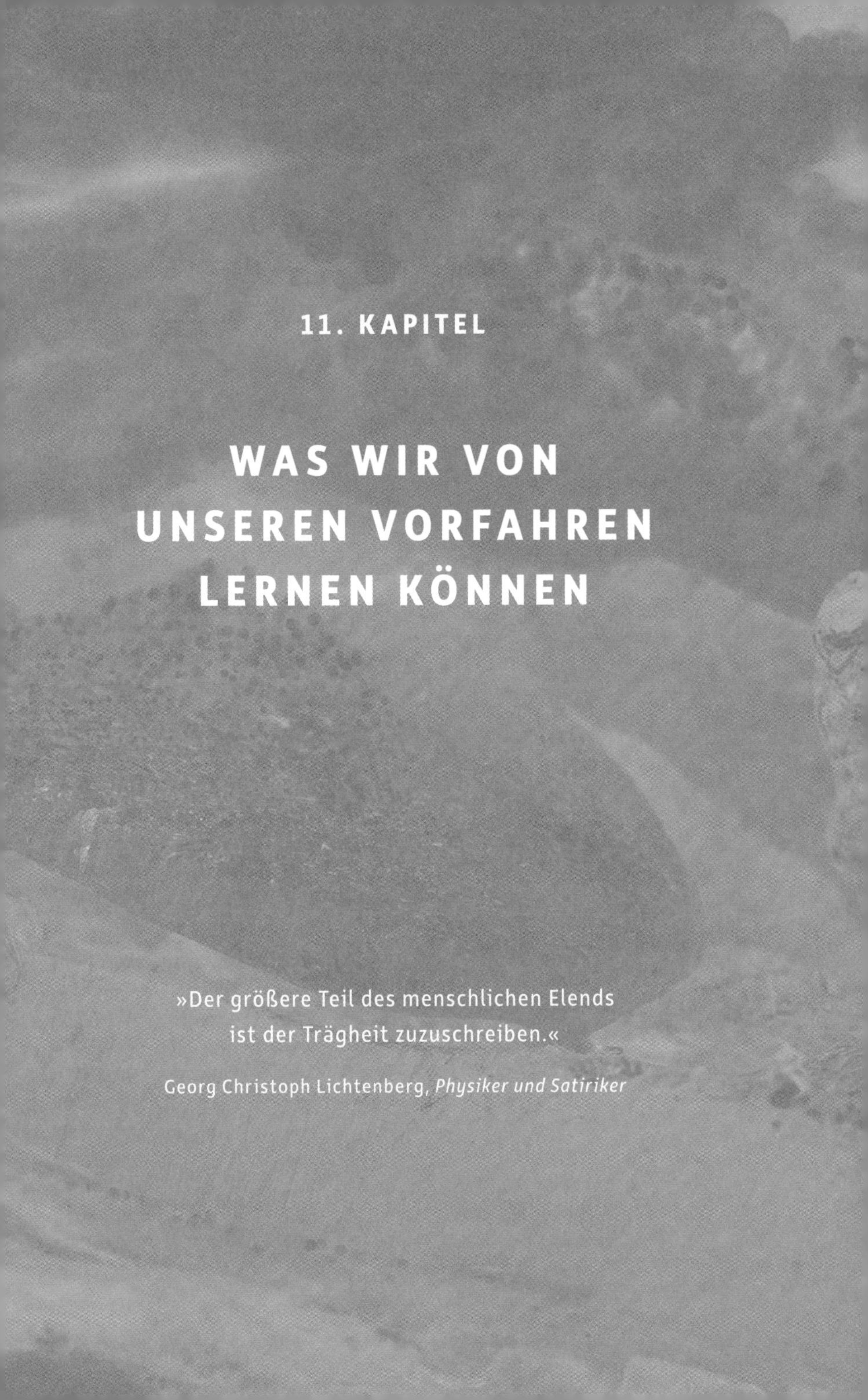

11. KAPITEL

WAS WIR VON UNSEREN VORFAHREN LERNEN KÖNNEN

»Der größere Teil des menschlichen Elends
ist der Trägheit zuzuschreiben.«

Georg Christoph Lichtenberg, *Physiker und Satiriker*

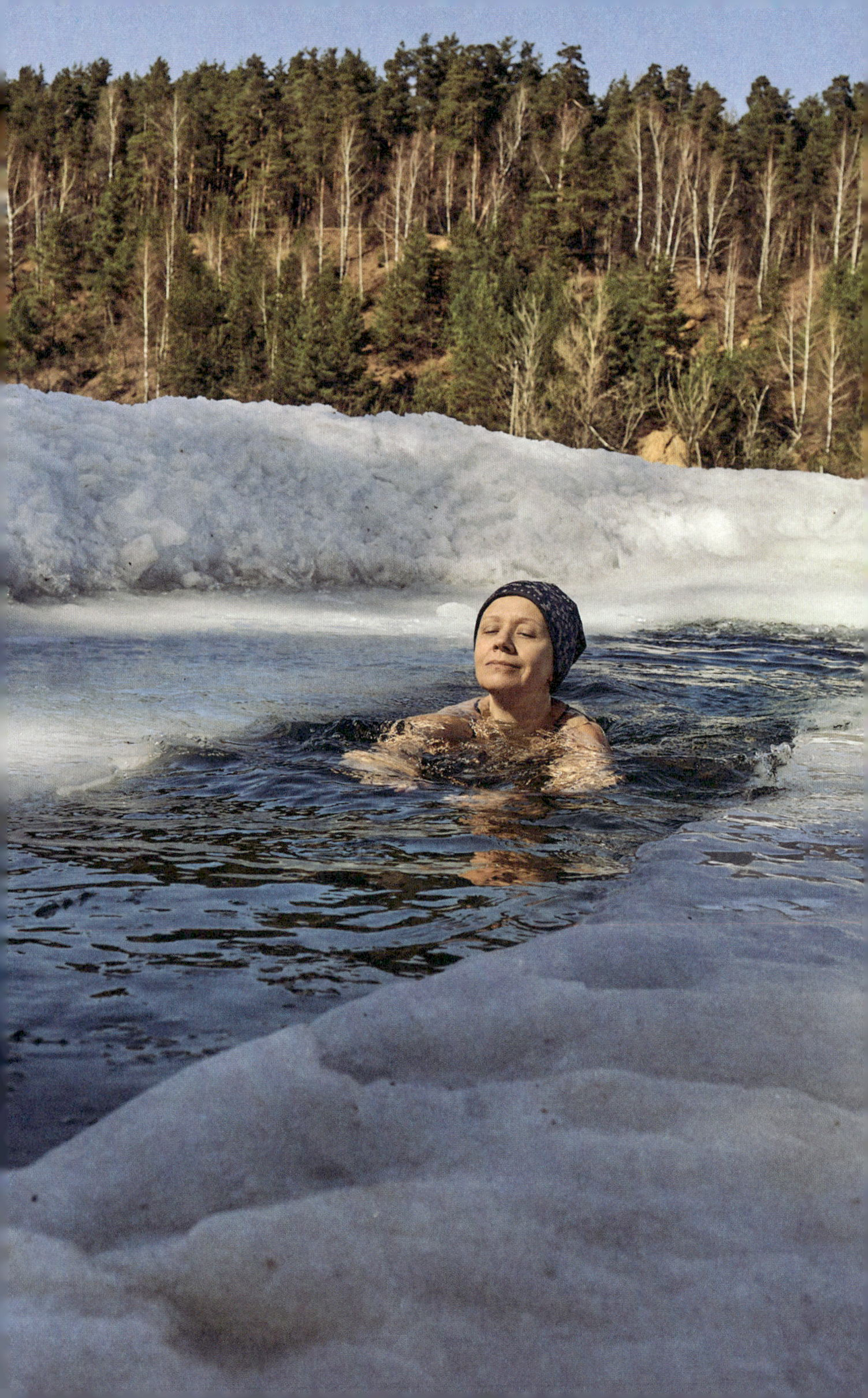

11

»VIEL ZU KALT!« So lautet unser Haupteinwand gegen das Winterschwimmen. In der eisigen Kälte zu frieren, ist in der Tat ganz schön unangenehm. Kalte Füße und Hände während eines Spaziergangs an einem frostigen Wintertag – die heimtückische Kälte – sind wir gewohnt. Du freust dich darauf, wieder ins Warme zu kommen. Du stellst dir eine wunderbare Tasse Tee oder Kakao vor und einen Filmabend auf der Couch.

Doch Winterschwimmen ist weniger heimtückisch als die Winterluft, bei der dir die Finger klamm werden. Die Kälte beim Schwimmen ist intensiver, aber auch oberflächlicher. Du bist nicht so durchfroren, weil es gar nicht so weit kommt. Winterbaden ist nicht so unangenehm wie die Winterluft, die nach und nach alles betäubt. Und warum nicht? Kaltes Wasser verteilt die Kälte schnell über den ganzen Körper, und dieser beeilt sich sofort, mithilfe des braunen Fettgewebes und der Endorphine Wärme zu erzeugen, um den Schmerz durch die Kälte zu lindern. Deine peripheren Blutgefäße verschließen sich, um die Wärme deiner inneren Organe zu bewahren. Schließlich greifen deine Muskeln ein und tragen zur Wärmeproduktion deines Körpers bei. Daraufhin verspürst du einen inneren Wärmeschub. Wenn du also denkst: »Winterschwimmen ist mir zu kalt. NEIN DANKE!«, ohne es überhaupt erst ausprobiert zu haben, dann weißt du ja gar nicht, ob das überhaupt auf dich zutrifft. Kalt ist kalt, aber die Kälte ist nicht immer dieselbe Kälte.

Uns alle hat die Bequemlichkeit fest im Griff. Aus diesem Grund stellen wir uns nicht den körperlichen Herausforderungen, für die wir geschaffen sind. Man denke nur an unsere Vorfahren, obwohl ich nicht sagen will, dass wir uns alle von Bären jagen lassen sollten! Glücklicherweise gibt es bessere Methoden. Winterschwimmen ist ein sicherer Weg, seine Grenzen zu verschieben, und das erklärt, warum es immer mehr Leute aus Gesundheitsgründen betreiben: weil es einem frische Energie verleiht, eine körperliche Herausforderung darstellt und gesellig ist.

Ich habe mir von vielen sagen lassen, dass Winterschwimmen ihr Leben verändert hat. Damit hätte für sie ein gesünderes Dasein begonnen.

In diesem Kapitel vertiefe ich mich ein wenig mehr in unsere Psyche, um zu erklären, warum es wichtig ist, die eigene Komfortzone zu verlassen und (zumindest bis zu einem gewissen Grade) den Lebensstil unserer Vorfahren nachzuahmen. Wie du wahrscheinlich bereits erraten hast, ist Winterschwimmen Teil der Lösung!

Beim Winterschwimmen werden unsere Überlebensmechanismen in kontrollierter Weise auf die Probe gestellt. Wenn wir uns der intensiven Kälte aussetzen, stellen wir uns einer Herausforderung aus einer Zeit, in der sich der Heizungsthermostat nicht auf 24 °C schalten ließ.

Ein moderner Lebensstil senkt die Energieverbrennung

Die meisten Menschen suchen ihr ganzes Leben lang unentwegt nach Lösungen, um ihre Körper vor Unbequemlichkeiten, Herausforderungen und lebensbedrohenden Situationen zu bewahren. Dies schwächt unsere Körper. Wir leben in einer Blase sorgfältig kontrollierter Temperatur, angefangen von der Zentralheizung über Klimaanlagen bis hin zur Sitzheizung in unseren Autos. Fast nie legen wir unsere Kleider ab und gestatten dem größten Organ, unserer Haut, kalt oder nass zu werden, außer beim Duschen. Und selbst das geschieht mit angenehm temperiertem Wasser. Winterschwimmen liefert die ultimative Kälteschockreaktion und aktiviert effektiv dein braunes Fettgewebe, um Hitze zu generieren. Wenn du dich in der behaglichen Wärme deiner vier Wände aufhältst, denkt dein Körper, er bräuchte gar kein braunes Fettgewebe. Es bildet sich zurück. Das ist wirklich jammerschade, denn dann musst du dich mehr anstrengen, um Fett und Zucker zu verbrennen. Darum hätte sich das braune Fettgewebe sonst gekümmert. Was kannst du dagegen unternehmen?

Indem du Winterschwimmen mit anderem Fitnesstraining kombinierst, bist du auf gutem Weg, dich von Bequemlichkeit und Übergewicht zu verabschieden. Bequemlichkeit ist ein Killer, aber glücklicherweise gibt es viele Arten, ihr zu widerstehen und von ihr Abschied zu nehmen.

Aktuelle Studien befassen sich mit dem Zusammenhang von Depressionen und modernem Lebensstil. Diesem fehlen nämlich die meisten physischen Stressmomente, die die menschliche Existenz auf Erden bis vor Kurzem prägten. Solche Stressmomente brachten viel körperliche Aktivität und kontinuierliche kurzfristige

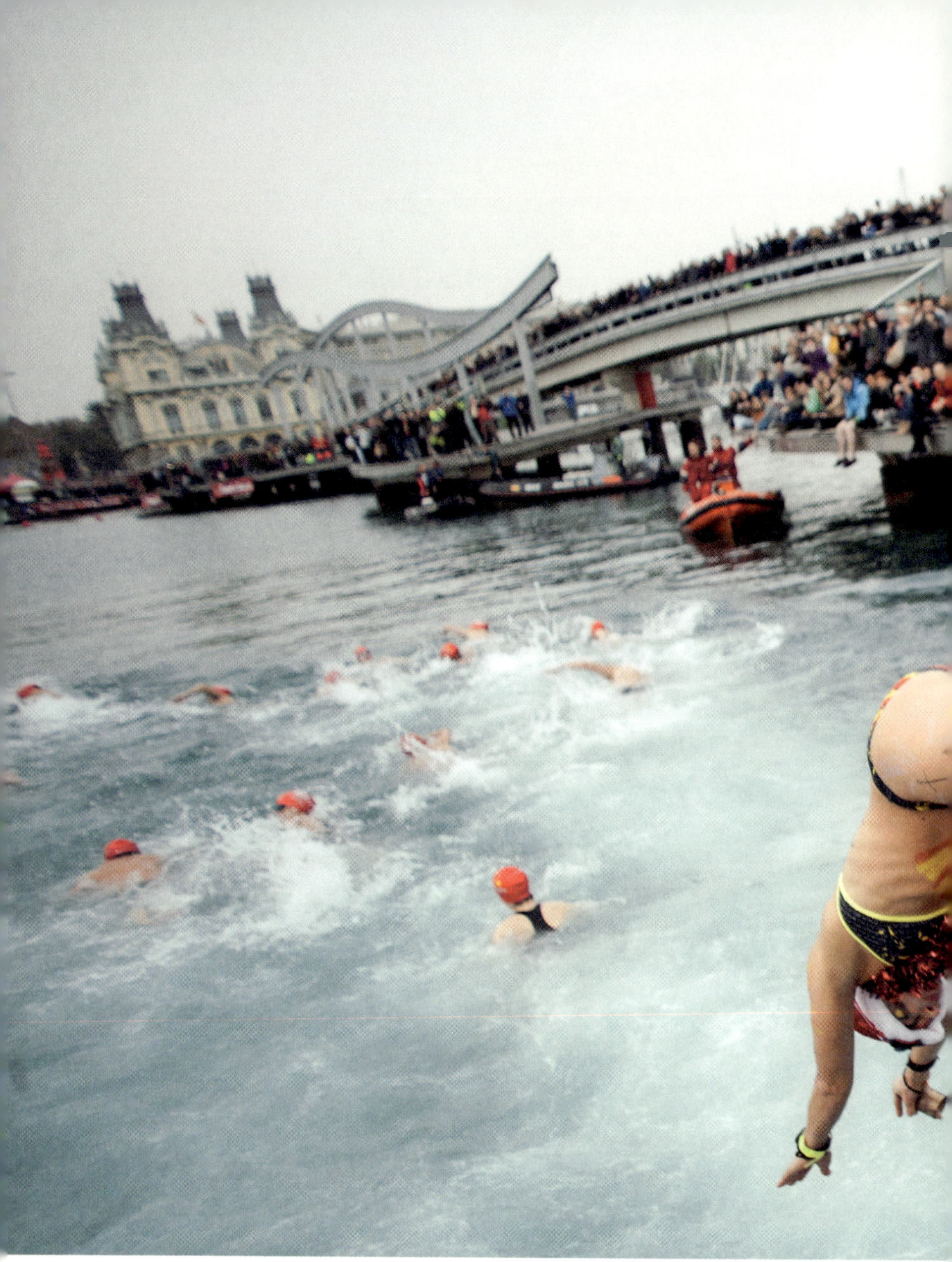

Das traditionelle Weihnachtsschwimmen im alten Hafen von Barcelona, Spanien.

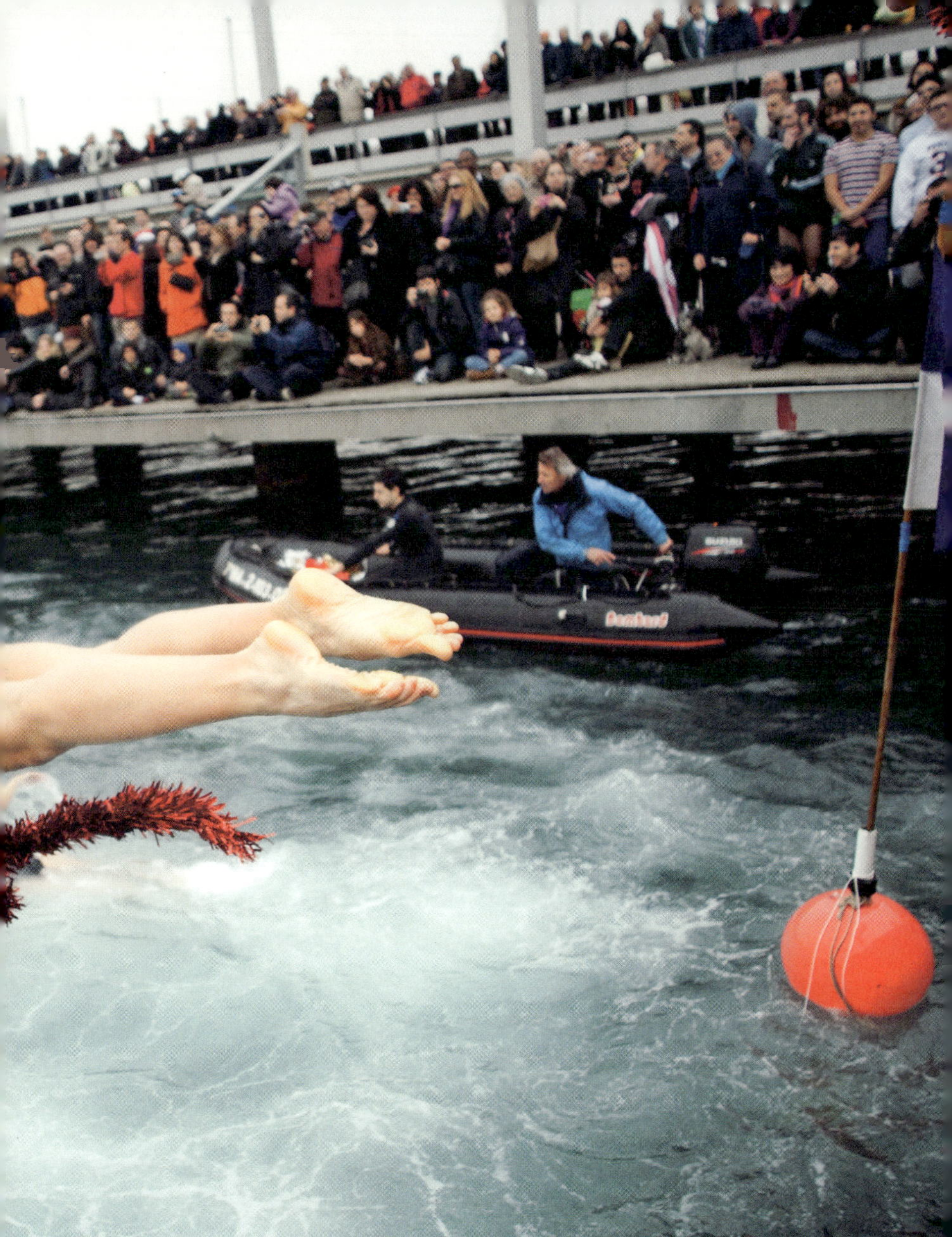

Körpertemperaturschwankungen mit sich, beispielsweise durch Schwimmen in kaltem Wasser oder Jagd auf Nahrung in sehr heißem Wetter, wobei das Zentralnervensystem sehr häufig aktiviert wurde.

Es gab einmal eine Zeit, als sich uns viel mehr natürliche Gelegenheiten boten, unser mentales und körperliches Gleichgewicht zu optimieren.

Diese Möglichkeiten müssen wir uns heute aktiv selbst suchen. Während der Ruhephasen sammelt der Körper Kraft für den nächsten großen Überlebenskampf und füllt seine Fett- und Zuckerdepots auf, die ihre Energie freigeben, wenn die nächste Krise eintritt. Diese Gefahr kommt heutzutage aber nie. Früher oder später werden die Reserven des weißen Fettgewebes zu groß, und das führt zu Übergewicht. Winterschwimmen ist eine der besten Möglichkeiten, um unseren Überlebensinstinkt zu aktivieren – die Kälteschockreaktion setzt Mechanismen in Gang, die unser Immunsystem, unseren Energiestoffwechsel, unseren Blutkreislauf und unsere Stimmung steuern. Kaltes Wasser ist ein richtiger K.-o.-Schlag für unsere Bequemlichkeit. Anschließend fühlst du dich lebendiger denn je! Du kannst diesen Boost dazu verwenden, dir selbst noch mehr Gutes zu tun, wie vielleicht joggen oder ins Fitnessstudio zu gehen.

Wenn du an Übergewicht leidest und gerade mit Winterschwimmen oder Sport angefangen hast, dann wirst du erfreut feststellen, dass sich dein Zustand sofort verbessert, obwohl natürlich einige Zeit vergehen kann, bis der Erfolg auf der Waage ablesbar ist. Mach dir bewusst, dass der Körper sich schneller verändert, als mit bloßem Auge zu erkennen ist. Jeder Schritt, jede Joggingrunde und jedes Bad zählt.

KALTE FAKTEN:

Unseren Vorfahren nacheifern

Dies sind einige körperliche Aktivitäten, die den Lebensumständen und Herausforderungen unserer Vorfahren gleichen:

- In kaltem Wasser schwimmen
- In die Sauna gehen
- Joggen, besonders wenn es kalt ist. Denke dran: Es ist nur dann kalt, wenn du stehen bleibst!
- Sport im Wald, vorzugsweise im Winter
- Lange Spaziergänge bei jedem Wetter
- Gartenarbeit
- Putzen
- Ohne Jacke durch den Regen gehen
- In einem kühlen Zimmer schlafen
- Im Wald in einem Unterstand schlafen

Sicher gibt es noch viele andere Möglichkeiten, vorzugsweise solche, die deine Körpertemperatur verändern. Sowohl warme als auch kalte Herausforderungen wirken positiv, sofern alle unter kontrollierten Bedingungen bewältigt werden. Mut und Selbstdisziplin sind gefragt, um den Situationen zu begegnen, die den Körper testen und vor die Herausforderungen stellen, für die er gemacht ist und die er aushalten kann.

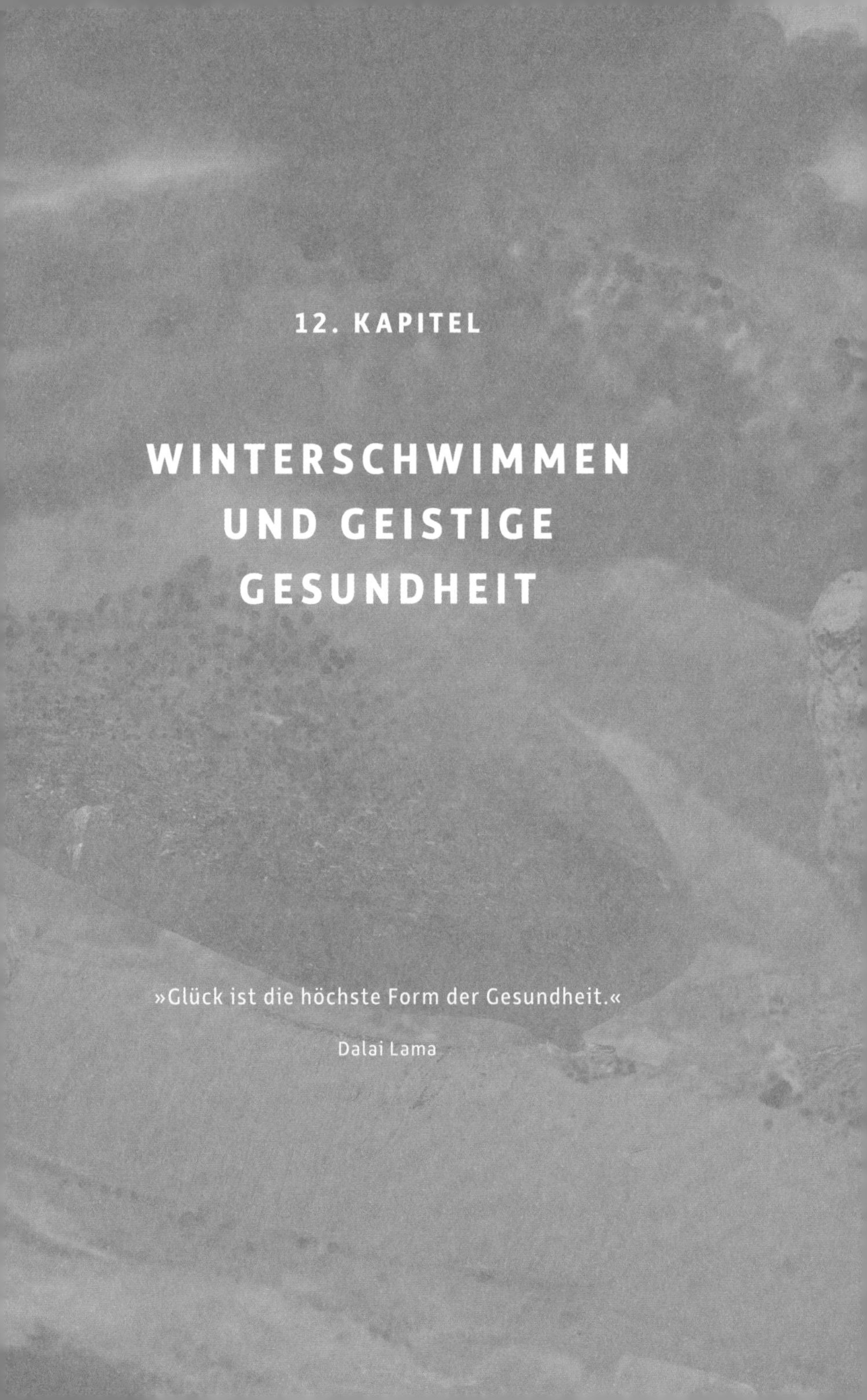

12. KAPITEL

WINTERSCHWIMMEN UND GEISTIGE GESUNDHEIT

»Glück ist die höchste Form der Gesundheit.«

Dalai Lama

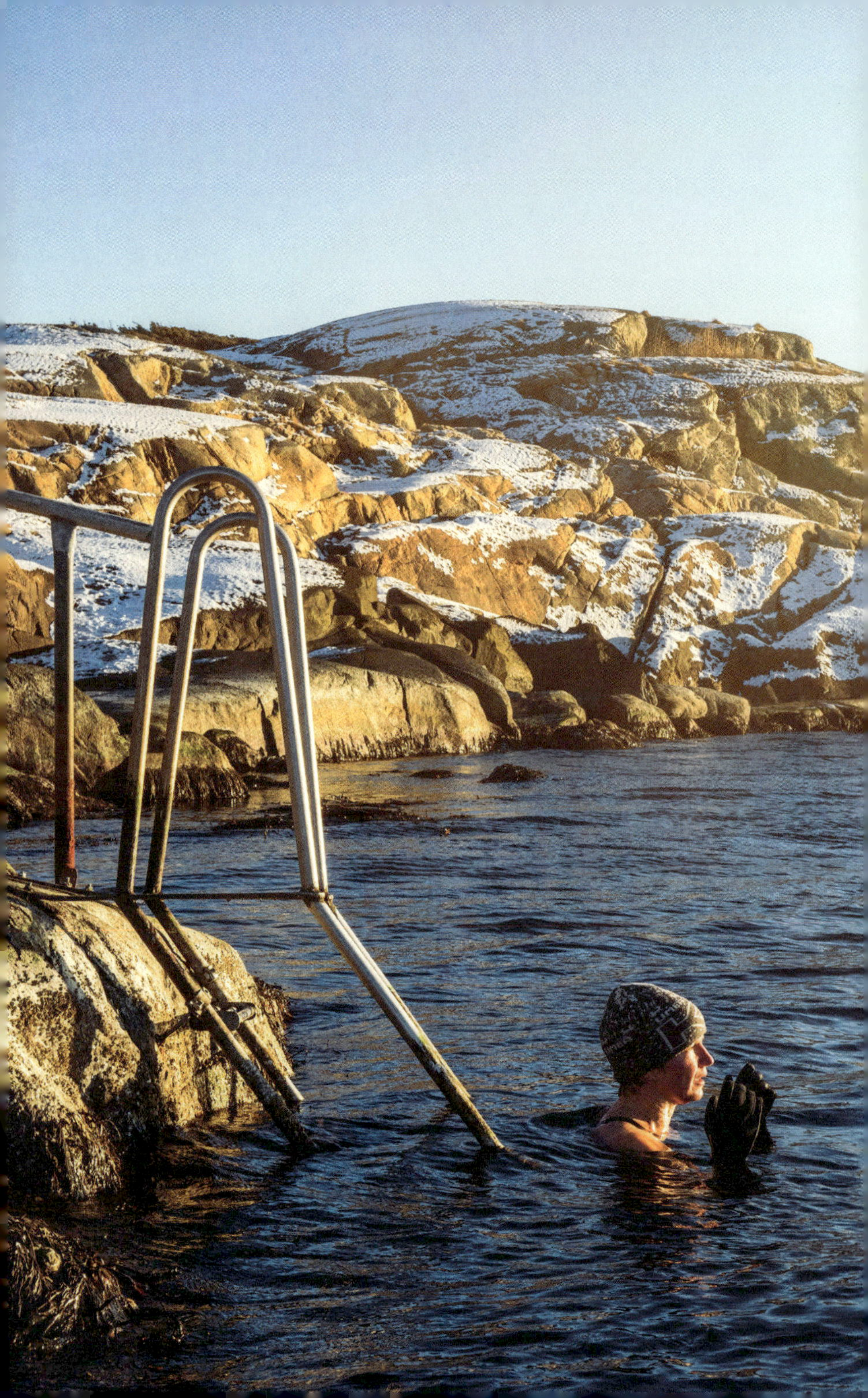

12

»Glücklich«, »gelassen«, »friedlich« sind Adjektive, die gerne verwendet werden, um die Wirkung des Winterschwimmens auf das mentale Befinden zu beschreiben. Angesichts der massiven Ausschüttung von Glückshormonen wie Noradrenalin und Beta-Endorphin während der Kälteschockreaktion drängt sich die Frage regelrecht auf, ob Winterschwimmen nicht auch psychische Störungen lindern kann.

Kaltes Wasser zur Behandlung von Depression

Bei einer weltweiten Umfrage gaben Winterschwimmer*innen an, dass ihr Wohlbefinden nach dem Bad zunahm. Bislang gibt es allerdings noch keine randomisierten kontrollierten Studien, die sich mit den Effekten des Winterschwimmens auf Depressionen oder Drogenmissbrauch befassen. Klinische Studien könnten wertvolle Erkenntnisse darüber liefern, wie sich Winterschwimmen und der Aufenthalt in der Natur auf unsere psychische Gesundheit auswirken.

Depressionen sind weltweit eine der Hauptursachen für Krankheiten und körperliche Einschränkungen. Laut WHO trugen Depressionen im Jahr 2004 am dritthäufigsten zur Krankheitslast bei, und es wird angenommen, dass sie bis 2030 zum ersten Platz aufrücken werden. Dennoch ist die psychische Gesundheit gemeinhin ein vernachlässigtes Forschungsgebiet.

Depression ist eine psychische Störung, die sich auf die physische Gesundheit, die Produktivität, die Stimmung und das Verhalten auswirkt, also auf alle Lebensbereiche. Schlimmstenfalls kann eine Depression zum Selbstmord führen. Zweifellos muss mehr geleistet werden, um neue und alternative Methoden zur Vorbeugung und Behandlung von Depressionen zu erforschen.

Wie sollen wir gegen Depressionen vorgehen? Um diese Frage zu ergründen, müssen wir weit ins Gehirn vordringen, wo Depressionen geboren werden und leben … Alles beginnt mit der Kommunikation des Gehirns: Ein Ungleichgewicht in der Signalübertragung durch Noradrenalin im Gehirn kann zu Depressionen führen. Noradrenalin arbeitet im Körper auf zweierlei Weise: als Hormon im Blut und als Neurotransmitter im Gehirn, also als Vermittler zwischen den Nerven. Wenn das Noradrenalin nicht richtig funktioniert, wird die Kommunikation des Gehirns geschädigt. Auch für Aufmerksamkeit und Konzentrationsfähigkeit spielt es eine wichtige Rolle. Ein erhöhter Noradrenalinspiegel in bestimmten Gehirnregionen erhöht deren »Wachsamkeit«.

Und was passiert im Gehirn, wenn wir frieren? Studien an Mäusen, die der Kälte ausgesetzt wurden, zeigten, dass der Noradrenalinspiegel auf das Vierfache des Normalwertes anstieg. Wiederholte Kälteeinwirkung (wie beim Winterschwimmen) führt entsprechend zu einer erhöhten Ausschüttung von Noradrenalin, das die Nerven des Locus coeruleus – des Nukleus im Hirnstamm, der unsere Reaktionen bei Stress und Panik steuert – stimuliert. Dieser bedeutende Ausstoß von Noradrenalin findet auch im Hippocampus statt, der seinen Namen seiner Seepferdchenform verdankt. Im Hippocampus sind der Orientierungssinn und die Erinnerung verankert.

Sowohl der Locus coeruleus als auch der Hippocampus sind für die psychische Gesundheit sehr wichtige Gehirnareale.

Noradrenalin kommt parallel zum Serotonin zum Einsatz, beides sind Schlüsselsignalsubstanzen, die mithelfen, unsere Stimmung zu regulieren. Viele Medikamente, die zur Behandlung von Depressionen benutzt werden, zielen auf diese Hirnregionen und diese Transmitter ab. Es ist erstaunlich, dass die Medikamente in einem so schwierigen Umfeld wie der Blut-Hirn-Schranke agieren können. Diese Schranke, die als Schutzwall gegen Pathogene und andere körperfremde Elemente dient, ist meistens geschlossen – Bakterien und Viren dürfen nicht ungehindert in unser Gehirn schleichen! Noradrenalin und Serotonin treten in natürlicher, also nicht medikamentöser Form auf und können lokal die Blutzufuhr zum Gehirn erhöhen.

Es ist interessant, dass Kälte den Noradrenalinspiegel erhöht. Stell dir vor, dass etwas so Simples wie kaltes Meerwasser die Stimmung und Lebensqualität verbessern kann, indem die neuronalen Signale und der Blutfluss zum Gehirn verstärkt werden.

Aber wie erfährt das Gehirn überhaupt, dass es kalt ist? Durch die Nerven der Haut, einer der ersten Verteidigungslinien des Körpers. Bei Kälte werden die Kälterezeptoren aktiviert und senden ein Signal an das thermoregulatorische Zentrum des Gehirns. Es gibt in der Haut drei- bis zehnmal mehr Kälte- als Wärmerezeptoren. Deswegen reagieren wir empfindlicher auf Kälte, und der Körper antwortet rasch und heftig. Wenn du also an einem Wintertag ins Meer springst, dann kommt es zu einem geballten Angriff auf die größten Verteidigungsmauern des Körpers, und alle Kälterezeptoren werden gleichzeitig stimuliert. Das schockiert und überwältigt das Gehirn. Eine große Menge Noradrenalin und Serotonin werden in Gehirn und Körper zugleich ausgeschüttet. Dieser Schock wirkt sich möglicherweise positiv und beruhigend auf Personen mit Depressionen aus. Die wissenschaftliche Literatur vergleicht die Wirkung des kalten Wassers (die Kälteschockreaktion) mit einem schwachen Elektroschock. Elektroschocktherapie wird bis heute bei schweren Depressionen angewandt.

Die Stimmungen der Winterschwimmer*innen

Ich stand mit dem Forschungsteam am Eingang des Winterbadeklubs in Kopenhagen und unterhielt mich mit ein paar Winterschwimmer*innen, die sich für unsere Tätigkeit interessierten. Da kam ein Mann mittleren Alters auf uns zu. Er hörte nur kurz zu und sagte dann: »Für mich ist das alles bedeutungslos. Ich spüre einfach, dass es gesund ist. Hier und hier!« Er deutete auf sein Herz und auf seinen Kopf.

Er war überzeugt davon, dass ihm das Winterschwimmen körperlich und psychisch guttat. Wir anderen nickten zustimmend. Die gesundheitsfördernde Wirkung war für ihn Wirklichkeit.

Eine weltweite Umfrage bestätigte die subjektive Wahrnehmung des Winterschwimmens durch Untersuchungen vor und nach einer viermonatigen Winterbadeperiode. Die Befragten fühlten sich anschließend alle gesünder, aktiver und energischer als vorher. Ihr Wohlbefinden, ihr Gedächtnis, ihre Laune und ihre Lebensfreude hatten sich verbessert. Diese Faktoren haben großen Einfluss auf

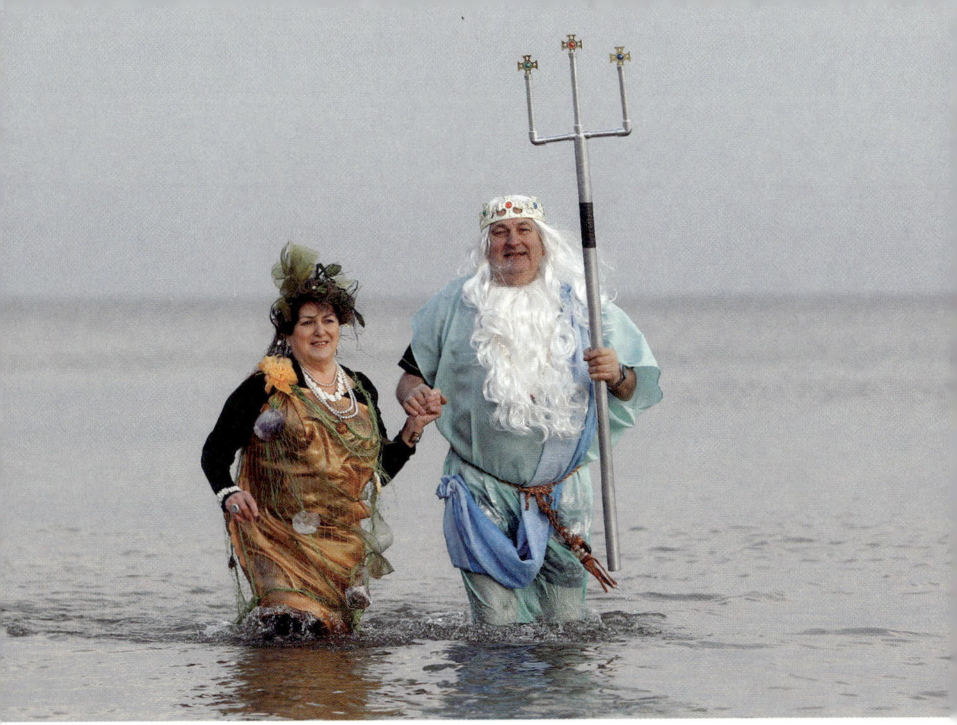

Neujahrsfest in der Ostsee vor Danzig, Polen.

die Verfassung und die eigenen Lebensentscheidungen eines Menschen. Depressive sprechen oft von einem Mangel an innerer Ruhe, fehlender Lebensfreude, Antriebslosigkeit und Gedächtnislücken. Winterschwimmen scheint genau diese Lebensbereiche positiv zu beeinflussen, indem es die Stimmung verbessert und zu einem Winterschwimm-High führt, das Verhaltensänderungen und eine gesündere Lebensführung bewirken könnte.

Winterschwimmen gegen Depression

Wie bereits erwähnt, liegen keine endgültigen klinischen Studien über den Effekt von Winterschwimmen auf Depressionen vor. Aber eine Fallstudie aus dem Jahr 2018 von einem Forschungsteam aus England widmete sich einer 24-jährigen Frau, die seit über sechs Jahren unter Angstzuständen und schwerer Depression litt, was sich in Wutausbrüchen, Verstimmtheit, Verzweiflung und selbstverletzendem Verhalten äußerte. Die üblichen Medikamente gegen Angstzustände und Depression versagten. Acht Monate nachdem sie eine Tochter zur Welt gebracht hatte, verspürte sie das starke Bedürfnis, die Symptome und die Medikamente loszuwerden.

Das Forschungsteam stellte ein Programm zusammen, das unter anderem daraus bestand, von September bis April ein- oder zweimal wöchentlich in einem See zu baden. Der »Abhärtungsprozess« (die Gewöhnung an das kalte Wasser) und ihre Angst vor dem offenen Gewässer stellten eine Herausforderung für sie dar. Mit Unterstützung des Teams ging sie regelmäßig schwimmen und dehnte die Verweildauer im Wasser sukzessive und parallel zu den im Frühling ansteigenden Wassertemperaturen aus. Zum Ende des darauffolgenden Sommers hin konnte sie bis zu einer halben Stunde im Wasser bleiben. Jedes Bad führte zu einer sofortigen Verbesserung ihrer Stimmung sowie nach und nach zu einer dauerhaften Verminderung der Depressionssymptome. Ihre Medikamente wurden schrittweise reduziert, bis sie nach vier Monaten keine mehr einnahm. Eine Anschlussuntersuchung nach einem Jahr ergab, dass sie immer noch Winterschwimmerin war und auf keinerlei Medikamente angewiesen.

»Ich kämpfte wirklich mit Depressionen und Angstzuständen und hatte alles ausprobiert: kognitive Verhaltenstherapie, Gesprächstherapie und verschiedene Medikamente. Nichts half, ich fühlte mich benommen, befand mich in einem medikamentösen Nebel. Obwohl ich die Kälte anfänglich nicht mochte, verspürte ich ein Gefühl der Erlösung. Schwimmen in offenen Gewässern hilft mir sehr, ich bin an der frischen Luft, und meine Laune hebt sich. Manchmal bin ich immer noch down, aber das liegt wahrscheinlich an den Dingen, die der Alltag so mit sich bringt, und nicht an dem Zustand, in dem ich mich früher befand.«

Van Tulleken et al. 2018, BMJ Case Reports

Dem Bericht sind zwei Aspekte des Winterschwimmens zu entnehmen, die gegen Depressionen helfen: zum einen die körperliche Gewöhnung an das kalte Wasser, im Zuge derer die Kälteschockreaktion den psychischen Stress lindert; zum anderen das Gefühl von Selbstermächtigung und Erfolg. Eine Fallstudie reicht natürlich als Grundlage für Schlussfolgerungen nicht aus, aber wir warten mit Spannung auf weitere Belege.

Winterschwimmen zur Suchtbekämpfung

Während einer Englandreise begegnete ich zwei winterbadenden ehemaligen Alkoholikern, die das Winterschwimmen wie eine Art Reset ihres Körpers und Mittel gegen das Alkoholverlangen nutzten. Sie erklärten, dass das Winterschwimmen einfach eine neue Angewohnheit sei, die ihnen helfe, mit ihrer Alkoholabhängigkeit umzugehen. Sie hatten einen schonenden Ersatz für ihr Suchtmittel gefunden und bereits mehrere Jahre lang nichts mehr getrunken.

»Früher habe ich zu viel getrunken«, sagte der eine, »aber mein Arzt und meine Frau haben mir geholfen, trocken zu werden. Trotzdem habe ich immer noch dieses Verlangen nach der Flasche verspürt. Ich wusste, dass ich mehr Selbstbeherrschung brauchte. Deswegen habe ich mit dem Winterschwimmen begonnen.« Noch interessanter war seine Fortsetzung: »Ich habe mir das Winterschwimmen in Gesellschaft der anderen Klubmitglieder angewöhnt. Das Verlangen nach Alkohol ist nach jedem Winterbad für ein Weilchen verschwunden. Das war ein unerwartetes Ergebnis.« Der andere Winterschwimmer erzählte von einem ähnlichen Erlebnis.

Bisher gibt es keine Studien darüber, auf welche Art Winterschwimmen zur Bekämpfung von Suchtverhalten beitragen kann. Es ist aber durchaus vorstellbar, dass der massive Hormonausstoß und Botenstoffschub, der durch das kalte Wasser ausgelöst wird, den Suchtdruck bezwingt. Dazu kommen der soziale Aspekt und die Gelegenheit, sich selbst auf andere Gedanken zu bringen, wenn einen das Verlangen überfällt. Ein alkoholsüchtiger Körper benötigt den Kick. Die beiden englischen Winterschwimmer hatten den einen Kick durch einen anderen, gesünderen ersetzt: durch einen Endorphin-Kick. Sie zähmten ihr Verlangen nach Alkohol durch Winterschwimmen.

Unabhängig davon, wie ausgeprägt die Sucht ist, sind Selbstbeherrschung und neue Angewohnheiten vonnöten, um das eigene Verhalten zu ändern. Willst du eine schlechte Gewohnheit loswerden, sind deine Erfolgsaussichten größer, wenn du sie durch eine neue (gesündere) ersetzen kannst.

Kann Winterschwimmen den Belohnungseffekt und die suchterzeugende Wirkung von Alkohol, Drogen oder Glücksspiel ersetzen? Ich sehe da große Möglichkeiten und hoffe, dass sich die

Wissenschaft damit auseinandersetzen wird. Wichtig ist jedoch die Feststellung, dass das Winterschwimmen bei schwerem Drogenmissbrauch und Depressionen professionelle Hilfe nicht ersetzen kann. Dass Winterbaden eine prophylaktische Selbsttherapie darstellen kann, ist bislang schließlich nur eine Hypothese. Die Zukunft wird zeigen, in welchem Ausmaß Kaltwassertherapie diese psychischen Krankheiten heilen, lindern oder verhindern kann.

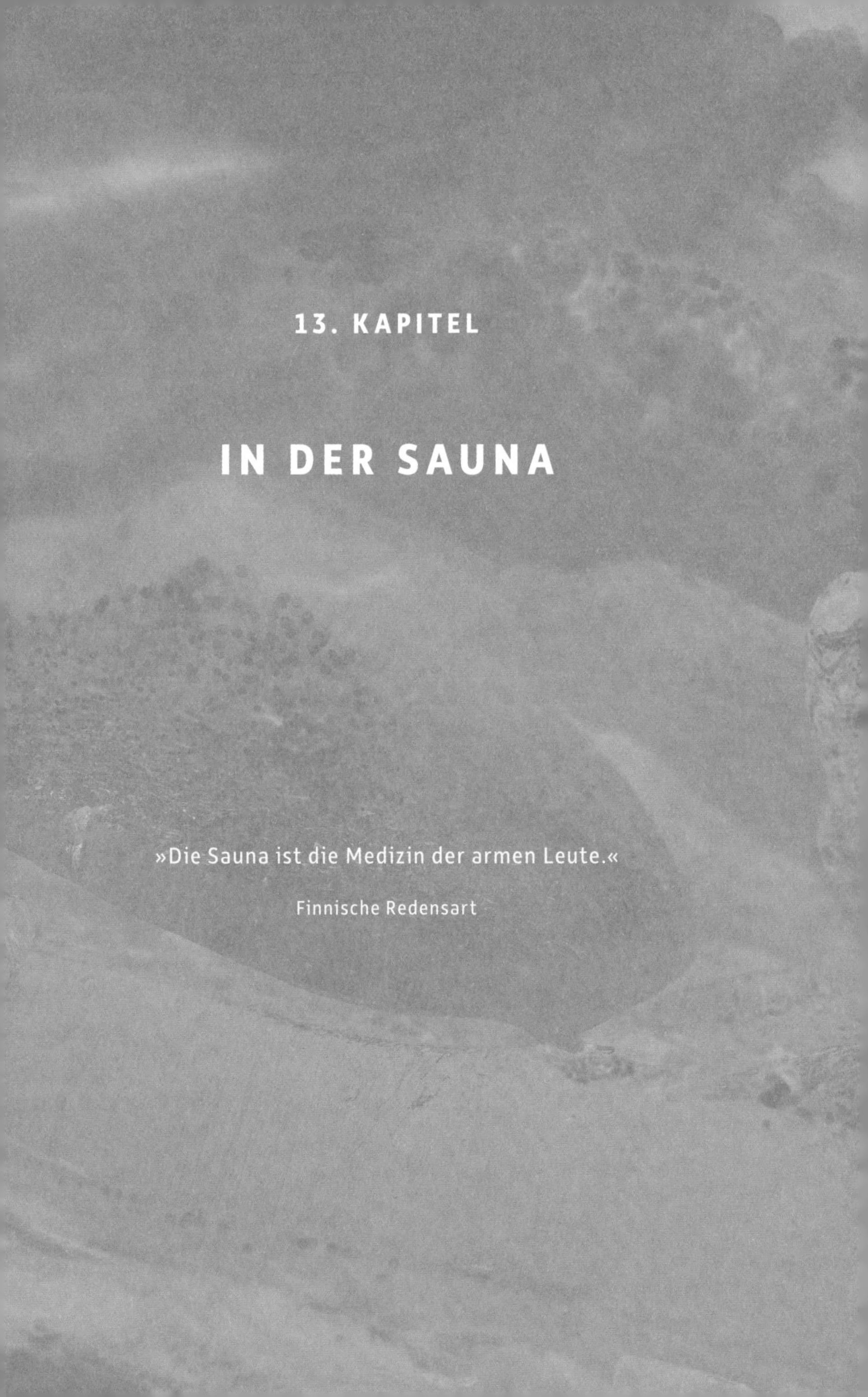

13. KAPITEL

IN DER SAUNA

»Die Sauna ist die Medizin der armen Leute.«

Finnische Redensart

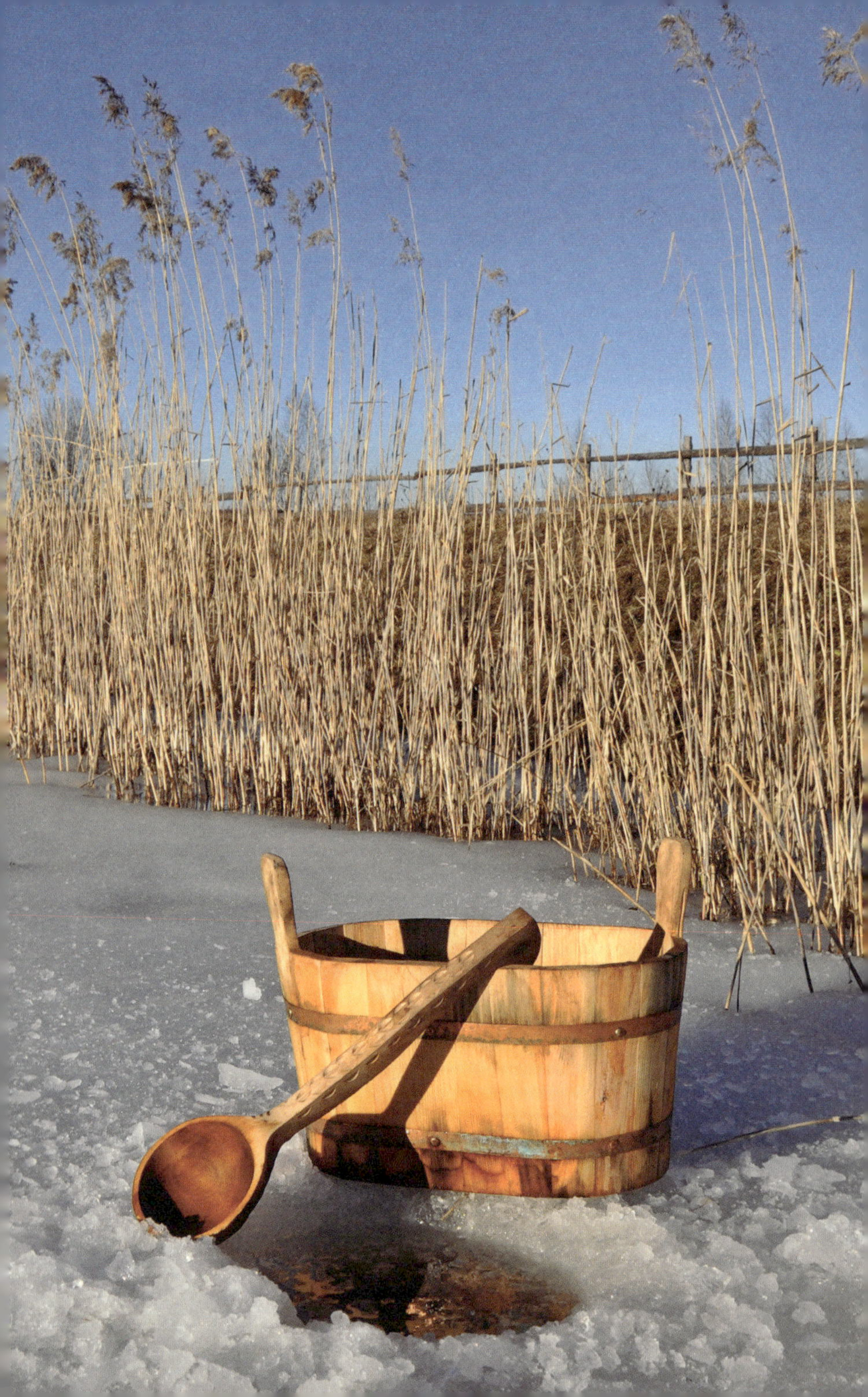

13

Ein Saunagang kombiniert mit einem kalten Bad stellt eine wechselthermische Herausforderung dar, die sich in den letzten Jahren immer größerer Beliebtheit erfreut. In den sozialen Medien ist mitanzusehen, wie sich Menschen jeden Alters zum Winterschwimmen, »Dipping« und Eisbaden in die kalten Fluten stürzen, um sich anschließend in den kleinen, feurig heißen Kabinen stationärer oder mobiler Saunen aufzuwärmen. Obwohl Dänemark ein kaltes Land ist, gibt es hier keine Saunatradition. Aber unsere nordischen Nachbarn therapieren sich seit der Antike mit Hitze. Haben wir da etwas verpasst? Ist die Sauna wirklich so gesund?

Die meisten Menschen haben schon einmal von der finnischen Sauna gehört. Die Sauna ist integraler Bestandteil der finnischen Kultur. Laut dem finnischen Außenministerium weist Finnland bei einer Bevölkerung von 5,5 Millionen etwa 2 Millionen Saunen auf. Man kann sich also sicher sein, dass immer irgendein Nachbar eine Sauna besitzt! Für die Finnen gehört eine Sauna in jedes gute Heim. Sie kommt sowohl im Sommer als auch im Winter zum Einsatz, als Eisbrecher bei geschäftlichen Treffen oder privat mit Freunden. »In der Sauna sind alle gleich«, sagen die Finnen. Auch in Deutschland und Zentraleuropa sind Saunen weitverbreitet.

In vielen Kulturen existierte und existiert die Praxis, den Körper mittels heißer Bäder, Dampf und Sauna zu reinigen. Die Urbevölkerung Mittelamerikas besaß »Temazcals«, Schwitzhütten. Diese lagen häufig in einiger Entfernung zu den Behausungen an fließenden Gewässern. Nach dem Schwitzen sprangen alle ins kalte Wasser. Eine dritte heute noch florierende Badekultur, die weit in die Vergangenheit zurückreicht, ist das türkische Hamam, das seinerseits auf die Bäder der Römer zurückgeht: trockenere oder feuchtere Dampfbäder, kalte oder heiße Bäder mit Aromen, Ölen und Seifen zur Körperpflege. Die Haut wurde mit einer Paste aus mediterranem Seesalz, Olivenöl, ätherischen Ölen und natürlicher Seife gepflegt. Die Römer wechselten zwischen verschiedenen Temperaturen und Luftfeuchten in den Dampfbädern ab. Und wie beim Winterschwimmen und Saunieren spülten sie den Körper mit kaltem und warmem Wasser ab.

In Dänemark praktizieren wir das Winterbaden seit dem 19. Jahrhundert, allerdings ohne Sauna. Zweifelsohne sind die Dänen die wahren Wikinger! Aber die Zeiten ändern sich, und unser Wissen über den Nutzen von wohldosiertem Hitzestress nimmt zu. Hitzestress ist der physiologische Effekt, der nach der Sauna zu einem Wellness-Feeling führt – ein umwerfendes Gefühl. In der neuen Wellness- und Spa-Kultur findet ein schnelles Wachstum statt, fast mit derselben Geschwindigkeit wie bei der Entstehung der Fitnesskultur in den 1980er-Jahren, und eine Verlangsamung ist nicht in Sicht. Überall um uns herum entstehen neue Sweat Lodges nach dem Vorbild der amerikanischen Ureinwohner, römische Bäder, Trockensaunen und Saunen mit Aufgüssen, sowohl in den Winterbadeklubs als auch auf Rädern. In Finnland und vielen anderen Ländern kann man sich sogar einen Sauna-Laster mieten.

Saunatemperatur

Die Temperatur in der Sauna liegt normalerweise bei knapp unter 100 °C unter der Decke und um die 40 °C auf dem Boden. Je weiter oben man sitzt, desto wärmer ist es also. Die erfahrenen »Sauna-Surfer« sind ganz oben zu finden. Die Verweildauer in der Sauna variiert stark und wird von Faktoren wie Konstitution, Hydration und Habituation bestimmt. Ein Saunagang dauert normalerweise 8–15 Minuten, danach kühlt man sich im kalten Meer, unter der Dusche oder in einem Tauchbecken ab. Diese Prozedur wird oft bis zu drei Mal wiederholt, allerdings empfiehlt es sich, langsam mit einem oder zwei Saunagängen zu beginnen und dann im Zuge der Habituation auf drei zu steigern. Variiert die Saunatemperatur während der Saunasession? Manchmal fühlt es sich tatsächlich so an. In der finnischen Sauna gibt es Aufgüsse, dann steigt die Luftfeuchtigkeit rapide, und man hat fast das Gefühl, die Haut brenne!

An einem unserer Studientage trafen wir uns mit einem Winterschwimmer im Rigshospitalet in Kopenhagen. Wir unterhielten uns des Längeren über den Effekt der Saunahitze, ein wirklicher Kontrast zum Vorhaben dieses Tages – nämlich der Abkühlung! Wir wollten herausfinden, ob der Proband braunes Fettgewebe besaß. Es war 6:30 Uhr morgens, und wir waren im Labor der PET-CT-Abteilung im Keller des Krankenhauses damit beschäftigt, die Versuchsanordnung aufzubauen. Der Teilnehmer war gespannt und interessiert und redete unablässig. Ich rollte blaue Kühlmatten auf einer Liege aus, schloss sie an das Kühlaggregat an und bereitete den sterilen Anästhesietisch vor. Dann stellte der Winterschwimmer eine relevante technische Frage: »Wenn man in der Sauna sitzt und Wasser auf die heißen Steine gegossen wird, dann wird es doch viel heißer, nicht wahr?« Damals konnte ich die Frage nicht beantworten. Inzwischen habe ich zwei Dinge herausgefunden: Es wird nicht wirklich wärmer, es wird vielleicht sogar ein wenig kälter, da das Wasser beim Verdunsten eine Menge Energie verbraucht. Andererseits fühlt es sich wärmer an, da die Feuchtigkeit zunimmt und dann unser Schweiß weniger leicht verdampft, weil die Luft mit Wassermolekülen gesättigt ist. Das bedeutet, dass die Haut keinen Schweiß abgeben kann, um abzukühlen. Die Wassermoleküle in der Luft führen auch zu einer größeren Wärmeleitfähigkeit. Die Hitze erreicht die Hautoberfläche also leichter. Diese Faktoren erhöhen die Hauttemperatur sehr schnell, und schließlich auch die Körperkerntemperatur.

In der Trockensauna ist die Temperatur höher und die Luftfeuchtigkeit niedrig, deswegen kann die Haut schwitzen und sich so abkühlen. In einer vergleichenden Studie aus dem Jahr 2014 besuchten zehn gesunde Männer entweder eine Sauna oder ein Dampfbad, und zwar drei Mal je 15 Minuten lang mit fünfminütigen Pausen. In den Pausen kühlten sich die Teilnehmer unter der kalten Dusche ab. Es zeigte sich, dass die rektale Körpertemperatur und die Herzfrequenz im Dampfbad höher waren. Die Teilnehmer empfanden das Dampfbad als körperlich anstrengender. Das ist nachvollziehbar, da die hohe Luftfeuchtigkeit den thermoregulatorischen Mechanismus beeinträchtigt und daher im Vergleich zur Trockensauna einen höheren Hitzestress verursacht.

In der Sauna ist eine Temperatur von etwas über 100 °C bei gemäßigter oder niedriger Luftfeuchtigkeit gerade noch erträglich. Wenn die Temperatur in einem Dampfbad 100 ° betrüge, würdest du dich verbrühen, weil die Luftfeuchtigkeit dort 100 % beträgt. Daher wird die Temperatur in einem Dampfbad immer nur bei um die 40–50 °C gehalten. Eine halbstündige Verweildauer bei 80 °C in

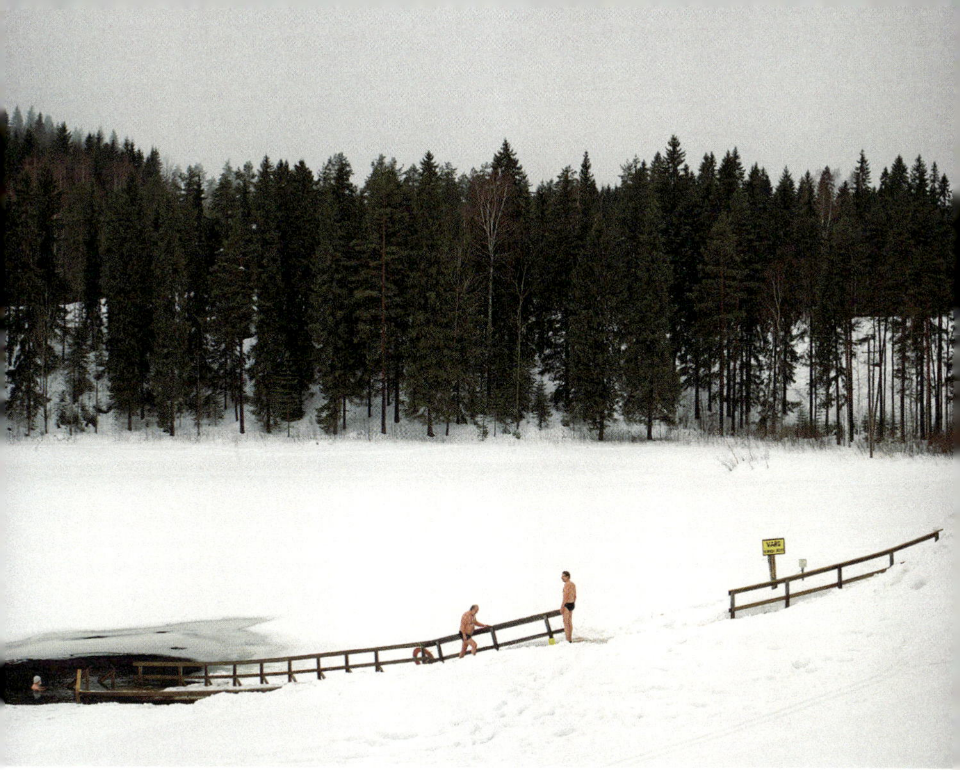

Der Vuorilampi-See in Finnland.

der Sauna hebt die Körpertemperatur um 0,9 °C, was relativ viel ist. Es empfiehlt sich, vor, während und nach der Sauna viel Wasser zu trinken und die Sauna bei Unwohlsein sofort zu verlassen. Achte auf Symptome, die auf Hitzschlag hindeuten könnten: Schwindel, Durst, trockener Mund, Hyperventilation und Verwirrtheit.

Schwitzen und Toxine

Kann man Schlacke und Toxine wirklich ausschwitzen? Diese Frage wird mir oft gestellt. Also habe ich nach Studien gesucht, die sich mit der Physiologie des Schweißes und der Toxine befassen. Die

Hitze in der Sauna aktiviert die Thermorezeptoren der Haut, die das thermoregulatorische Zentrum des Hypothalamus verständigen. In der heißen finnischen Sauna nimmt die Durchblutung um 5–10 % zu, die Herzfrequenz steigt, die Durchblutung der inneren Organe geht bei Ansteigen der Körpertemperatur hingegen zurück.

Schwitzen erhöht den Verlust von Wasser, Harnstoff, Natrium, Kalium, Chlor, Lactat und möglicherweise weiteren Substanzen. Eine Studie von 2012 über die Physiologie der Schweißdrüsen kommt zu dem Schluss, dass die Konzentration von Metallen und Toxinen im Schweiß relativ gering ist. Die Menge an Schlackeprodukten und Toxinen, die durch das Schwitzen ausgeschieden werden, ist ebenfalls viel geringer als jene, die den Körper über die Nieren und den Magen-Darm-Trakt verlässt. Viel Wasser zu trinken reinigt den Körper vermutlich gründlicher, als über 15 Minuten in der Sauna zu sitzen und dabei Dehydratation und Hitzschlag zu riskieren! Die Forschungslage erlaubt noch kein abschließendes Urteil darüber, ob die Sauna wirklich eine nützliche Strategie darstellt, um Toxine loszuwerden – und wie viel Zeit in der Hitze überhaupt nötig ist. Rein hypothetisch müsste man dafür viel zu lange in der Sauna verweilen, und das würde die Nachteile für das Herz-Kreislauf-System und die Gefahr eines Hitzschlags nicht aufwiegen. Mein Rat lautet: vor, während und nach der Sauna viel trinken. Wenn du immer genug trinkst, dann kümmern sich die Nieren und der Magen-Darm-Trakt um Schlackeprodukte und Gifte.

HEISSE FAKTEN:

Saunabaden

- Nimm keinen Alkohol zu dir, weder vor, während noch nach der Sauna. Alkohol kann zu Benommenheit führen, dehydrieren und deinen thermoregulatorischen Mechanismus beeinträchtigen. Hitzschlagrisiko.
- Kein Schmuck in der Sauna.
- Cremes und Lotionen hindern die Haut am Atmen.
- Bring ein sauberes Handtuch mit, um darauf zu sitzen. Schütze dein Haar mit einem Handtuch vor dem Austrocknen.
- Gieße nie Wasser auf die heißen Steine, wenn jemand direkt danebensitzt.
- Kühle dich nach der Sauna in kaltem Wasser ab.
- Alterniere zwischen Sauna und kaltem Wasser, um das Maximum aus dem Saunaerlebnis herauszuholen.
- Trinke reichlich kaltes Wasser vor, während und nach der Sauna, damit dein Körper nicht dehydriert.
- Bleibe nicht länger als 15 oder 20 Minuten am Stück in der Sauna.
- Verlasse die Sauna sofort, wenn dir schwindlig oder übel wird.
- Kinder oder Menschen mit Behinderung sollten sich nie ohne Begleitung in der Sauna aufhalten. Für Babys und Kleinkinder ist die Sauna nicht geeignet. Hitzschlagrisiko.
- Körperlich anstrengende Aktivitäten sind im direkten Anschluss an den Saunabesuch zu vermeiden.

Ist die Sauna gesund?

»Weißt du es?«, fragt mich die Dame mittleren Alters freundlich. Wir sitzen in der Lounge des Winterbadeklubs. Ich warte auf die Teilnehmer*innen meiner Studie. Vermutlich erkennt sie mich von dem Aushang am Schwarzen Brett, der das Forschungsprojekt erläutert.

»Die kurze Antwort lautet, dass Schwitzen vermutlich auf dieselbe Art gesund ist wie Frieren, sofern man es nicht übertreibt. Die gesundheitsfördernde Wirkung entsteht durch die Adaption an den Kälte- und Hitzestress«, antworte ich. Aber die Prozesse, die dahinterstecken, unterscheiden sich stark.

Ob Winterbaden und Sauna gesunde Aktivitäten sind, scheint Winterschwimmer*innen stark zu interessieren. Sie wollen wissen, ob ihnen irgendwelche Vorteile des »Winterschwimm-Gesundheitspakets« entgehen, wenn sie die Sauna auslassen. Oder ob die Sauna einfach überflüssig ist oder gar den gesundheitlichen Nutzen des kalten Wassers geradezu wieder aufhebt. Angesichts der Beliebtheit von kaltem Wasser und Winterschwimmen sind das wichtige Fragen. Für viele heißt Winterbaden einfach, sich ins kalte Wasser zu werfen, und das haben wir in Dänemark schon immer getan. Für andere ist es ein Rundumerlebnis – ein Gleichgewicht zwischen den Temperaturextremen –, und genau darin liegen letzten Endes die Herausforderung und Freude der sogenannten »Thermal-Wellness«.

Ich setzte meine Unterhaltung mit der Dame in der Lounge fort. »Für mich geht es um den Wechsel zwischen den Temperaturen, die Kälte und die Hitze gehören zusammen wie Yin und Yang. Ich finde, dass es meinem Blutkreislauf und meiner Stimmung guttut! Es kann genauso schwer sein, zehn oder fünfzehn Minuten in der

Sauna auszuharren, wie eine Minute lang im Wasser«, sagte sie. »Außerdem friere ich dann nicht ständig.« Ihre Kältegewöhnung hatte zugenommen.

Heiß oder kalt – was ist besser?

Eines meiner Forschungsprojekte maß den Einfluss von Kälte und Wärme auf die Aktivität des braunen Fettgewebes bei Winterschwimmer*innen und einer Kontrollgruppe. Am ersten Tag wurden alle drei Stunden lang mittels wasserdurchströmter Silikondecken, deren Temperatur auf 12–14 °C eingestellt war, abgekühlt. Ziel war es, die Kühlung so anzupassen, dass das braune Fettgewebe aktiviert, Muskelzittern jedoch vermieden wurde. Am zweiten Tag wurden sie mit den Decken bei einer Temperatur von etwa 32 °C drei Stunden lang warm gehalten. Ich war davon ausgegangen, dass die Abkühlung für die Teilnehmenden eine weitaus größere Herausforderung darstellen würde als die Erwärmung. Aber es war genau umgekehrt! Sie ertrugen die anhaltende Kälte besser als die anhaltende Wärme.

Hitzestress und Habituation

Für den Körper ist es wichtig, die Temperatur konstant zu halten und Überhitzung zu vermeiden, damit die inneren Organe optimal funktionieren. Studien über sportliche Betätigung bei Hitze ergaben, dass Hitze eine leichte Hyperthermie auslösen kann, d. h. einen Anstieg der Körperkerntemperatur. Das führt zu einer thermoregulatorischen Reaktion, bei der neuroendokrine, kardiovaskuläre und schützende Mechanismen der Proteine zusammenwirken, um die Homöostase (das Gleichgewicht) wiederherzustellen. Wie bei der

Anpassung an Kälte bereitet sich der Körper auf eventuellen zukünftigen Hitzestress vor und härtet ab. Abgesehen vom Wellness-Effekt wird die Sauna daher auch zur Hitzeakklimatisierung von Langstreckenläufer*innen, die ihre Leistung verbessern wollen, genutzt.

Die physiologische Reaktion auf die Hitze beim Saunabaden verläuft umgekehrt zu der auf kaltes Wasser. In der Sauna signalisieren die Thermorezeptoren der Haut dem thermoregulatorischen Zentrum des Hypothalamus, dass die Gefahr der Überhitzung vorliegt. Um das zu vermeiden, erweitern sich die Venen, und Blut fließt in die Gefäße unter der Haut. Dort wird die Hitze durch die Erweiterung der winzigen Kapillaren abgegeben. Das erkennt man daran, dass sich die Haut rötet und erwärmt und die Schweißdrüsen aktiviert werden. Physiologische Studien untersuchten die Hitzestressreaktion und ihren interessanten Einfluss auf Hormonveränderungen und Gesundheit. Hitzestress aktiviert das sympathische Nervensystem, und es kommt zur selben Hormonausschüttung wie beim Kälteschock. Im Unterschied zum Kältestress erfolgt ein bedeutend größerer Anstieg des Blutdrucks und der Herzfrequenz, da das Blut aus dem Körperkern in die Extremitäten fließt. Das führt dann zu einem Anstieg der Atemfrequenz und der Durchblutung der Haut. Ein Forschungsüberblick aus dem Jahre 2012 verglich die Hautdurchblutung von Proband*innen mit niedrigem und mit hohem BMI bei verschiedenen Temperaturen. Es hat den Anschein, dass die Blutzirkulation als Antwort auf akuten Hitzestress auf sieben bis acht Liter in der Minute ansteigt. Die normale Hautdurchblutung ist viel geringer, die genauen Werte sind ungewiss, weil schwer messbar. Aber wie schon erwähnt, ergibt ein Vergleich von Vorher und Nachher eine erhöhte Durchblutung der Haut durch die Sauna.

Die anhaltendste und größte Wirkung der Hitzestressreaktion besteht wohl in einer verbesserten Schwitzfähigkeit und einer niedrigeren Körperkerntemperatur. Beides verbessert die Hitzetoleranz des Körpers. Studien zeigen, dass Hitzehabituation die Ausgangskörperkerntemperatur (nicht in der Sauna) um 0,3–0,4 °C senkt Dadurch bereitet sich der Körper auf die nächste Hitzeeinwirkung vor und beschützt die inneren Organe vor Überhitzung.

Ein allzu langer Saunaaufenthalt ist unbedingt zu vermeiden. Obwohl Akklimatisierung und Habituation deine Verweildauer verlängern können, gibt es eine Grenze. Wird diese überschritten, erleiden die Proteine Schäden. Proteine sind die Bausteine unseres Körpers. Wenn dein Körper keine Hitze abgeben kann, beginnst du zu hyperventilieren. In der Lunge wird der Sauerstoff von den roten Blutkörperchen aufgenommen, und wenn dir zu warm wird, gelangt zu viel Sauerstoff durch Hyperventilation in die Lunge, wobei auch mehr Kohlendioxid als sonst entsorgt werden muss. Zu viel Sauerstoff ist nicht schädlich, aber das Ausatmen von Kohlendioxid führt zu einer signifikanten Übersäuerung des Blutes (eines Anstiegs des pH-Wertes), was wiederum Hyperventilation auslöst. Wenn du hyperventilierst, ein Kribbeln in den Fingern, Ohren und Augen spürst, ist es ratsam, die Sauna zu verlassen, sich abzukühlen und Wasser zu trinken. Solltest du die Sauna nicht verlassen, bevor es dir schwindlig wird, könntest du ohnmächtig werden. Riskiere also nicht zu viel – Habituation braucht Zeit.

Sauna und Herz-Kreislauf-Risiken

Es gibt bislang kaum Forschung über die Blutzufuhr zum Herzmuskel während des Hitzestresses, aber man vermutet, dass sie in ähnlicher Art und Weise ansteigt wie die Blutzufuhr zu anderen Muskeln. Das wäre eine gute Nachricht für Menschen mit koronaren Arterienerkrankungen, also mit Arteriosklerose. Auch wenn wir auf Resultate zur Wirkung der Hitzestressreaktion auf das Herz warten müssen, können wir uns der langfristigen Wirkung der finnischen Sauna auf Herzkrankheiten zuwenden.

Die finnische Kuopio Ischemic Heart Disease Risk Factor Study beschäftigte sich in den Jahren 1984 bis 1989 mit 2315 Männern mittleren Alters (von 42 bis 60 Jahren) aus dem Osten Finnlands, der sogenannten »finnischen Kohorte«. Im Jahr 2015 wurde eine Anschlussstudie über den Zusammenhang zwischen Häufigkeit und Dauer von Saunabesuchen und dem Risiko eines plötzlichen Herztods und anderer Todesarten veröffentlicht. Zunächst wurden Gesundheitsuntersuchungen durchgeführt. Die Häufigkeit und Verweildauer der Saunabesuche wurde notiert. Eventuelle Herz-Kreislauf-Erkrankungen und Todesfälle durch Herzversagen wurden aufgezeichnet.

Die Ergebnisse zeigten, dass wöchentliches vier- bis siebenmaliges Saunabaden für fünf bis achtzehn Minuten das Sterberisiko verglichen mit Personen, die nur einmal in der Woche oder überhaupt nicht die Sauna besuchten, um 40 % senkte. Das Risiko einer koronaren Herzerkrankung sank bei zwei bis drei Saunabesuchen wöchentlich um 23 % und um 48 % bei vier bis sieben Malen. Für die eifrigen Saunabesucher (vier bis sieben Mal in der Woche) sank das Risiko, an einer Herz-Kreislauf-Erkrankung zu sterben, um 50 %, für die weniger eifrigen (zwei bis drei Mal in der Woche) um 27 %, unabhängig von normalen Risikofaktoren. Die Studie ergab jedoch auch, dass exzessiver Saunabesuch, also länger als 19 Minuten pro Saunagang, das Risiko schwerer Herz-Kreislauf-Erkrankungen erhöhte, aber nicht die allgemeine Mortalität. Sauna scheint sich also, maßvoll angewendet, langfristig positiv auf die kardiovaskuläre Gesundheit auszuwirken. Die Studie legt ebenfalls nahe, dass der Saunabesuch nach Überschreiten einer Obergrenze von 19 Minuten das kardiovaskuläre System anstrengt. Immer mit Maßen, wie es so schön heißt, das gilt offenbar auch für die Hitzestressfaktoren.

Kurz darauf im Jahr 2018 wurde dieselbe Gruppe finnischer Saunabesucher untersucht, um einen eventuellen Zusammenhang zwischen drei bis sieben Saunabesuchen wöchentlich kombiniert mit Fitnesstraining (zweimal wöchentlich) und einem deutlich geringeren Risiko für Herzversagen aufzudecken. Diese Anschlussstudie nach 26 Jahren ergab tatsächlich einen Zusammenhang zwischen Training (zweimal wöchentlich) kombiniert mit Sauna (drei bis sieben Mal) und einem deutlich verringerten Risiko für Herzversagen (69 %). Zudem zeigte sich ein signifikant niedrigeres Risiko für Herzversagen im Vergleich zu Gruppen, die nur die Sauna besuchten oder weniger als zwei Mal wöchentlich trainierten.

Im Jahr 2019 wurden dieselben finnischen Männer nochmals untersucht, um den Einfluss von Saunabesuchen auf tiefe Venenthrombosen (Blutgerinnsel in den Beinen) zu erforschen. Die Studie ergab ein fast 50 % geringeres Risiko bei zwei bis drei Saunabesuchen wöchentlich verglichen mit den Personen, die nur einmal wöchentlich oder überhaupt nicht die Sauna besuchten. Für Männer, die die Sauna vier Mal wöchentlich oder öfter besuchten, galt dasselbe Risiko wie für jene, die einmal wöchentlich oder gar nicht die Sauna besuchten.

Wiederum eine andere Studie mit denselben Probanden ergab,

dass das Risiko eines zweiten Schlaganfalls bei vier bis sechs Saunabesuchen wöchentlich verglichen mit einem oder keinem Saunabesuch pro Woche um 61 % sank. Dies könnte darauf hindeuten, dass die alternierende Durchblutung des Gehirns und Kontraktion und Dilatation der Blutgefäße, also das Zusammenziehen und Dehnen, das Immunsystem verbessert und das Arteriosklerose-Risiko mindert.

Training fürs Herz

Die Sauna aktiviert das sympathische Nervensystem und lässt sich als kardiovaskuläre Übung bezeichnen – mit anderen Worten: Training für das Herz. Während eines Saunagangs steigt die Herzfrequenz auf 100 Schläge in der Minute bei gemäßigten Temperaturen und auf bis zu 150 Schläge, wenn es richtig heiß wird. Diese Herzfrequenz entspricht der Herzfrequenz bei moderater bis anstrengender körperlicher Aktivität. Eine Studie aus dem Jahr 2018 ergab, dass bereits ein kurzer Saunagang genügt, um bei Patient*innen, die unter unbehandeltem hohen Blutdruck litten, eine unregelmäßige Herzfrequenz zu regulieren (gemessen direkt nach der Sauna). Eine andere finnische Studie aus demselben Jahr ermittelte den Blutdruck von hundert Männern und Frauen. Ein einziger Saunagang von insgesamt 30 Minuten führte bei Proband*innen mit leicht erhöhtem Blutdruck zu einer Senkung des Blutdrucks nach 24 Stunden. Außerdem ergab sich, dass die Arterienwände nach dem Saunabesuch weniger steif waren. Steife Arterienwände sind ein Anzeichen von Arteriosklerose. Da ein erhöhter Cholesterinwert mit einem erhöhten Arteriosklerose-Risiko verbunden ist, wäre die Frage interessant, ob sich die Lipide im Blut ebenfalls verändern.

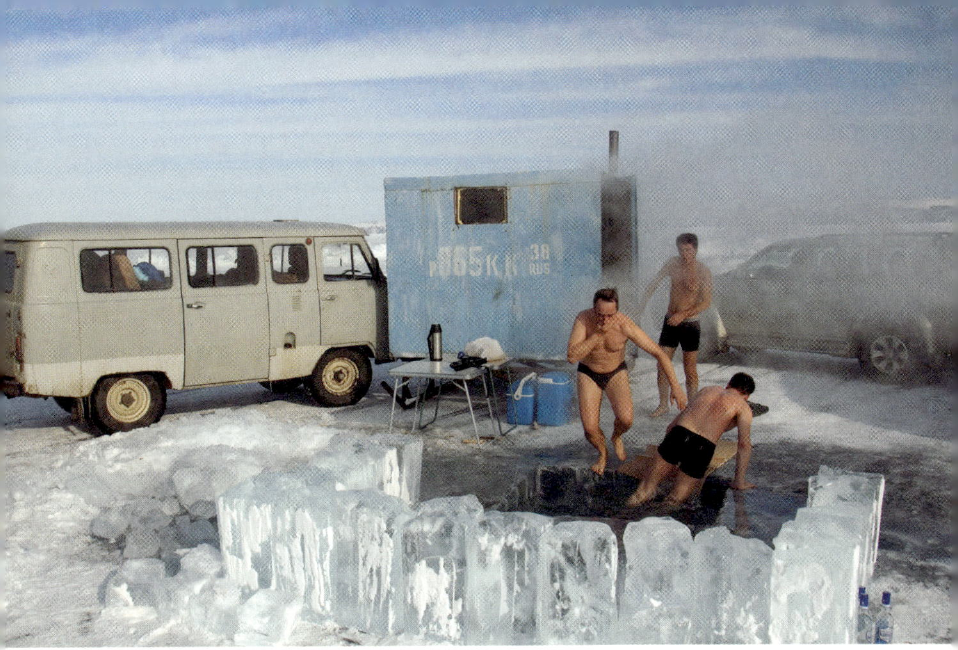

Eine mobile Sauna am Baikalsee in Russland.

Sauna und Cholesterin

Wenn ein Saunabesuch das sympathische Nervensystem aktiviert, die Herzfrequenz erhöht und nach Habituation den Blutdruck senkt, dann liegt es nahe, dass auch der Cholesterinspiegel beeinflusst wird. Eine polnische Studie aus dem Jahr 2014 ermittelte die Wirkung des Saunabesuchs auf das Lipidprofil, die der von moderatem Training entspricht. Ich finde es faszinierend, dass eine passive Therapie den Cholesterinwert, die Herzfrequenz und den Blutdruck senken kann, ohne dass auch nur ein Muskel bewegt wird, um den Energieverbrauch zu steigern! Ich vermute, dass sich Sauna in Verbindung mit Sport positiv auf die Gesundheit auswirkt. Vielleicht beschrieb die finnische Anschlussstudie nach 25 Jahren diesen synergetischen Effekt bei den Saunanutzern, die zusätzlich zwei Mal in der Woche trainierten und deren Risiko, an Herzversagen oder anderweitig zu sterben, so viel niedriger war. Diese Studien legen nahe, dass die Kombination von Sauna und Sport deine Gesundheit verbessern und deine gesunden Lebensjahre verlängern können.

Sauna und das Immunsystem

Kann die Sauna das Immunsystem stärken und die Anfälligkeit gesunder Menschen für Erkältungen und andere Infektionen verringern? Wie das Winterschwimmen erhöht auch die Sauna den oxidativen Stress, indem sie das sympathische Nervensystem aktiviert. Das kann zu einer verbesserten antioxidativen Kapazität führen. Eine Studie aus dem Jahr 1988 kommt zu dem Schluss, dass sich die Sauna direkt auf die Atemwege und das Lungengewebe auswirkt. So verbessern sich bei Patient*innen mit Asthma und chronischer Bronchitis die Atmung und die Lungenfunktion. Eine weitere Studie aus dem Jahr 1989 legt nahe, dass die Sauna die Lungenfunktion positiv beeinflusst. Lungenventilation, Lungenkapazität und das forcierte Expirationsvolumen verbesserten sich bei zwölf Proband*innen mit obstruktiven Lungenerkrankungen. Wiederum eine andere Studie ergab, dass die Zahl der Erkältungen bei regelmäßigem Saunabesuch um 50 % zurückging.

Die Erkenntnisse, dass Sauna die Symptome von Lungenkrankheiten lindert und die Lungenkapazität erhöht, könnten die jüngsten Resultate der finnischen Kohortenstudie von 2017 erklären, denen zufolge Saunabesuche das Risiko einer Lungenentzündung verringern. Es wurde dokumentiert, wie oft die Teilnehmer während der 25-jähringen Laufzeit aufgrund von Lungenentzündungen stationär hatten behandelt werden müssen. Ein einziger Saunabesuch wöchentlich senkte das Risiko, an einer Lungenentzündung zu erkranken, um 31 %; vier bis sieben Saunabesuche wöchentlich senkten das Risiko um 44 %. Eine andere Studie derselben Kohorte kam ebenfalls zu dem Schluss, dass gemäßigter (zwei bis drei Male) bis häufiger (vier bis sieben Male) wöchentlicher Saunabesuch mit einem verminderten Risiko von Atemwegserkrankungen, also chronischen obstruktiven Lungenleiden, Lungenentzündungen oder Asthma einherging.

Die Sauna scheint ein simples, praktikables Mittel darzustellen, um nicht nur Herz-Kreislauf-Erkrankungen, sondern auch Lungenerkrankungen vorzubeugen.

Sauna und psychische Gesundheit

Sauna, Schwimmen in kaltem Wasser und Sport sind kurzfristige Stressfaktoren für den ganzen Körper, die das sympathische Nervensystem aktivieren. Da Sport eine depressionsmindernde Wirkung aufweist, stellt sich die interessante Frage, ob Sauna ebenfalls die psychische Gesundheit verbessern kann. Im Jahre 2019 wurde eine Online-Befragung in 29 Ländern durchgeführt, die die physische und psychische Gesundheit bei regelmäßigem Saunabesuch betraf. Die Befragten besuchten die Sauna im Schnitt ein- bis zweimal wöchentlich, hauptsächlich zur Stress- oder Schmerzlinderung sowie der Geselligkeit wegen. Die schmerzlindernde Wirkung war bei Menschen mit Gelenk- oder Muskelschmerzen am größten. Über 80 % der Befragten schliefen besser und fühlten sich anschließend besser. Über 90 % erlebten allerdings auch leichtere Symptome wie Schwindel, Dehydrierung und Kopfschmerzen, mussten für diese aber nicht stationär behandelt werden.

Obwohl die Sauna zum Wohlergehen und zur Entspannung beiträgt, fehlen detaillierte Studien über ihre positive Wirkung. Eine

Erklärung für das Wohlbefinden könnte ein Opioid mit dem Namen Dynorphin sein, das im Gehirn und Rückenmark erzeugt wird. Vielleicht hast du von Dynorphin schon mal gehört, weil es das Gegenteil von Endorphin ist. Eine Studie aus dem Jahr 1992 untersuchte die Effekte verschiedener Temperaturen auf Marker wie Dynorphin. Man fand heraus, dass Dynorphin für die Dysphorie verantwortlich ist, ein Gefühl ausgeprägter Rastlosigkeit und Unzufriedenheit. Überdies ist Dynorphin für die Reaktion des Körpers auf Hitze verantwortlich und sorgt dafür, dass er abkühlt. Die Studie zeigt erhöhte Niveaus von Dynorphin und anderen Stressmarkern bei Hitze, was beweist, dass Hyperthermie als eine Form von Stress eine neuroendokrine Reaktion auslösen kann. Eine Studie an Mäusen aus dem Jahr 2003 widmete sich den Effekten eines κ-Opioid-Rezeptor-Agonisten und kam zu dem Schluss, dass sich Dynorphin mit diesem verbindet und dabei eine Signalübermittlung auslöst, die Schmerzen und Panik hervorruft. Das klingt nicht gut, doch nach dieser Verbindung steigert das Gehirn interessanterweise die Produktion von μ-Opioid-Rezeptoren, die das Gehirn für zukünftige Endorphineinwirkung sensibilisiert. Selbst wenn das anfängliche Schwitzen in der Sauna unangenehm sein sollte, sensibilisiert die Sauna dein Gehirn für Endorphine. Nach und nach wird dir der Saunabesuch also immer angenehmer.

Eine Anschlussstudie mit der schon erwähnten finnischen Kohorte befasste sich mit dem Einfluss von Saunabesuchen auf die Entwicklung psychischer Störungen wie Demenz, Alzheimer und Psychosen. Die Ergebnisse deuten auf ein vermindertes Krankheitsrisiko des Nervensystems hin. Vier bis sieben Saunabesuche wöchentlich vermindern das Demenzrisiko um 66 % und das Alzheimerrisiko um 65 % (verglichen mit Personen, die nur einmal wöchentlich oder gar nicht die Sauna besuchten). Dieselbe Forschungsgruppe untersuchte den Zusammenhang von Sauna und Psychosen bei denjenigen Männern der Kohorte, bei denen zuvor keine Psychosen aufgetreten waren. Die Studie legt nahe, dass vier bis sieben Saunabesuche wöchentlich das Risiko einer Psychose um 23 % senken (verglichen mit einem einzigen oder gar keinem Saunabesuch). Psychosen werden von anderen Störungen wie Schizophrenie, Wahnvorstellungen und Depressionen ausgelöst. Es ist möglich, dass sich alternierende Temperaturen und wechselnde Blutzufuhr zum Gehirn positiv auf die psychische Gesundheit auswirken. Diese sehr geraffte Zusammenfassung legt nahe, dass man die Sauna, wann immer möglich, als Teil eines gesunden Lebensstils und einer Winterschwimmroutine definitiv in Betracht ziehen sollte.

Ätherische Öle

Der Dezember war kalt und dunkel. Unser Team des wissenschaftlichen Winterschwimmprojekts unternahm einen ganz besonderen, wohlverdienten Ausflug an einen Ort der Entspannung. Wir fuhren nach Amager, um eine Native American Sweat Lodge direkt am Meer zu testen. Das Reinigungsritual heißt »Inípi«. Die Teilnehmer*innen suchen einen Zustand der Demut zu erreichen und eine Art spirituelle Wiedergeburt zu erleben. Bei einer »Inípi« ist die Schwitzhütte wesentlich.

Wir freuten uns auf die Wärme, die Kälte und natürlich auch auf die Aufgüsse. Die meisten von uns hatten das noch nicht ausprobiert und waren gespannt. Wir zogen unser Badezeug an, und der Saunameister empfing uns vor einem igluähnlichen Zelt. Der Eingang, vor dem eine Lederdecke hing, war sehr niedrig, und auch im Inneren konnte man nicht aufrecht stehen. Es wirkte alles sehr authentisch. Wir krochen hinein, und der Saunameister zog die Decke zu. Es war dunkel. Dicht gedrängt saßen wir auf niedrigen Bänken mit zwanzig anderen Personen, die sich nach Hitze sehnten. Der Saunameister erklärte die ätherischen Öle, die gleich zum Einsatz kommen würden, während er mit einer Schöpfkelle kaltes Wasser auf die glühend heißen Steine in der Mitte des kleinen Zelts kippte. Es wurde so heiß, dass einige Personen das Zelt verlassen mussten. Wir saßen in dem Dampf, der die Öle enthielt, und er erläuterte ihre heilsame Wirkung.

»Pfefferminz ist gut für dies … und Lavendel ist gut für jenes …«

»Kann das wirklich gesund sein?«, fragte mich eine der Frauen flüsternd.

Ich wusste es nicht. Aber das war wirklich eine gute Frage!

»Zeit, ins Wasser zu gehen«, sagte der Saunameister und schlug die Lederdecke vor dem Eingang beiseite. Es dampfte aus der Öffnung. Die Luft war eisig. Alle taumelten krebsrot ins Freie. Erwartungsvolle Spannung lag in der Luft, denn jetzt waren wir auf dem Weg ins Wasser!

Bei einem Aufguss werden verschiedene ätherische Öle verwendet und nacheinander auf die heißen Lavasteine gegossen. Eines soll gut für den Blutkreislauf sein, ein anderes für das Immunsystem und so weiter. Aber ist es wirklich gesund, sie einzuatmen? Viele Menschen glauben, dass sie sich zur Behandlung von Krankheiten der oberen und unteren Atemwege anwenden lassen. Meines Wissens gibt es jedoch keine wissenschaftliche Dokumentation über die Wirkung von ätherischen Ölen auf die Gesundheit – jedenfalls nicht in Kombination mit Hitze. Eine Studie von 2018 mit 106 Personen untersuchte die Wirkung von Pfefferminz-, Eukalyptus- oder Rosmarinöl im Vergleich zu gar keinem Öl auf die Lungenfunktion. Nach dem Zufallsprinzip ausgesuchte Teilnehmer*innen mussten eines der drei Öle (oder gar keins) 15 Minuten lang inhalieren. Es zeigte sich, dass bei keinem der ätherischen Öle ein Effekt auf die Lungenfunktion nachweisbar war. Außerdem stimmte die messbare Wirkung nicht mit den Erwartungen der Teilnehmer*innen überein.

Heißt das, dass ätherische Öle keinerlei Wirkung haben? Vermutlich nicht auf die Lungenfunktion und Durchblutung, aber möglicherweise helfen sie dabei, uns zu entspannen. Die Öle stimulieren die Sinne. Deswegen duften auch Massageöle, Shampoos, Seifen und Cremes. Das Gehirn verbindet die Düfte mit Entspannung, weil sie schon immer mit Reinigung der Haut, Baden und Entspannung assoziiert wurden, und zwar bereits in antiken Baderitualen. So war es immer schon – dein Gehirn erkennt die angenehmen Düfte, sogleich atmest du tief ein und entspannst dich in der Sauna. Auf diese Weise gibt das Öl deinem Kopf etwas Konkretes, Sinnliches, worauf er sich konzentrieren kann. So können ätherische Öle einen indirekten positiven Effekt auf das Wohlbefinden haben und den Stress reduzieren. Das ist ein wünschenswerter Placeboeffekt.

»Nimm dir die Zeit, in die Sauna zu gehen«, riet mir ein Winterschwimmer einmal freundlich. »Manchmal muss man sich auch mental entspannen und den Kopf frei machen.«

Diesen Ratschlag habe ich oft beherzigt, vorzugsweise mit der Hilfe ätherischer Öle!

HEISSE FAKTEN:

Der gesundheitliche Nutzen der Sauna

- Senkt den Blutdruck und die Herzfrequenz. Senkt das Risiko für Herz-Kreislauf-Krankheiten, vermutlich weil die Entzündungswahrscheinlichkeit sinkt.
- Senkt das Risiko für Demenz.
- Senkt das Risiko für Lungenkrankheiten.
- Erhöht das Wohlbefinden und die innere Ruhe. Fördert die Ausgeglichenheit aufgrund der Endorphine.
- Senkt möglicherweise das Risiko für Herzversagen oder andere Todesursachen, sofern die Sauna öfter als einmal wöchentlich und jeweils höchstens 19 Minuten lang besucht wird.
- Senkt vermutlich das Risiko für Herzversagen noch weiter, wenn Herz-Kreislauf-Training (zwei Mal wöchentlich) mit Saunabesuchen (drei bis sieben Mal wöchentlich) kombiniert wird.

HEISSE FAKTEN:

Sauna kann gefährlich sein

- Wenn du die Symptome der Überhitzung ignorierst – Kribbeln in den Fingern, Ohren und unter der Haut oder Hyperventilieren.
- Wenn du vorher, während und nach dem Saunabesuch nicht genug trinkst.
- Wenn du Alkohol getrunken hast.
- Wenn du an kardiovaskulären Erkrankungen, unregelmäßigem Puls, zu hohem oder zu niedrigem Blutdruck, Fieber, Krebs, Hautkrankheiten (entzündlichen und nicht entzündlichen) leidest oder wegen Blutgerinnseln oder Krampfadern in Behandlung bist.
- Wenn du an Atemwegsinfektionen leidest.
- Wenn du Medikamente einnimmst, die das sympathische Nervensystem aktivieren, weil das zu Herzarrhythmien führen kann.
- Wenn du Fragen zu deinen Arzneimitteln hast oder dir unsicher bist, ob dein Gesundheitszustand den Saunagang zulässt, solltest du ärztlichen Rat einholen.

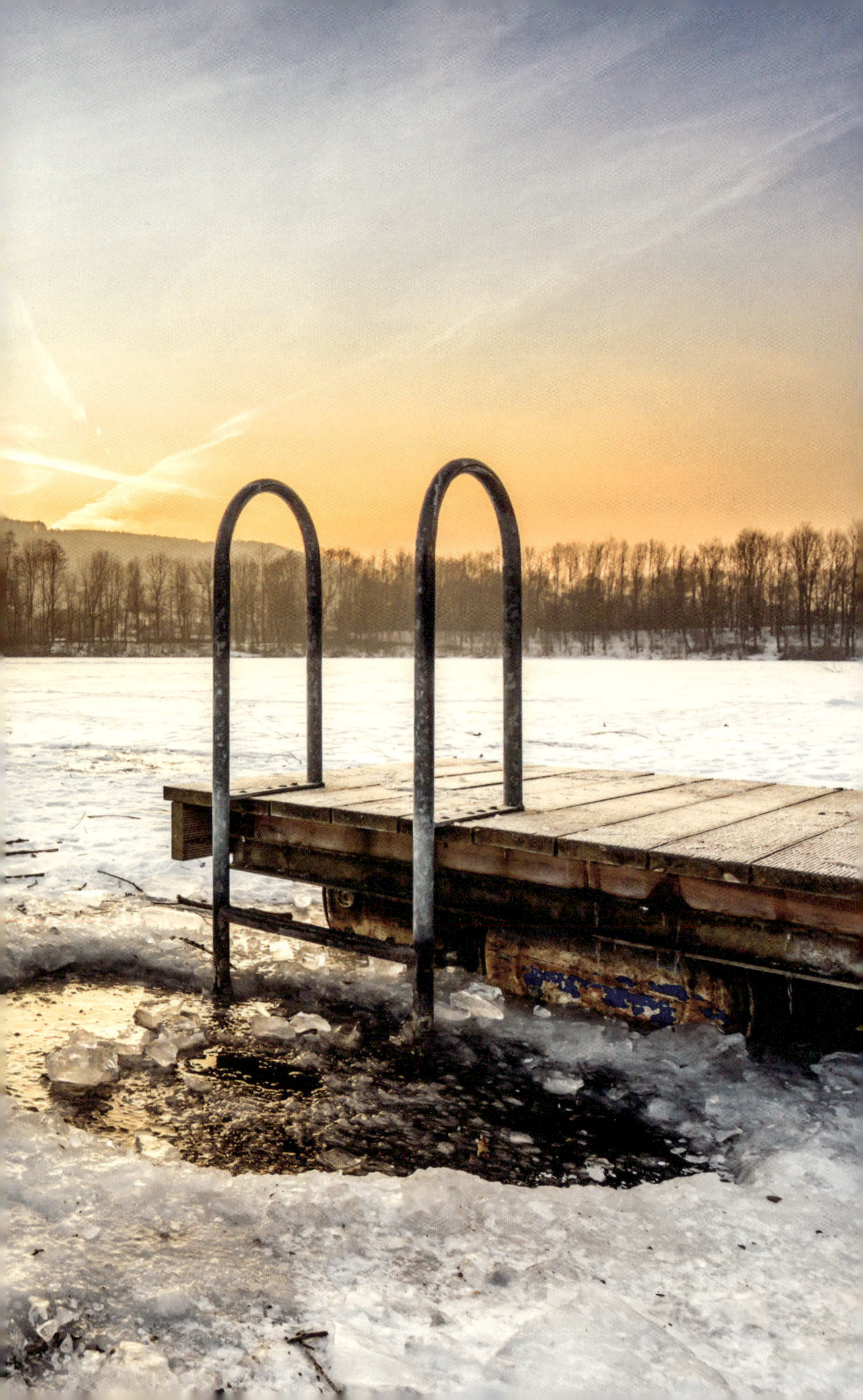

NACHWORT

Die Beliebtheit von Winterschwimmen und Saunabaden sind gute Beispiele für die Wellnesswelle, die gerade über uns hinwegschwappt. Dabei geht es nicht einfach um Wellness, wie wir sie bislang kennen, in Form von Yoga, Massage, Meditation, Dampfbädern und so weiter, sondern um eine Art von »Natur-Wellness«, die die Natur in unsere Bemühungen um körperliche und mentale Gesundheit einbindet. Das Interesse daran hat in den letzten fünf Jahren zugenommen, aber während der Covid-19-Pandemie und den mit ihr verbundenen Lockdowns in aller Welt ist die Begeisterung fürs Winterschwimmen förmlich explodiert. In dieser schwierigen Zeit hatten Menschen, die sich das vielleicht schon lange vorgenommen hatten, plötzlich die Zeit, das Winterschwimmen auszuprobieren. Außerdem machten sich viele Menschen auf die Suche nach Nervenkitzel, Freude und Ausgelassenheit in deprimierenden Zeiten. Ein Bad in einem See, Fluss oder Meer ist unkompliziert und gratis. Während ich diese letzten Zeilen schreibe, beschränken Covid-Lockdowns immer noch unseren Alltag.

Während der letzten sechs Recherchejahren zu braunem Fettgewebe und Winterschwimmen haben viele Menschen über die sozialen Medien mit mir Kontakt aufgenommen und mir faszinierende und berührende »Schwimmgeschichten« geschickt. Sie erzählen mir, dass Winterbaden ihr Leben verändert habe, dass es sie in Zeiten der Einsamkeit und der Pandemie aus dem Stimmungstief gerettet habe. Die zunehmende Begeisterung für kaltes Wasser hat für Schlagzeilen in Zeitungen und Fernsehen gesorgt – und auch in den sozialen Medien schlägt sich die Beliebtheit offenkundig nieder. Selbst die ehemalige dänische Premierministerin Helle Thorning-Schmidt ist auf Instagram zu bewundern, wie sie breit lächelnd und elegant ins »slush ice« eintaucht. Sie und viele andere erlebten ihr Winterschwimmdebüt während eines Covid-19-Lockdowns.

> *»Ich hätte nie gedacht, dass ich einmal zum Winterschwimmer werden würde. Ich hielt diese Leute für verrückt. Das Meer zu Beginn des Sommers war mir immer viel zu kalt. Dann kam die Pandemie. Nach zehn Monaten im Corona-Knast waren meine Freundin und ich dann so weit dem Wahnsinn verfallen, dass wir an einem eisigen Januartag ins Meer sprangen. Das war KRASS. Unglaublich, wie viele Gefühle mir in den wenigen Sekunden auf dem Weg hinein ins Wasser und wieder heraus auf den Steg durch den Körper schossen. Erst die Kälte auf der Haut, schneidender, als ich es je erlebt hatte. Dann eine erstaunliche, noch nie da gewesene innere Wärme im ganzen Körper. Ein Gefühl der Euphorie und vollkommenen Gegenwärtigkeit. Als wir anschließend im Auto eine Tasse Kaffee tranken und uns über unser Abenteuer unterhielten, war klar, dass wir es wieder tun würden.«*
>
> Anders, 1. Winterschwimmsaison, 29 Jahre, Dänemark

Viele Menschen beschreiben, dass sie ihre Abneigung gegen Regen und Kälte durch das Winterschwimmen loswurden und dass ihre Freude an Outdoor-Aktivitäten zunahm. Die einfache und raue

Natur lässt uns im Gegensatz zum Internet und den guten Ratschlägen der sozialen Medien nicht im Stich. Die Natur ist aufrichtig und weder für noch gegen uns. Unsere Winterschwimmexpeditionen werden jedoch von der Umgebung, in der wir sie durchführen, geprägt, und daher ist der Respekt vor der Natur unabdingbar.

Willst du deine Leistungsfähigkeit steigern, ausgeglichener sein und größere innere Kraft spüren? Die in diesem Buch erwähnten Studien machen deutlich, dass Winterschwimmen eine gute Methode zur Selbstbefähigung ist. Du musst dich gar nicht übertrieben anstrengen, um eine gesundheitsfördernde Wirkung zu erzielen. Winterschwimmen tut in vielerlei Hinsicht wohl und stärkt uns auf physischer, psychischer und sozialer Ebene, ganz nach dem holistischen Prinzip.

Kälte und Wärme sind Stressfaktoren, die die Habituation verbessern. Kälte kurbelt den Stoffwechsel an und aktiviert das braune Fettgewebe. Das braune Fettgewebe und die Skelettmuskeln erzeugen Wärme, indem sie Energie verbrennen, was wiederum die Insulinsensitivität verbessert. In meinen Studien habe ich junge, gesunde Winterschwimmer*innen (die auch in die Sauna gehen) unter Berücksichtigung von BMI, Alter, Geschlecht und Fitness mit einer Kontrollgruppe verglichen. Dabei habe ich mir die Wirkung der Kombination aus Winterschwimmen und Sauna auf das braune Fettgewebe bei Kälte und Hitze, auf den Energiestoffwechsel bei Kälte, auf das Immunsystem, auf den Tagesrhythmus des braunen Fettgewebes, auf das zirkulierende Leptin und auf den Cortisolspiegel im Tageslauf angesehen.

Regelmäßiges Winterschwimmen wirkt sich positiv auf das Herz-Kreislauf-System, das Hormonsystem, das Immunsystem und die Psyche aus. Für unerfahrene Schwimmer*innen und Herzkranke ist es jedoch mit beträchtlichen gesundheitlichen Risiken verbunden. Um die Kältehabituation und die Wirkungen auf den Stoffwechsel maximal nutzen zu können, sind viel Geduld und ein Gewöhnungsprogramm vonnöten, das unter kompetenter Anleitung und Aufsicht durchgeführt wird. Noch einmal zur Erinnerung: Schwimme nie allein! Winterbaden sollte immer als Gruppensport praktiziert werden.

Untersuchungen über den Zusammenhang zwischen Sauna und Gesundheit ergaben eine verminderte Mortalität, weniger Depressionen und Gehirnleiden wie Demenz, Psychosen und Alzheimer. Die Kälteschockreaktion wird von der Wissenschaft hin und wieder als Mini-Elektroschocktherapie bezeichnet, die erwiesenermaßen Depressionen vermindert. Ein Winterschwimmer beschrieb es folgendermaßen:

> *»Ich bin ein vielbeschäftigter Unternehmer, meine Frau leidet an den Folgen eines Unfalls. Mein Kopf ist voller Gedanken und Sorgen. Aber nach dem Winterschwimmen ist er vollkommen klar. Keinerlei herumschwirrende Gedanken. Das reinste Strg + Alt + Entf. Mein Kopf ist wie neugeboren.«*
>
> Thomas, 1. Winterbadesaison, 39 Jahre, Schweden

Kaltwasserbaden und Saunahitze dienen der Gesundheit, insbesondere in Kombination mit Sport. Beeindruckenderweise kannten bereits unsere Vorfahren die gesundheitsfördernde Wirkung von Hitze- und Kältetherapie. Heute hat man diesen Nutzen wiederentdeckt, und nach jahrelanger Forschungstätigkeit auf diesem Gebiet bin ich fest davon überzeugt, dass es sich um eine gesunde Investition handelt. Du musst keine Elsa sein, um die Kälte schätzen zu können. Es gibt keine Wunderkuren, und es muss nicht übermäßig kompliziert sein. Vertraue dir selbst, höre auf deinen

Körper und stelle dich den Herausforderungen, dann kannst du alles erreichen! Eine Methode, um deine Leistungsfähigkeit zu steigern, ist die Rückkehr zu den grundlegenden Tätigkeiten: in kaltem Wasser schwimmen, saunieren, joggen und Wasser trinken! Das ist reinigend, schlicht und simpel. Und man muss sich einfach nur trauen.

»Ich war wohl schon 15 Jahre nicht mehr im Meer gewesen, nicht einmal im Sommer. Mir war es immer zu kalt. Dann fing ich mit dem Winterbaden an, weil ich nach einem Autounfall im Juni 2018 chronische Schmerzen hatte. Nach diversen Bemühungen in der Rehaklinik für Schädeltraumata konnten mir weder Optiker noch Physiotherapeuten, Neurologen etc. weiterhelfen. Die chronischen Schmerzen nach dem Unfall blieben. Sowohl eine Freundin, die nicht allein losziehen wollte, als auch ein Neurologe forderten mich auf, es einmal mit Winterschwimmen zu probieren. Ich hatte nichts zu verlieren, außer meinen Schmerzen. Am 2. Januar 2019 sprang ich zum ersten Mal seit vielen Jahren wieder ins Meer. Auf dem Steg lag Schnee. Es war kalt. Es war wunderbar! Und ein wenig beängstigend war es auch. Aber die Verwandlung, die ich durchmachte, als ich mich ins Wasser begab, war absolut umwerfend! Das dumpfe Gefühl in meinem Kopf verschwand für eine ganze Weile. Irgendwie spürte ich wieder das Leben. Ich konnte mich konzentrieren und deutlicher sprechen.«

Alice, 2. Winterbadesaison, 54 Jahre, Dänemark

Alle Winterschwimmer*innen haben eigene, besondere Gründe für diese Aktivität, und jede Geschichte ist einzigartig. Diese Geschichten verleihen meiner wissenschaftlichen Tätigkeit Bedeutung und Sinn.

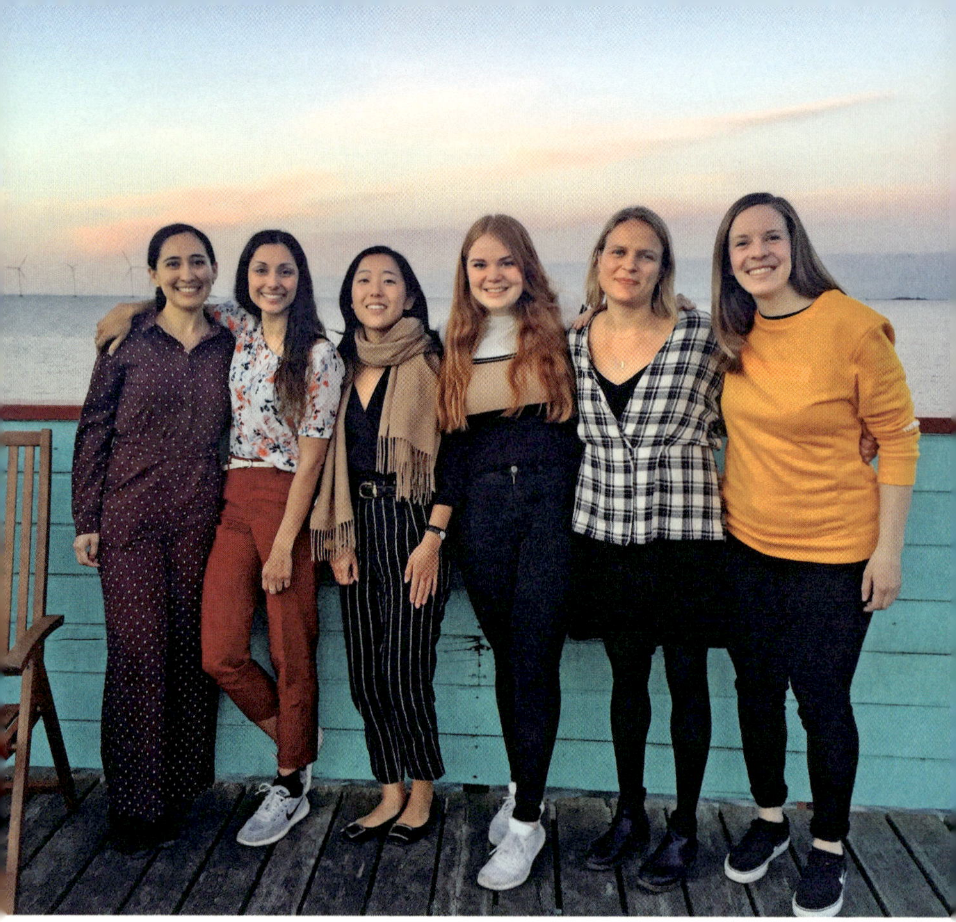

Das Team: Bernice, Susanna, Laura, Clara, Ida und Natja *(von links)*.

DANKSAGUNG

Ein großer Dank an den Verlag Grønningen 1 dafür, dass ihr mir die einzigartige Gelegenheit gebt, die Höhepunkte meiner sechsjährigen Forschungen und Erfahrungen zum Winterschwimmen auch außerhalb der akademischen Welt zu verbreiten, für euer Engagement und für euren großartigen redaktionellen Beistand.

Ich danke meiner Doktormutter Bente Klarlund Pedersen, die sich aus purer Menschenliebe die Zeit genommen hat, das Manuskript dieses Buches an Wochenenden durchzusehen. Ihre Beiträge und die anderer Wissenschaftler*innen sind eine große Inspiration für die akademische Zusammenarbeit. Ich danke auch meiner PhD-Mentorin Camilla Scheele für ihre Unterstützung bei diesem Buchprojekt.

Vielen Dank auch an die Proband*innen der Experimente, auf denen dieses Buch basiert, und an den Winterbadeklub Det Kolde Gys der Helgoland Seebadeanstalt auf Amager, Kopenhagen. Ich danke für eure unermüdliche Hilfe, die für dieses Forschungsprojekt unabdingbar ist. Vielen Dank auch an die Novo Nordisk Foundation für ihre Unterstützung meiner Forschung zu Winterschwimmen und braunem Fettgewebe.

Dieses Buch hätte ohne die Hingabe meiner Kolleginnen Berenice Sevilla Moreno, Laura Aagaard, Clara Borch Jensen, Ida Elkjær und Natja Launbo nie das Licht der Welt erblickt. Berenice stammt aus dem warmen Mexiko und hat in Dänemark ihren Doktortitel erlangt. Ich möchte sie gerne zitieren:

»Als ich erstmals vom Winterschwimmen in Dänemark hörte, erstaunte es mich sehr, dass sich jemand an einem SEHR kalten Tag freiwillig ins SEHR kalte Wasser begeben könnte. In Mexiko gilt bereits 20 °C Lufttemperatur als kalt. Aber als ich dann von den sozialen, psychologischen und physiologischen Wirkungen des Winterschwimmens erfuhr, konnte ich mir einen Ruck geben und es selbst ausprobieren. Das ganze Team begleitete mich, als ich mein erstes Bad nahm, und ich hatte so viel Spaß – und das Ganze auch noch zusammen mit Freunden. Ich werde es ganz klar wieder versuchen!«

Danke, Berenice, für deinen Mut und deine Neugier!

Ich danke auch meiner Übersetzerin Dr. Elizabeth DeNoma und Katharina Bielenberg, meiner Lektorin von MacLehose Press, dafür, dass sie mit mir das Material für all die englischsprachigen Winterschwimmer*innen dieser Welt aufbereitet haben.

Ein besonderer Dank geht an meinen Ehemann Lars – den Ingenieur –, der aufmerksam und geduldig zugehört, gelesen und kommentiert hat … und mir gemeinsam mit unseren beiden Jungs Felix und Elliot beim Schreiben dieses Buches eine große Hilfe war.

Dr. Susanna Søberg

QUELLEN

1. KAPITEL WINTERSCHWIMMEN DURCH DIE JAHRHUNDERTE

Forrester, J. M., The Origins and Fate of James Currie's Cold Water Treatment for Fever, *Medical History*, Januar 2000, 44(1), S. 57–74

Parr, S., *The Story of Swimming* (Stockport: Dewi Lewis Publishing, 2011)

Tipton, M. J., *Cold water immersion*. Kapitel 6: The Science of Beach Lifeguarding, Hg. Tipton M. J. & Wooler A. (London: CRC Press, Taylor & Francis, 2016)

Geschichte des Schwimmens: http://www.cismeurope.org/history-swimming/

2.KAPITEL WOZU IM WINTER SCHWIMMEN GEHEN

Giesbrecht, G. G., Cold stress, near drowning and accidental hypothermia: A review, *Aerospace Medicine and Human Performance*, Juli 2000, Review

International Lifesaving Federation: https://www.ilsf.org/drowning-prevention/

3. KAPITEL WINTERSCHWIMMEN – WO, WIE UND WANN?

Keh, Andrew, For Swimmers With Ice Water In Their Veins, an Event to Match, *New York Times*, 19. August 2019

Szymusiak, R., Body temperature and sleep. *Handbook for Clinical Neurology* 2018. Review

Tipton, M. J., et al., Cold water immersion: kill or cure? *Experimental Physiology*, 1. November 2017

Ward, Clarissa, Ice Swimming With »Walruses« in Russia, ABC News, 11. August 2019

Watson, Leon, Come on in, the water's lovely! Hundreds of Russian Orthodox Christians plunge into icy pool to celebrate baptism of Jesus, *Daily Mail*, London, 11. August 2019

Welcome to Coney Island Polar Bear Club, Coney Island Polar Bear Club, 9. September 2019

International Winter Swimming Association: https://iwsa.world/water-classification

4. KAPITEL FEUERTAUFE

Giesbrecht, G. G., Cold stress, near drowning and accidental hypothermia: A review, *Aerospace Medicine and Human Performance*, Juli 2000, Review

Hartwig, A. C. Peripheral beta-endorphin and pain modulation. Anesthesia Progress 1991, Review

Jones, D. M. et al., Cold acclimation and cognitive performance: A review. *Autonomic Neuroscience*, Dezember 2017

www.respektforvand.dk

Tipton, M. J., *Cold water immersion*. Chapter 6: In the Science of Beach Lifeguarding, Hg. Tipton M. J. & Wooler A. (London: CRC Press, Taylor & Francis, 2016)

Tipton, M. J., et al., Cold water immersion: kill or cure? *Experimental Physiology*, 1. November 2017

5. KAPITEL DIE KÄLTESCHOCKREAKTION

Barwood, M. J., et al., Habituation of the cold shock response is inhibited by repeated anxiety: Implications for safety behaviour on accidental cold water immersions, *Physiological Behaviour*, Mai 2017

Bleakley, C. M., et al., What is the biochemical and physiological rationale for using cold-water immersion in sports recovery? A systematic review, *British Journal of Sports Medicine*, Februar 2010

Hartwig, A. C., Peripheral beta-endorphin and pain modulation, Anesthesia Progress, 1991, Review

Huttunen, P., H. Rintamaki, und J. Hirvonen, Effect of regular winter swimming on the activity of the sympathoadrenal system before and after a single cold water immersion, *International Journal of Circumpolar Health*, 2001, 60(3), S. 400–406

Jameson, J., Fauci, A. S., Kasper, D. L., Hauser, S. L., Longo, D. L., Loscalzo, J., Hg. About Pain receptors and Endorphins; Rathmell, J. P., Fields, H. L., Pain: Pathophysiology and Management; Loscalzo, Joseph, et al., Basic Biology of the Cardiovascular System; Jameson, J. Larry., Mechanisms of Hormone Action in *Harrison's Principles of Internal Medicine*, 20th edition (New York, NY: McGraw-Hill, 2018)

Johnson, D. G., et al., Plasma norepinephrine responses of man in cold water, *Journal of Applied Physiology: Respiratory, Environmental* and *Exercise Physiology*, 1977, 43(2), S. 216–20

Leppaluoto, J., et al., Effects of long-term whole-body cold exposures on plasma concentrations of ACTH, beta-endorphin, cortisol, catecholamines and cytokines in healthy females, *Scandinavian Journal of Clinical and Laboratory Investigation*, 2008, 68(2), S. 145–53

Mantoni, et al., Reduced cerebral perfusion on sudden immersion in ice water: a possible cause of drowning, *Aviation, Space*, and *Environmental Medicine*, April 2007, 78(4), S. 374–6

Shevchuk, N. A., Adapted Cold Shower as a Potential Treatment for Depression, *Medical Hypotheses* 2008, Bd. 70, S. 995–1001

Sramek, P., et al., Human physiological responses to immersion into water of different temperatures, *European Journal of Applied Physiology*, 2000, 81(5), S. 436–42

Tipton, M. J., The concept of an »integrated survival system« for protection against the responses associated with immersion in cold water, *Journal of the Royal Naval Medical Service*, 1993

Tipton, M. J., et al., Cold water immersion: kill or cure?, *Experimental Physiology*, 1. November 2017

Vaswani, K. K., et al., Cold swim stress-induced changes in the levels of opioid peptides in the rat CNS and peripheral tissues, *Pharmacology, Biochemistry and Behavior*, 1988

Vybiral, S., et al., Thermoregulation in winter swimmers and physiological significance of human catecholamine thermogenesis, *Experimental Physiology*, 2000, 85(3), S. 321–6

Endorphins: *Encyclopædia Britannica*, inc. Endorphins URL: https://www.britannica.com/science/endorphin

Noradrenalin: URL: https://www.britannica.com/science/norepinephrine (abgerufen 1. Oktober 2019)

6. KAPITEL KÄLTEGEWÖHNUNG

Buijze, G. A., et al., The Effect of Cold Showering on Health and Work: A Randomized Controlled Trial, *PLOS One*, September 2016

Cannon, B., et al., Brown Adipose Tissue: Function and Physiological Significance, *Physiology Review*, 2004

Contreras, C., et al., Hypothalamus and Thermogenesis: Heating the BAT, Browning the WAT, *Molecular and Cellular Endocrinology*, Dezember 2016

Contreras, C., et al. Traveling From the Hypothalamus to the Adipose Tissue: The Thermogenic Pathway, *Redox Biology*, 2017

Cox, S. C., et al., Showers: From a Violent Treatment to an Agent of Cleansing, *History of Psychiatry*, März 2019, 30(1), S. 58–76

Eglin, C. M., et al., Repeated Cold Showers as a Method of Habituating Humans to the Initial Responses to Cold Water Immersion *European Journal of Applied Physiology*, März 2005

Flier, Jeffrey S., et al., Pathobiology of Obesity *Harrison's Principles of Internal Medicine*, 20th Edition, Eds. Jameson J., et al. (New York, NY: McGraw-Hill, 2018)

Forrester, J. M., The Origins and Fate of James Currie's Cold Water Treatment for Fever, *Medical History*, Januar 2000, 44(1), S. 57–74

Himms-Hagen, J., Non-Shivering Thermogenesis *Brain Research Bulletin*, Februar 1984

Petrofsky, J. S., Resting Blood Flow in the Skin: Does it Exist, and What is the Influence of Temperature, Aging, and Diabetes?, *Journal of Diabetes Science and Technology*, May 2012, Review

Shevchuk, N. A., Adapted Cold Shower as a Potential Treatment for Depression, *Medical Hypotheses*, 2008, 70(5), pp. 995–1001, Epub, 13. November 2007

Sirgy, M. J., Positive Balance: A Hierarchical Perspective of Positive Mental Health, *Quality of Life Research*, 28. Juli 2019

Tipton, M. J., et al., Cold Water Immersion: Kill or Cure? *Experimental Physiology*, 1. November 2017

Van der Lans, A. A., et al., Cold Acclimation Recruits Human Brown Fat and Increases Non-Shivering Thermogenesis *Journal of Clinical Investigation*, 2013

www.dgi.dk

www.risf.dk.

www.iwsa.world

www.internationaliceswimming.com

7. KAPITEL BRAUNES FETTGEWEBE

Arhire, L. I., et al., Irisin: A Hope in Understanding and Managing Obesity and Metabolic Syndrome, *Frontiers in Endocrinology* (Lausanne), August 2019

Cannon, B., et al., Brown Adipose Tissue: Function and Physiological Significance, *Physiological Reviews*, 2004

Contreras, C., Nogueiras, R., Diéguez, C., Medina-Gómez, G., López, M., Hypothalamus and Thermogenesis: Heating the BAT, Browning the WAT, *Mol Cell Endocrinol*, Dezember 2016

Contreras C., et al., Traveling from the Hypothalamus to the Adipose Tissue: The Thermogenic Pathway, *Redox Biology*, 2017

Cuevas-Ramos, D., et al., Fibroblast Growth Factor 21 and Browning of White Adipose Tissue, *Frontiers of Physiology*, Februar 2019

Cypess, A. M., et al., Activation of Human Brown Adipose Tissue by a Beta3-Adrenergic Receptor Agonist, *Cell Metabolism*, 2015.

Cypess, A. M., et al., Identification and Importance of Brown Adipose Tissue in Adult Humans, *New England Journal of Medicine*, 2009

Hanssen, M. J., et al., Short-Term Cold Acclimation Recruits Brown Adipose Tissue in Obese Humans, *Diabetes*, 2016

Hanssen, M. J., et al., Short-Term Cold Acclimation Improves Insulin Sensitivity in Patients with Type 2 Diabetes Mellitus, *Nature Medicine*, 2015

Harms, M., et al., Brown and Beige Fat: Development, Function and Therapeutic Potential, *Nature Medicine*, 2013

Lee, P., et al., Temperature-Acclimated Brown Adipose Tissue Modulates Insulin Sensitivity in Humans *Diabetes*, 2014

Scheele, C., et al., Metabolic Regulation and the Anti-Obesity Perspectives of Human Brown Fat, *Redox Biology*, August 2017

Van der Lans, A. A., et al., Cold Acclimation Recruits Human Brown Fat and Increases Non-shivering Thermogenesis, *Journal of Clinical Investigation*, 2013

Van Rooijen, B. D., et al., Imaging Cold-Activated Brown Adipose Tissue Using Dynamic T2*-weighted Magnetic Resonance Imaging and 2-deoxy-2-[18F]-Fluoro-D-Glucose Positron Emission Tomography, *Investigative Radiology*, 2013, 48(10), S. 708–14

Wu, J., Boström, P., et al., Beige Adipocytes Are a Distinct Type of Thermogenic Fat Cell in Mouse and Human, *Cell Biology*, 2012

https://www.who.int/health-topics/diabetes

8. KAPITEL IN EINEM KLUB ODER ALLEIN?

Davis R., et al., Theories of Behaviour and Behaviour Change Across the Social and Behavioural Sciences: A Scoping Review, *Health Psychology*, Rev. 2015

Korhonen, N., The Sauna – A Sacred Place, Universitas Helsingiensis, 4/1998, Helsinki University, Helsinki, http://www.helsinki.fi/lehdet/uh/498b.htm

Medlock S., et al., Health Behaviour Theory in Health Informatics: Support for Positive Change, *Studies In Health Technology and Informatics*, Juli 2019

Sirgy, M. J., Positive Balance: A Hierarchical Perspective of Positive Mental Health, *Quality of Life Research*, Juli 2019

Valtakari, P., Finnish Sauna Culture – Not Just a Cliché. The Finnish Sauna Society https://www.sauna.fi/in-english/finnish-sauna-culture/

Webb, T. L., et al., Using Theories of Behaviour Change to Inform Interventions for Addictive Behaviours, *Addiction*, November 2010

www.vinterbader.com

9. KAPITEL VORSICHTSMASSNAHMEN IN KALTEM WASSER

Brenke, R., Warnke, C. K., Conradi, E., Heat regulation in winter swimming (ice-bathing) [German], *Zeitschrift für Physiotherapie*, 1985, 37, S. 31–36

Castellani, J. W., Young, A. J., Kain, J. E., Rouse, A., Sawka, M. N., Thermoregulation During Cold Exposure: Effects of Prior Exercise, *Journal of Applied Physiology*, 1999, S. 87, S. 247–252

Fainer, D. C., Martin, C. G., Ivy, A. C., Resuscitation of dogs from fresh water drowning, *Journal of Applied Physiology*, 1951, 3, S. 417–426

Inoue Y., et al., Thermoregulatory responses of young and older men to cold exposure *European Journal of Applied Physiology and Occupational Physiology*, 1992

Keatinge, W. R., Coleshaw, S. R. K., Millard, C. E., Axelsson, J., Exceptional Case of Survival in Cold Water, *British Medical Journal* (Clin. Res.) 1986, 292, S. 171–172

Keatinge, W. R., Evans, M., The Respiratory and Cardiovascular Response to Immersion in Cold and Warm Water, *Quarterly journal of experimental physiology and cognate medical sciences*, 1961, S. 46, S. 83–94

Knechtle, B., Rosemann, T., Rüst, C. A., Ice swimming and changes in body core temperature: A case study, *SpringerPlus* 2015, 4

Lounsbury, D. S., DuCharme, M. B., Arm Insulation and Swimming in Cold Water, *European Journal of Applied Physiology*, 2008, S. 104, S. 159–174

Mercer, J. B., Cold – an underrated risk factor for health, *Environmental Research*, Mai 2003, Review

Miller, A. H. et al., The role of inflammation in depression: from evolutionary imperative to modern treatment target, *Nature Reviews Immunology*, 2016

Quan, L., Mack, C. D., Schiff, M. A., Association of water temperature and submersion duration and drowning outcome, *Resuscitation* 2014, 85, S. 790–794

Rüst, C. A., Knechtle, B., Rosemann, T., Changes in body core and body surface temperatures during prolonged swimming in water of 10 °C – A case report, *Extreme Physiology and Medicine*, 1. November 2012

Shattock, M. J., Tipton, M. J., »Autonomic conflict«: A different way to die during cold water immersion? *Journal of Physiology* 2012, 590, S. 3219–3230

Tipton, M. J., Golden, F. S., A proposed decision-making guide for the search, rescue and resuscitation of submersion (head under) victims based on expert opinion, *Resuscitation* 2011, 82, S. 819–824

Tipton M. J., et al., Immersion deaths and deterioration in swimming performance in cold water, *Lancet*, 21. August 1999

Tipton, M. J., et al., Cold water immersion: kill or cure?, *Experimental Physiology*, November 2017

Waag, T., Hesselberg, O., Reinertsen, R. E., Heat Production During Cold Water Immersion: The Role of Shivering and Exercise in the Development of Hypothermia, *Arctic Medical Research*, 1995, 54 (Suppl. S2), S. 60–64

World Health Organization – https://www.who.int/news-room/fact-sheets/detail/drowning

www.telegraph.co.uk/topics/christmas/9719063/The-swimmers-with-ice-in-their-veins.htm (abgerufen am 27. April 2021)

https://hjerteforeningen.dk/2017/02/vinterbadning-vaen-langsomt-kroppen-chokket/

www.badevand.dk

www.respektforvand.dk

10. KAPITEL IST WINTERSCHWIMMEN GUT FÜR DIE GESUNDHEIT?

Brenke, R., Winter swimming – An extreme form of body hardening, *Therapeutikon* 1990, 4, S. 466–472

Collier, N., Massey, H., Lomax, M., Harper, M., Tipton, M., Habitual cold water swimming and upper respiratory tract infection, *Extreme Physiology and Medicine*, 2015, 4, A36

Cypess, A. M., Weiner, L. S., Roberts-Toler, C., Elía, E. F., Kessler, S. H., Kahn, P. A., English, J., Chatman, K., Trauger, S. A., Doria, A., et al., (2015) Activation of Human Brown Adipose Tissue by a β3-Adrenergic Receptor Agonist, *Cell Metabolism*, 21, S. 33–38

Dhabhar, F. S., Effects of stress on immune function: The good, the bad, and the beautiful *Immunology Research*, 2014, 58, S. 193–210

Dugué, B., Leppänen, E., Adaptation related to cytokines in man: effects of regular swimming in ice-cold water, *Clinical Physiology,* März 2000, 20(2), S. 114–21

Freedman, et al., Arterial and Venous Thrombosis *Harrison's Principles of Internal Medicine*, 20th edition (New York, NY: McGraw-Hill, 2018)

Gibas-Dorna, M., et al., Cold Water Swimming Beneficially Modulates Insulin Sensitivity in Middle-Aged Individuals, Journal of Aging and Physical Acitivity, 2016, 24(4): S. 547–554

Gibas-Dorna M., et al., Variations in leptin and insulin levels within one swimming season in non-obese female cold water swimmers, *Scandinavian Journal of Clinical and Laboratory Investigation*, 2016

Gundle, L., Atkinson, A., Pregnancy, cold water swimming and cortisol: The effect of cold water swimming on obstetric outcomes, *Medical Hypotheses* 2020, 144, 109977

Hansson, G. K., Inflammation, atherosclerosis, and coronary artery disease, *New England Journal of Medicine*, 21. April 2005, Review

Hanssen, M. J. W., Hoeks, J., Brans, B., van der Lans, A. A. J. J., Schaart, G., van den Driessche, J. J., Jörgensen, J. A., Boekschoten, M. V., Hesselink, M. K. C., Havekes, B., et al., (2015) Short-term cold acclimation improves insulin sensitivity in patients with type 2 diabetes mellitus, *Nature Medicine*, 21. August 2015, S. 6–10

Hanssen, M. J. W., Van Der Lans, A. A. J. J., Brans, B., Hoeks, J., Jardon, K. M. C., Schaart, G., Mottaghy, F. M., Schrauwen, P., und Van Marken Lichtenbelt, W. D., (2016) Short-term cold acclimation recruits brown adipose tissue in obese humans, *Diabetes* 65, S. 1179–1189

Hartwig, A. C., Peripheral beta-endorphin and pain modulation, Anesthesia Progress, 1991, Review

Heinonen, I., et al., Effects of heat and cold on health, with special reference to Finnish sauna bathing, *American Journal of Physiology – Regulatory, Integrative and Comparative Physiology*, 1. Mai 2018

Hermanussen, M., Jensen, F., Hirsch, N., Friedel, K., Kröger, B., Lang, R., Just, S., Ulmer, J., Schaff, M., Ahnert, P., Acute and chronic effects of winter swimming on LH, FSH, prolactin, growth hormone, TSH, Cortisol, serum glucose and insulin *Arctic Medical Research*, 1995, 54, S. 45–51

Hirotsu, C., Tufik, S., und Andersen, M. L., (2015) Interactions between sleep, stress, and metabolism: From physiological to pathological conditions, *Sleep Science* 8, S. 143–152

Huttunen P, et al., Winter swimming improves general well-being, *International Journal of Circumpolar Health*, Mai 2004

Huttunen, P., Lando, N. G., Meshtsheryakov, V. A., Lyutov, V. A., Effects of long-distance swimming in cold water on temperature, blood pressure and stress hormones in winter swimmers, *Journal of Thermal Biology* 2000, 25, S. 171–174

Huttunen, P., Rintamäki, H., Hirvonen, J., Effect of regular winter swimming on the activity of the sympathoadrenal system before and after a single cold water immersion *International Journal of Circumpolar Health*, 2001, 60, S. 400–406

Kauppinen, K., Pajari-Backas, M., Volin, P., Vakkuri, O., Some endocrine responses to sauna, shower and ice water immersion *Arctic Medical Research*, 1989, 48, S. 131–139

Knechtle, B., Stjepanovic, M., Knechtle, C., Rosemann, T., Sousa, C. V., Nikolaidis, P. T., Physiological Responses to Swimming Repetitive »Ice Miles«, *Journal of Strength and Conditioning Research*, 2020

Kolettis, T. M., Kolettis, M. T., Winter swimming: Healthy or hazardous? Evidence and hypotheses *Medical Hypotheses* 2003, 61, S. 654–656

Johnson, D. G., Hayward, J. S., Jacobs, T. P., Collis, M. L., Eckerson, J. D., Williams, R. H., Plasma norepinephrine responses of man in cold water *Journal of Applied Physiology: Respiratory, Environmental* and *Exercise Physiology*, 1977, 43, S. 216–220

Lee, P., Smith, S., Linderman, J., Courville, A. B., Brychta, R. J., Dieckmann, W., Werner, C. D., Chen, K. Y., und Celi, F. S., (2014) Temperature-Acclimated Brown Adipose Tissue Modulates Insulin Sensitivity in Humans *Diabetes* 63, S. 3686–3698

Päth, G., Scherbaum, W. A., und Bornstein, S. R., (2000) The role of interleukin-6 in the human adrenal gland, *European Journal of Clinical Investigation*, 30, S. 91–95

Levine, J. A., Non-exercise activity thermogenesis (NEAT), *Best Practice & Research Clinical Endocrinology & Metabolism, December 2002*, Review

Lubkowska A., et al., Winter-swimming as a building-up body resistance factor inducing adaptive changes in the oxidant/antioxidant status, *Scandinavian Journal of Clinical and Laboratory Investigation*, 2013

O'Mara, A. E., Johnson, J. W., Linderman, J. D., Brychta, R. J., McGehee, S., Fletcher, L. A., Fink, Y. A., Kapuria, D., Cassimatis, T. M., Kelsey, N., et al., (2020) Chronic mirabegron treatment increases human brown fat, HDL cholesterol, and insulin sensitivity, *Journal of Clinical Investigation*, 130

Redwine, L., Hauger, R. L., Gillin, J. C., und Irwin, M., (2000) Effects of Sleep and

Sleep Deprivation on Interleukin-6, Growth Hormone, Cortisol, and Melatonin Levels in Humans 1. *Journal of Clinical Endocrinology and Metabolism*, 85, S. 3597–3603

Sirgy, M. J., Positive balance: a hierarchical perspective of positive mental health *Quality of Life Research,* Juli 2019, S. 282

Siems, W. G., et al., Improved antioxidative protection in winter swimmers, *QJM: monthly journal of the Association of Physicians*, April 1999

Tanaka, H., et al., Arterial stiffness of lifelong Japanese female pearl divers, *American Journal of Physiology-Regulatory, Integrative and Comparative Physiology,* Mai 2016

Tipton, M. J., et al., Cold water immersion: kill or cure? *Experimental Physiology*, November 2017

Valko, M, et al., Free radicals and antioxidants in normal physiological functions and human disease, *International Journal of Biochemistry and Cell Biology*, 2007

Van Tulleken, C., Tipton, M., Massey, H., Harper, C. M., Open water swimming as a treatment for major depressive disorder, *BMJ Case Reports*, August 2018

Vybiral, S. et al., Thermoregulation in winter swimmers and physiological significance of human catecholamine thermogenesis, *Experimental Physiology,* 2000

Zenner, R., De Decker, D., Clement, D., Blood-pressure response to swimming in ice-cold water, *Lancet*, 1980, 315, S. 120–121

Dulac, S., Quirion, A., DeCarufel, D., LeBlanc, J., Jobin, M., Côte, J., Brisson, G. R., Lavoie, J. M., Diamond, P., Metabolic and hormonal responses to long-distance swimming in cold water *International Journal of Sports Medicine*, 1987, 8, S. 352–356

https://www.who.int/news-room/fact-sheets/detail/obesity-and-overweight

11. KAPITEL WAS WIR VON UNSEREN VORFAHREN LERNEN KÖNNEN

Eckel, Robert H., The Metabolic Syndrome, *Harrison's Principles of Internal Medicine*, 20th edition (New York, NY: McGraw-Hill, 2018)

Flier, et al., Pathobiology of Obesity, *Harrison's Principles of Internal Medicine*, 20th edition (New York, NY: McGraw-Hill, 2018)

Friedman J., 20 years of leptin: leptin at 20: an overview, *Journal of Endocrinology*, 13. August 2014, Review

Gibas-Dorna, M., et al., Cold Water Swimming Beneficially Modulates Insulin Sensitivity in Middle-Aged Individuals, *Journal of Aging and Physical Activity*, 2016, 24(4), S. 547–554

Gibas-Dorna, M., et al., Variations in leptin and insulin levels within one swimming season in non-obese female cold water swimmers, *Scandinavian Journal of Clinical and Lababoratory Investigation*, 2016

Johnson F, et al., Could increased time spent in a thermal comfort zone contribute to population increases in obesity?, *Obesity Review*, Juli 2011

Ouellet, V., et al., Outdoor temperature, age, sex, body mass index, and diabetic status determine the prevalence, mass, and glucose-uptake activity of 18F-FDG-detected BAT in humans, *Journal of Clinical Endocrinology and Metabolism*, 2011

Pasricha, P. J., Hunger games: is your stomach making you fat?, *Gastroenterology*, März 2015

Søberg S., et al., FGF21 Is a Sugar-Induced Hormone Associated with Sweet Intake and Preference in Humans, *Cell Metabolism*, 2. Mai 2017

Søberg S., et al., FGF21, a liver hormone that inhibits alcohol intake in mice, increases in human circulation after acute alcohol ingestion and sustained binge drinking at Oktoberfest, *Molecular Metabolism*, Mai 2018

Turner, J. B., et al., The effects of indoor and outdoor temperature on metabolic rate and adipose tissue – the Mississippi perspective on the obesity epidemic, *Reviews in Endocrine and Metabolic Disorders*, März 2016

12. KAPITEL WINTERSCHWIMMEN UND GEISTIGE GESUNDHEIT

Gelenberg, A. J., et al., Assessing and treating depression in primary care medicine, *American Journal of Medicine*, 2007

Hartwig, A. C., Peripheral beta-endorphin and pain modulation, *Anesthesia Progress*, 1991, Review

Jansky, L., et al., Change in sympathetic activity, cardiovascular functions and plasma hormone concentrations due to cold water immersion in men, *European Journal of Applied Physiology and Occupational Physiology*, 1996

Jedema, H. P., et al., Chronic cold exposure potentiates CRH-evoked increases in electrophysiologic activity of locus coeruleus neurons, *Biological Psychology*, 2001

Jones, D. M., et al., Cold acclimation and cognitive performance: A review, *Autonomic Neuroscience*, Dezember 2017

Messing, Robert O., et al., Biology of Psychiatric Disorders, *Harrison's Principles of Internal Medicine*, 20th edition (New York, NY: McGraw-Hill, 2018)

Nutt, D. J., The neuropharmacology of serotonin and noradrenaline in depression, *International Clinical Psychopharmacology*, 2002

Sirgy, M. J., Positive balance: a hierarchical perspective of positive mental health, *Quality of Life Research*, Juli 2019

Van Tulleken, C., et al., Open water swimming as a treatment for major depressive disorder, *BMJ Case Reports*, August 2018

Vaswani, K. K., et al., Cold swim stress induced changes in the levels of opioid peptides in the rat CNS and peripheral tissues, *Pharmacology, Biochemistry and Behavior*, 1988

Webb, T. L., et al., Using theories of behaviour change to inform interventions for addictive behaviours, *Addiction*, November 2010

Miller, A. H., et al., The role of inflammation in depression: from evolutionary imperative to modern treatment target, *Nature Revues Immunology*, 2016

https://www.who.int/mental_health/management/depression/wfmh_paper_depression_wmhd_2012.pdf

13. KAPITEL IN DER SAUNA

Baker, Lindsay B., Physiology of sweat gland function: The roles of sweating and sweat composition in human health, *Temperature*, 2019, S. 211–259, 6(3)

Costa, R. J. S., et al., (2014) Heat acclimation responses of an ultra-endurance running group preparing for hot desert-based competition, *European Journal of Sport Science*

Cox, N. J., et al., Sauna to transiently improve pulmonary function in patients with obstructive lung disease, *Archives of Physical Medicine and Rehabilitation*, 1989, 70(13), S. 911–913

Crinnion, Walter, Components of practical clinical detox programs – sauna as a therapeutic tool, *Alternative Therapies in Health and Medicine*, März–April 2007, 13(2), S. 154–6

Ernst, E., et al., Regular sauna bathing and the incidence of common colds, *Annals of Medicine* 1990, 22(4), S. 225–227

Fox, R. H., et al., A thermoregulatory function test using controlled hyperthermia, *Journal of Applied Physiology* 23, S. 267–275, 1967

Gagge, A. P., und Gonzalez, R. R., (2011) Mechanisms of Heat Exchange: Biophysics and Physiology, *Comprehensive Physiology* (Hoboken, NJ, USA: John Wiley & Sons, Inc.), S. 45–84

Gryka, D., et al., The effect of sauna bathing on lipid profile in young, physically active, male subjects. *International Journal of Occupational Medicine and Environmental Health*, 27. August 2014

Hargreaves, M., (2008) Physiological limits to exercise performance in the heat, *Journal of Science and Medicine in Sport/Sports Medicine Australia*, 11(1), 6671
Hong, S. K., et al., Peripheral blood flow and heat flux of Korean women divers, *Federation Proceedings*, 1969, 1143–1148, 28(3)
Hussain, J. N., et al., A hot topic for health: Results of the Global Sauna Survey, *Complementary Therapies in Medicine*, Juni 2019
Iggo A, et al., Impulse coding in primate cutaneous thermoreceptors in dynamic thermal conditions, *Journal of Physiology*, 1971
Janssent, Clemens W., et al., Whole-Body Hyperthermia for the Treatment of Major Depressive Disorder – A Randomized Clinical Trial, *JAMA Psychiatry*, 2016; 73(8), S. 789–795
Köteles, F., et al., Inhaled peppermint, rosemary and eucalyptus essential oils do not change spirometry in healthy individuals, *Physiology and Behavior*, Oktober 2018
Kunutsor, S. K., et al., Sauna bathing reduces the risk of stroke in Finnish men and women: a prospective cohort study, *Neurology*, Mai 2018
Kunutsor, S. K., et al., Sauna bathing reduces the risk of venous thromboembolism: a prospective cohort study, *European Journal of Epidemiology*, 1. August 2019
Kunutsor, S. K., et al., Frequent sauna bathing may reduce the risk of pneumonia in middle-aged Caucasian men: The KIHD prospective cohort study, *Respiratory Medicine*, Bd. 132, November 2017
Kunutsor, S. K., Laukkanen, T., Laukkanen, J. A., Sauna bathing reduces the risk of respiratory diseases: a long-term prospective cohort study, *European Journal of Epidemiology* 2017, 32(12), S. 1107–1111
Laatikainen, T., et al., Response of plasma endorphins, prolactin and catecholamines in women to intense heat in a sauna, *European Journal of Applied Physiology and Occupational Physiology*, 1988, S. 98–102, 57(1)
Laitinen, L. A., et al., Lungs and ventilation in sauna, *Annals of Clinical Research*, 1988
Laukkanen, J. A., et al., Is sauna bathing protective of sudden cardiac death? A review of the evidence, *Progress in Cardiovascular Diseases.*, Mai 2019, Review
Laukkanen, J. A., et al., Cardiovascular and Other Health Benefits of Sauna Bathing: A Review of the Evidence, *Mayo Clinic Proceedings*, August 2018
Laukkanen, J. A., et al., Combined Effect of Sauna Bathing and Cardiorespiratory Fitness on the Risk of Sudden Cardiac Deaths in Caucasian Men: A Long-term Prospective Cohort Study, *Progress in Cardiovascular Diseases*, 2018

Laukkanen T, et al., Sauna Bathing and Risk of Psychotic Disorders: A Prospective Cohort Study, *Medical Principles and Practice*, 2018, 27(6), S. 562–569

Laukkanen. T., et al., Association between sauna bathing and fatal cardiovascular and all-cause mortality events, *JAMA Internal Medicine*, 2015

Laukkanen T., et. al., Sauna bathing is inversely associated with dementia and Alzheimer's disease in middle-aged Finnish men, *Age and Ageing*, März 2017

Magalhaes, F. C., et al., (2010) Thermoregulatory efficiency is increased after heat acclimation in tropical natives, *Journal of Physiological Anthropology*, 29(1), S. 112

Narita, M., Khotib, J., Suzuki, M., Ozaki, S., Yajima, Y., und Suzuki, T., Heterologous mu-opioid receptor adaptation by repeated stimulation of kappa-opioid receptor: up-regulation of G-protein activation and antinociception, *Journal of Neurochemistry*, 85, no. 5 (June 2003), S. 1171–79

Patterson, M. J., Stocks, J. M., Taylor, N. A. S., Humid heat acclimation does not elicit a preferential sweat redistribution towards the limbs, *American Journal of Physiology* 286, R512–R518, 2004

Petrofsky, J. S., Resting blood flow in the skin: does it exist, and what is the influence of temperature, aging, and diabetes? *Journal of Diabetes Science and Technology*, May 2012, Review

Pilch, W., Comparison of physiological reactions and physiological strain in healthy men under heat stress in dry and steam heat saunas, *Biology of Sport*, Juni 2014; 31(2), S. 145–9. doi: 0.5604/20831862.1099045, Epub 5. April 2014

Vescovi, P. P., Casti, A., Michelini, M., Maninetti, L., Pedrazzoni, M. und Passeri., M., Plasma ACTH, beta-endorphin, prolactin, growth hormone and luteinizing hormone levels after thermal stress, heat and cold, *Stress Medicine* 8, Nr. 3 (Juli 1992): 187–91. doi: 10.1002/smi.2460080310

Woodworth, R. S., et al., Experimental psychology (New York: Holt, Rinehart and Winston, 1965)

WHO. Revised global burden of disease 2002 estimates. 2004

http://www.who.int/healthinfo/global_burden_disease/estimates_regional_2002_revised/en/ (gesehen am 1. Oktober 2019)

Filingeri, D., Zhang, H., und Arens, E. A., (2017) Characteristics of the local cutaneous sensory thermoneutral zone, *Journal of Neurophysiology* 117, S. 1797–1806